W0253673

Springer-Verlag Berlin Heidelberg GmbH

(Durch alle Buchhandlungen zu beziehen.)

Jugendwanderung und Jugendkraft.

Ein Weg zum Ausbau moderner Jugendpflege.

Auf Grund ärztlich-pädagogischer Beobachtungen

von

H. Roeder und **E. Wienecke.**

Dritte erweiterte Auflage. 1912. gr. 8. Mit 27 Textfiguren. **5 Mark.**

Geländebehandlung herzkranker Kinder im Mittelgebirge.

Klinische und experimentelle Untersuchungen an herzkranken Kindern bei einem Kuraufenthalte im Thüringer Wald.

Von

Dr. H. Roeder,
Spezialarzt für Kinderheilkunde, Städtischer Schularzt in Berlin.

Unter Mitarbeit
von

Dr. **C. Bieling,** leitender Arzt des Waldsanatoriums „Tannenhof“ in Friedrichroda,
Dr. **W. Spinak,** Assistenzarzt des Waldsanatoriums „Tannenhof“ in Friedrichroda,
E. Wienecke, Städtischer Schulrektor in Berlin.

Mit einer Einführung
von

Dr. Adolf Bickel,
Professor an der Universität Berlin
Vorsteher der experimentell-biologischen Abteilung des Königlichen pathologischen Instituts.

Mit 1 Tafel, 3 Figuren und Tabellen im Text.

Springer-Verlag Berlin Heidelberg GmbH
1914

Alle Rechte vorbehalten.

ISBN 978-3-662-34288-6 ISBN 978-3-662-34559-7 (eBook)
DOI 10.1007/978-3-662-34559-7

Erweiterter Sonder-Abdruck
aus „Internationale Beiträge zur Pathologie und Therapie der Ernährungsstörungen, Stoffwechsel- und Verdauungskrankheiten". V. Band, 2. Heft.

Vorwort.

Vorliegende Studie ist hervorgegangen aus Untersuchungen, die ich gemeinsam mit E. Wienecke während der Sommer-Halbjahre 1908—1912 an einem grösseren Kindermaterial ausgeführt hatte. Es waren Untersuchungen über den Einfluss der Bewegung, d. h. kurzfristiger Wanderungen auf die Entwicklung blutarmer, schwachkonstituierter Kinder der zweiten grossen Wachstumsperiode. Zu diesen Untersuchungen gab mir der Berliner „Zentralverein für Schülerwanderungen", der alljährlich 4—5000 schwächliche, fürsorgebedürftige, im übrigen gesunde Kinder auf 6—8tägige Wanderungen nach Brandenburg, Mecklenburg, an die See, nach der sächsischen Schweiz, Thüringen, Riesengebirge hinausschickt, in verdienstvoller Weise willkommene Gelegenheit. Haben hierbei die Feststellungen eines ausgezeichneten gesundheitlichen Erfolges, insbesondere eines nachhaltigen Einflusses in der Nachperiode einmal den Anlass gegeben, den Rhythmus in den Bestrebungen der Jugendwohlfahrt etwas lebhafter zu gestalten und in gewissem Sinne eine Neuorientierung auf dem Gebiete der Jugendfürsorge und Jugendhygiene geschaffen, so haben die Resultate dieser Untersuchungen anderseits auch neue Gesichtspunkte für die spezielle Therapie der Unterernährung, Anämie, Chlorose, kurz überhaupt der asthenischen Zustände des Kindesalters uns Aerzten an die Hand gegeben.

Auf der Basis dieser Beobachtungen erwuchs nun die Idee einer methodischen Bewegungstherapie schwachkonstituierter herzkranker Kinder in einem Mittelgebirge. Auch für die Erforschung dieser Aufgabe gewährte der Vorstand des genannten Vereins Gelegenheit sowie finanzielle Unterstützung. Dieses Problem wurde mittels einer ärztlich geleiteten Exkursion in ein geeignetes Gelände unter Anwendung aller modernen Methoden der physikalischen Herzdiagnostik in Angriff genommen. Bei der Wahl des Geländes gaben wir dem Thüringer Wald den Vorzug. Wir entschlossen uns um so mehr, die wissenschaftliche Exkursion nach dem Thüringer Wald zu verlegen, weil wir angesichts der aus einem derartigen Unternehmen sich ergebenden, besonders grossen Unkosten gerade bei den dortigen Behörden weitere Unterstützung fanden und weil sich überdies während der vorangegangenen Jahre immer wieder gezeigt hatte, dass die zu jenen Wanderungen hinausgeschickten Kinder stets gerade in Thüringen überall eine liebevolle und geradezu vortreffliche Aufnahme und Verpflegung gefunden hatten.

Den Autoren der vorliegenden Schrift wird es eine Genugtuung sein, wenn dieselbe für den Ausbau einer individuell dosierten Geländetherapie herzkranker Kinder überhaupt sowie für eine Neugestaltung ihrer Fürsorge und Hygiene einen Beitrag liefert und die Aerzte mit Interesse an die Beurteilung und Verwertung unserer Ergebnisse herantreten.

Berlin, im Januar 1914.

Dr. H. Roeder.

Inhaltsverzeichnis.

I.

Zur Einführung. Bewegung und Kreislauf in der Physiologie.

Wenn ich dem Wunsche der Herren Verfasser der vorliegenden Monographie zur Geländetherapie der Herzkrankheiten nachkomme, dem Berichte ihrer vielseitigen Beobachtungen ein Vorwort zu widmen, so tue ich das umso lieber, als es mir vergönnt war, an den Untersuchungen, die den Inhalt dieses Buches bilden, mich selbst aktiv beteiligen zu dürfen, insofern ich die wissenschaftlichen Pläne zur Durchführung der mannigfachen Aufgaben, die der Lösung harrten, mitentwerfen und den Werdegang der ganzen Arbeit auf Schritt und Tritt, wie auch speziell die ihr zu grunde liegende wissenschaftliche Exkursion nach Thüringen begleiten konnte. Diese organisatorische Tätigkeit würde mir indessen zu bescheiden dünken, als dass ich daran dächte, sie besonders hier hervorzuheben, wenn ich nicht zugleich damit mich auch dem fernerstehenden Leser gegenüber legitimieren und ihm erklären wollte, warum meine Einführung zu der vorliegenden Schrift vielleicht etwas umfangreicher wird und in die in ihr behandelte Materie auch vom Standpunkte des Fachmanns betrachtet tiefer eindringt, als es gemeinhin bei einem Geleitworte der Brauch ist.

Die Aufgabe der vorliegenden Untersuchungen war eine doppelte. Erstlich handelte es sich darum, anknüpfend an die in den letzten Jahren leider etwas ausser Mode geratene Oertelsche Terrainkur, die Geländebehandlung als natürlichen Heilfaktor unserer deutschen Mittelgebirge wieder an die Stelle in der Therapie der Herzkrankheiten zu rücken, die ihr gebührt, und zwar auf der Basis einer kritischen Prüfung ihres Wertes mit Hilfe der modernen Untersuchungsmethoden des Herzens und der Kreislauforgane bei verschiedenen Erkrankungen. Zweitens aber war als nicht minder wichtiges Ziel eine kompetente Beurteilung der Frage vorgezeichnet, wie weit man mit therapeutischem Nutzen herzkranke Schulkinder an den alljährlich unter Mitwirkung von Behörden und gemeinnützigen Vereinen zur Sommerzeit getroffenen Ferienveranstaltungen (Aussendung der Kinder in Ferienkolonien, Walderholungsstätten usw.) kann teilnehmen lassen. Die sozialhygienische Bedeutung dieser letzteren Frage liegt auf der Hand. Bislang geschah in der Jugendfürsorge gerade für diese bedürftigsten Kinder so gut wie nichts. Man schickte sie nicht in genügender Zahl in Ferienkolonien, kurz man verurteilte sie während der Schul- und Ferienzeit zu möglichst grosser körperlicher Ruhe. Dass sich diese Kinder bei einer solch ängstlichen Behütung vor jeder intensiven körperlichen Bewegung subjektiv besonders wohl gefühlt hätten, konnte kaum beobachtet werden.

Allen diesen Forderungen, die somit an die geplante Untersuchung gestellt wurden, gerecht zu werden, war nicht leicht.

Herr Dr. Roeder hatte bereits im Sommer 1912 eine kleine Gruppe herzkranker Kinder auf eine Wandertour zum Zwecke der Geländebehandlung nach der Mark und Mecklenburg geschickt. Indessen erwiesen sich die einförmigen Terrainverhältnisse in diesen Gegenden als nicht ausreichend, um in genügend wechselvoller und vor allem auch steigerungsfähiger Weise die Marschleistungen der Kinder zu variieren. Ein anderer Uebelstand war der, dass die Kinder von Ort zu Ort gingen, und dass somit eine Untersuchung des Herzens mit Hilfe der modernen Methoden unmöglich war. Wenn auch die allgemeine klinische Beobachtung der Kinder damals zeigte, dass sie sich bei den Wanderungen wohl befanden, und wenn sie auch sonst eine gute körperliche Entwicklung nahmen, so gab diese Studienfahrt doch keinen genaueren Aufschluss gerade über die Fragen des Verhaltens der Kreislauforgane bei definierten Leistungen, Fragen, die den Arzt hier an erster Stelle interessieren. Es musste daher der Plan einer solchen Unternehmung für den speziellen Zweck einer methodisch durchgeführten Geländebehandlung gänzlich umgeändert werden.

Die für die Untersuchung ausgewählten Kinder mussten in einem Standquartier untergebracht werden; daselbst war für die Aufstellung der medizinischen Apparatur, wie Elektrokardiogramm, Orthodiagraph usw. Vorsorge zu tragen und last not least waren für Reise und Aufenthalt der Kinder wie für die ad hoc zu schaffende diagnostische Einrichtung und deren Betrieb die notwendigen Mittel aufzubringen, soweit sie nicht vom Vorstand des „Zentralvereins für Schülerwanderungen" in bereitwilligster Weise durch eine Spende zur Verfügung gestellt wurden.

Diese Sorge um die eigentlichen Lebensbedingungen, wie überhaupt um die Möglichkeit der praktischen Durchführung der geplanten wissenschaftlichen Exkursion wurde den ärztlichen und pädagogisehen Leitern derselben durch das verständnisvolle Entgegenkommen des Herzoglichen Staatsministeriums in Gotha genommen.

Hatte doch das Herzogliche Ministerium durch das im Frühjahr 1913 erschienene Werk „Der Thüringer Wald und seine Heilfaktoren" bereits sein Interesse für die neuzeitlichen Bestrebungen in der klimatologisch-medizinischen Durchforschung der deutschen Mittelgebirge gezeigt. Dass das Ministerium dieses sein Interesse auch auf die vorliegenden Forschungen ausdehnte, dafür möchte ich nicht verfehlen ihm an dieser Stelle zugleich im Namen der anderen Autoren und Beteiligten ehrerbietigsten Dank auszusprechen.

Wenn ich mich nun dem Inhalt der vorliegenden Schrift zuwende, so will ich vorwegnehmen, was eigentlich der Ausklang dieser ganzen Arbeit sein sollte, dass nämlich der unternommene Versuch in vollem Umfange geglückt ist und dass das Resultat als ein so erfreuliches bezeichnet werden muss, dass die Geländebehandlung von herzkranken Kindern und Erwachsenen in den dazu geeigneten Fällen in den Kurorten unserer deutschen Mittelgebirge zu einer ständigen therapeutischen Einrichtung durch die Aerzte erhoben zu werden verdient. Die Konstatierung aller dieser Tatsachen würde uns jedoch nicht genügen, wenn wir für den günstigen Einfluss der Bewegungstherapie bei Herzkranken nicht auch eine plausible physiologische Erklärung geben könnten. Dieser Frage möchte ich im folgenden noch einige Worte widmen, nicht etwa in dem Sinne einer referierenden Literaturübersicht über alles das, was seit Oertel zu diesem Thema gesagt und geschrieben wurde, sondern mit der Absicht, den diesen Dingen fernerstehenden Leser über die Punkte kurz zu orientieren, auf die es ankommt, und ihm die Fragestellungen möglichst prägnant vorzuführen, die der wissenschaftlichen Forschung auf dem Gebiete der Geländebehandlung der Herzkrankheiten vor allen Dingen vorgelegt werden.

Die Grundlagen unserer Betrachtungen sind die normalphysiologischen Beziehungen zwischen Körperbewegung und Funktion der Kreislauforgane.

„Das Herz ist nun in der Tat der vollendetste Motor, den die Welt kennt. Er besorgt ebensogut die geringe Arbeit des Kreislaufs eines Menschen, der im Bette ruht, wie eines, der die stärkste Bewegung ausführt. Diese wunderbare Leistungsfähigkeit ist möglich, weil das Herz die Fähigkeit hat, seine Tätigkeit den gegebenen Anforderungen anzupassen".

Diese Worte Krehl's weisen auf zwei Dinge hin: erstlich auf die Tatsache, dass Körperbewegung mehr Arbeit für das Herz bedeutet, und zweitens, dass das Herz eine eminente Akkommodationsfähigkeit für alle die verschiedenartigen Aufgaben besitzt, die an es im Leben eines Menschen herantreten. Diese Akkommodationsfähigkeit ist aber nicht etwa ausschliessliche Domäne des Herzens, sondern sie stellt eine Eigenschaft dar, die dem ganzen Kreislaufapparat, insonderheit auch dem Gefässsystem der Peripherie innewohnt. In dem engeren, speziell dem Herzen und den Gefässen angehörenden Mechanismus, der diese Anpassungsfähigkeit ermöglicht, können bei den vielfältigen Korrelationen, die zwischen Kreislauf und der Funktion anderer Organe bestehen, auch diese wieder in mannigfacher Weise unterstützend und fördernd eingreifen, mag es sich um das Moment der Gefässmassage bei aktiver oder passiver Muskelbewegung, mag es sich um die durch eine Kräftigung des Zwerchfells und tiefere Atmungsexkursionen des Thorax herbeigeführte Förderung der Saugkraft der Lungen oder um anderes mehr handeln.

Es erhellt daraus zur Genüge, dass diese Anpassungsfähigkeit der Kreislauforgane an die wechselnden Ansprüche, nicht allein in dem anatomischen und funktionellen Zustande eines jeden ihrer Teile, sondern vor allem auch darin gesucht werden muss, wie fein sie sich bei der Zusammenarbeit gegenseitig aufeinander abgestimmt erweisen, und in welchem Umfange und welcher Art andere Körperorgane zu gleichem Ziele mit ihnen zusammenwirken.

Einen sinnfälligen Ausdruck kann nun dieser Akkommodationsmechanismus des Herzens in der Norm unter gewissen Bedingungen durch eine Vergrösserung der Herzmuskelmasse erfahren. Diese Wachstumsäusserung ist dann natürlich nur ein einzelner Ausdruck des an sich ja ausserordentlich komplizierten und vielseitigen Regulationsmechanismus, gewissermaassen nur eine der vielen möglichen Folgen, zu denen die Tätigkeit dieses Mechanismus hinführt.

Indessen wird nun eine isolierte Hypertrophie des Herzens bei Muskelbewegungen von namhaften Autoren bestritten. Die Frage liegt heute etwa folgendermaassen.

Werden durch längere Zeit fortgesetzte Muskelanstrengungen dauernd Mehrleistungen vom Herzen verlangt, so reagiert das Herz schliesslich auch mit einer Neubildung von Muskelmasse darauf. Insbesondere verläuft diese Zunahme des Herzgewichts in der Regel beim Menschen ungefähr proportional der Zunahme der Skelettmuskulatur, die eben auch durch die dauernden Muskelanstrengungen herbeigeführt wird. Diese Proportionalität ist aber keine unbedingte. Innerhalb gewisser Grenzen kann das Proportionalgewicht des Herzens zur übrigen Muskulatur variieren. Das zeigen u. a. die experimentellen Beobachtungen von Külbs.

Ein absolutes Parallelgehen zwischen der Masse der Skelettmuskeln und der Masse des Herzmuskels kann ja auch gar nicht verlangt werden, da das Wachstum des Herzmuskels vor allem durch die Funktion und nicht durch das Gewicht der Skelettmuskeln bestimmt werden dürfte, und da ferner die Neigung zur Hyperplasie und Hypertrophie im Herzmuskel ganz allgemein oder unter gewissen Bedingungen verschieden zu sein vermag von derjenigen des Skelettmuskels. Ausserdem aber beanspruchen auch die übrigen Organe des Körpers das Herz, eine in ihnen bei Muskelarbeit sich einstellende Hypertrophie kann z. B. sehr wohl auch zu einer Arbeitshypertrophie des Herzens führen.

Ich meine also: Wenn es auch sicher ist, dass ein systematisch zur Mehrleistung angehaltenes Herz schliesslich an Muskelmasse zunimmt, so wenig braucht jedoch das Wachstum des Herzen genau parallel zu gehen gerade mit dem Wachstum der Skelettmuskulatur. Es wird nur eine Proportion bestehen zwischen Gewichtszunahme des Herzens und der Summe der Anforderungen, die durch die Gesamtfunktion der Skelettmuskeln und der übrigen Körperorgane an das Herz gestellt wurden. Darum kann aber immer der Satz zu Recht bestehen, dass nämlich die Arbeit der Skelettmuskeln in erster Linie die Arbeit des Herzens bestimmt und dass darum auch gewisse Abhängigkeitsbeziehungen zwischen Herz- und Skelettmuskelmasse existieren, die jedoch nicht gleich zu einem konstanten Proportionalgewicht des Herzens in dieser einen Beziehung notwendig führen müssen.

Alles dieses spielt sich schon im Rahmen der Norm ab, und die durch systematische Arbeit bedingte Vermehrung der Herzmuskelmasse muss so lange als ein normalphysiologischer Vorgang angesehen werden, als dabei ein gewisses Verhältnis zwischen der Herzmuskelgrösse und der Masse der übrigen Muskulatur und des Parenchyms der Körperorgane nicht überschritten wird.

Die Behandlung Herzkranker mit Muskelbewegungen, wie sie zuerst in zielbewusster Weise von Oertel durchgeführt wurde, knüpft nun an diese soeben geschilderten physiologischen Vorgänge an.

Bei dieser Bewegungstherapie muss man sich allerdings die Frage vorlegen, ob es überhaupt zweckmässig und wünschenswert ist, Neubildung von Muskulatur am Herzen zu provozieren und damit späteren Zeiten, möglicherweise grösserer Gefahr, schon jetzt im voraus von den noch latenten Kräften des Herzens etwas vorwegzunehmen, d. h. man muss sich überlegen, ob man Reserven heranholen soll schon zu einer Zeit, in der die Schlacht zur Not noch, wenn auch vielleicht bei schwankender Gefechtslinie, von den bereits in der Front stehenden Truppen gehalten werden kann.

Würden wir mit der systematischen Bewegungstherapie weiter nichts erreichen, als eine Hypertrophie, dann würde ich nicht wagen, die aufgeworfene Frage zu bejahen.

Aber wir erreichen noch ein Anderes, und vielleicht ist dieses Andere das Wichtigere, wenigstens in allen den Fällen, in denen systematisches körperliches Training bewirken soll, dass die Kreislauforgane in ihrer Totalität dazu erzogen werden, den Blutumlauf in ungefähr normaler Weise zu garantieren.

Beim Herzkranken, der für die Geländebehandlung in Frage kommt, ist das Herz das notleidende Organ, das zwar noch bei körperlicher Ruhe den Kreislauf aufrecht erhält, das aber in Schwierigkeiten gerät, wenn erhöhte Anforderungen gestellt werden. Es ist dabei zunächst irrelevant, ob es sich um organische oder funktionelle Erkrankungen handelt.

Die Herzarbeit ist im wesentlichen abhängig von zwei Faktoren: der systolischen Blutmenge und den Widerständen des Kreislaufs. Während der Muskelarbeit steigt beim gesunden Menschen der Blutdruck (Löhe) und das Sekundenvolum, wahrscheinlich, wie Kraus betont, auch das Schlagvolum durch vermehrtes Auspumpen residualer Blutmengen des Herzens (Zuntz und Nicolai). Die Röntgensilhouette des Herzens wird während der Arbeit nach den letztgenannten Autoren grösser, dagegen im unmittelbaren Anschluss an die Arbeit nach der herrschenden Anschauung kleiner. Jedenfalls wächst die Herzarbeit. Andererseits nimmt aber die Grösse der Herzarbeit progressiv mit der Gewöhnung an die betreffende Muskelarbeit ab.

Diese Erscheinung ist nur so zu erklären, dass Regulationseinrichtungen, von denen ich oben schon sprach, bei der öfteren Wiederholung der Arbeit in Aktion treten, während sie bei Beginn dieser Arbeit mehrweniger noch schlummerten. Es kann demnach das Herz infolge der Wiederholung der Arbeit mit einem Minimum an Kraft auskommen, und das wird ermöglicht, weil mit der fortschreitenden Uebung die Widerstände geringer werden.

Mit alledem kommen wir wieder zu dem Begriff der Akkommodation. Diese Akkommodationsfähigkeit des gesamten Kreislaufmechanismus und der auxiliären Organe aber wird gesteigert durch Uebung. Das ist ein Gesetz, das nicht nur für die Nerven des Herzens und der Gefässe gilt, das gilt für das ganze Nervensystem überhaupt. Diese Uebung bei den Kreislauforganen wird ermöglicht durch Bewegung; denn die Bewegung ist ja gerade das Moment, das die Kreislauforgane im Leben am meisten in Anspruch nimmt. Die allgemeinen Beziehungen der Muskelbewegungen zu steigender und fallender Inanspruchnahme der Kreislauforgane wird ja auch von niemandem geleugnet, mögen über die Erklärung von Einzelheiten auch Meinungsverschiedenheiten hierbei noch herrschen. Dass die Arbeit ökonomisch ausgeführt wird, ist das wichtigste Ziel jedes Trainings, wie Zander treffend ausführt. Diesem Ziel sehen wir die Kreislauforgane in der Norm schon von selbst in intensivster Weise nachstreben, ihnen unter pathologischen Verhältnissen zur Erreichung eben dieses Zieles behilflich zu sein, erachte ich als die vornehmste Aufgabe der Geländebehandlung der Herzkrankheiten. Das gilt wenigstens für alle die Fälle, in denen das Herz durch die Krankheit geschwächt wurde, also vor allem für die Klappenfehler und Myokarderkrankungen.

Wir werden aber sehen, dass auch bei reinen Herzneurosen die methodische Uebungstherapie Nützliches leistet, nur die Erklärung muss hier in manchen Fällen etwas anders gegeben werden.

Bei gewissen Formen von Arhythmien macht man nämlich die auf den ersten Blick vielleicht seltsam anmutende Erfahrung, dass unter dem Eindruck körperlicher Anstrengungen und der damit einhergehenden Mehrarbeit des Herzens die Arhythmien verschwinden. Die Schlagfolge wird regelmässig, die Pulse gleichmässig und voll. Man kann sich wohl vorstellen, dass unter dem Eindruck der intensiveren Beanspruchung der motorische Impuls kräftiger erzeugt wird und dass die Kontraktionswelle brüsker von der Basis nach der Spitze durchbricht und dass endlich so zu Aberrationen weniger Gelegenheit gegeben wird, als sonst. Vermag doch z. B. ein Neurastheniker mit Tremor der Hand viel eher einen kräftigen Hammerschlag exakt auszuführen, als eine feine Bewegung mit der Hand präzise zustande zu bringen.

Aber auch in diesen Fällen treiben wir Uebungstherapie, nur von einem besonderen Gesichtspunkte aus. Wir wollen das Herz wieder zur normalen physiologischen Reizerzeugung und zum normalen Ablauf der Kontraktionswellen zwingen.

Für alle Erkrankungen des Herzens, auf die sich meine einleitenden Ausführungen beziehen, werden wir im folgenden Beispiele finden. Mir lag nur daran, im vorstehenden eine Skizze zu bringen und in aller Kürze dem Leser diejenigen Fragen vorzuführen, die sich bei der wissenschaftlichen Beurteilung einer Geländebehandlung der Kreislauferkrankungen uns aufdrängen. Das war der Zweck meiner Einführung, und nunmehr mögen die Autoren selbst zum Worte kommen.

Berlin im Februar 1914. **A. Bickel.**

Literatur.

Krehl, Patholog. Physiol. 1910.
Masing, Archiv f. klin. Med. Bd. 74.
Moritz, Archiv f. klin. Med. Bd. 77.
Hirsch, Archiv f. experim. Pathol. u. Pharmakol. Bd. 39.
Külbs, Deutsche med. Wochenschr. 1912. Nr. 44.
Krehl, Die Erkrankungen des Herzmuskels und die nervösen Herzkrankheiten. 1913.
Kraus, Verhandl. d. Kongr. f. innere Med. 1909. S. 316.
Zander, Berliner klin. Wochenschr. 28. Juli 1913.
Zuntz, Loewy, Müller, Caspari, Höhenklima u. Bergwanderungen. 1906.
Zuntz und Nicolai, Verhandl. der physiol. Ges. zu Berlin vom 23. Jan. 1914.
Lipschitz, Das Verhalten des Herzens bei sportlichen Maximalleistungen. Inaug.-Diss. Berlin 1912. (Mit grossem Literaturverzeichnis.)
Weber, Münch. med. Wochenschr. 1910. Nr. 36.
Der Thüringer Wald und seine Heilfaktoren. Herausg. vom Herzogl. Staatsministerium in Gotha. 1913.

II.

Physiologische Beziehungen zwischen Kreislauf und Atmung.

In der Einführung zu der vorliegenden Schrift von Prof. Bickel wurde bei der Untersuchung der Beziehungen der Körperbewegung zum Kreislauf bereits der Akkommodationsfähigkeit des gesamten Kreislaufapparates und seiner auxiliären Organe gedacht. Wenn dabei insbesondere die peripherischen Regulationseinrichtungen des Herzens, das arterielle und venöse Gefässsystem mit seinen Nerven, sowie die Funktion der Skelettmuskulatur in ihrer Bedeutung für die Herzarbeit bereits gewürdigt worden sind, so scheint es dennoch zum Verständnis unserer Untersuchungen geboten, die speziellen auxiliären Einrichtungen des Blutumlaufs noch etwas schärfer zu beleuchten. Wirken die peripherischen Regulationseinrichtungen, namentlich die Venen mit ihren Klappen und die sie umgebende Skelettmuskulatur mit ihren Faszien als Saug- und Druckapparate in dem Sinne, dass sie durch Bewegungen des Körpers oder Bewegungen einzelner Muskelgruppen das in den oberen und unteren Extremitäten aufgestaute Blut nach unten und oben gegen das Zentrum hin fortbewegen, so kommen dem Herzen noch weitere Kräfte zu Hilfe, welche gleichzeitig vom Zentrum aus vermittels Aspiration ein Ansaugen des aus den Kapillaren in die Venen überströmenden Blutes vollbringen. Diese Hilfskräfte besitzt das Herz in einem, ihm gleichsam koordinierten Organsystem, nämlich in dem Atmungsmechanismus.

In den letzten Jahren ist man sich der Bedeutung der in dem Atmungsmechanismus gegebenen Hilfsapparate mehr und mehr bewusst geworden. In diesem Respiratiosmechanismus spielt nun neben der Lunge und neben dem Thorax mit seiner Atmungsmuskulatur das Zwerchfell eine grosse Rolle. Im Interesse des Verständnisses der im Mittelpunkt unserer Schrift stehenden systematischen Bewegungstherapie möchte ich gerade der Bedeutung des Zwerchfelles als eines Förderers des Kreislaufs einige Worte widmen. Verfolgen wir den Verlauf der Atmungsvorgänge, so wird bei der Einatmung mit der Erweiterung der Lungen der Brustkorb in die Höhe, vorwärts und seitwärts gehoben. Diese komplizierte Formveränderung kommt durch die Aktion der dem Atemzentrum in der Medulla oblongata unterstehenden Atmungsmuskulatur und durch die Bewegung der Rippen zustande, die infolge ihrer Gestalt, ihrer Gelenkbildung in der Wirbelsäule und ihrer Verbindung mit dem Brustbein nicht nur den Tiefendurchmesser des Brustkorbs nach vorn, sondern auch den Breitendurchmesser in seitlicher Richtung vergrössern. Formanomalien der Rippen und des Thorax, namentlich der oberen Apertur, werden daher auch Störungen in der Brustatmung hervorrufen können. W. A. Freund, Stiller, C. Hart haben in ihren Schriften darauf hingewiesen, wie sehr speziell die Gestalt der ersten Rippe und ihre Verbindung mit dem Brustbein Form und Bewegung des Brustkorbs beherrschen. An diesem Vorgang wirkt nun, wie Wenkebach in einer Studie: „Ueber die pathologischen Beziehungen zwischen Atmung und Kreislauf" hervorhebt, und zwar sowohl bei ruhiger als bei angestrengter Atmung, stets das Zwerchfell mit. Auch Anomalien des Zwerchfells, seine schwache Entwicklung und andere Veränderungen können Störungen in der Brustatmung zustande bringen.

Während der Inspiration der Lunge und des Thorax wird nach Wenkebach das Zwerchfell durch Verkürzung der Crura und der Randmuskeln heruntergezogen. Bei dieser Bewegung wird der Raum im Brustkorb vergrössert und ein Druck auf den Bauchinhalt ausgeübt. Dieser doppelten Funktion verdankt das Zwerchfell seine grosse Bedeutung als Förderer des Kreislaufs. Die Raumvergrösserung des Brustkorbs verursacht ein Ansaugen von Luft und Blut. Beide strömen gleichzeitig auf den ihnen zugewiesenen Bahnen in den Thorax hinein. Die augenfälligste Aeusserung dieses Kreislaufeffektes ist die inspiratorische Entleerung der Halsvenen. Die grossen Blutreservoire in Bauch, Leber und in Vena cava inferior sind der direkten Beobachtung nicht zugänglich; wir dürfen aber mit Wenkebach und Kaiser annehmen, dass auch aus diesen Räumen das Blut zur Brusthöhle hinangesogen wird. Diese Blutbewegung wird wesentlich dadurch unterstützt, dass der Bauchinhalt durch die Zwerchfellbewegung unter einen höheren Druck gestellt wird. Das Blut kann nicht zurück und findet den Weg zum Brustkorb offen und wird sogar durch den dortigen negativen, in jedem Falle niederen Druck dorthin gelockt, also eine doppelte Förderung des venösen Rückflusses zum Herzen. Während der Ausatmung wird der Bauchinhalt vom Zwerchfelldruck entlastet, das Blut kann während dieser Periode in die Bauchgefässe hineinströmen, um bei der nächsten Inspiration wieder in den Brustkorb hineingepresst und gesogen zu werden.

„Die Respiration übt also“, sagt Wenkebach, „eine wirkliche Pumpwirkung auf die Bauchvenen und auf die Leber aus, und innerhalb des ganzen Atmungsvorganges die Funktion einer doppelt wirkenden Saug- und Druckpumpe.“ Die Bedeutung des normalen Respirationsmechanismus für den Kreislauf und namentlich für die Arbeit des Herzens ist daher klar und einleuchtend. Sie zeigt, dass je gleichmässiger und energischer die Vertiefung der Inspirationen den negativen Druck im Thorax vermehren, desto grösser ihr Einfluss und speziell der Einfluss des Zwerchfells auf die Blutbewegung sein muss. Schon auf Grund der vergleichend anatomischen Studien von Keith ist insbesondere das Zwerchfell ein bedeutender Faktor zur Füllung des Herzens, bei den Amphibien und anderen Wirbeltieren ist das Zwerchfell sogar der einzige Faktor dazu.

Es ist nun klar, dass aus einem besonderen Grunde gerade beim Menschen ein kräftiger Mechanismus zum Austreiben des Blutes aus den Unterleibsorganen zum Herzen dringend nottut, nämlich wegen der aufrechten Stellung des Körpers. Die aufrechte Haltung des Körpers liefert gerade für diesen Abschnitt der venösen Blutbewegung ein ganz erhebliches Hindernis, weil das Blut in eine der Schwerkraft entgegengesetzte Richtung geführt werden muss. Dieser Einfluss der aufrechten Stellung auf die Blutbewegung ist auch experimentell studiert worden, insbesondere von englischen Forschern, wie Hill. Diese Untersuchungen haben bei vertikaler Fixierung bestimmter Versuchstiere, Aale, Nattern, Kaninchen u. a. eine Verlangsamung der Blutströmung und der Atembewegung bis zu fast völliger Blutleere des Herzens ergeben. Sie zeigen mit aller Deutlichkeit für die aufrechte Stellung des Körpers die Notwendigkeit einer kräftigen Kompression des

Bauchinhalts durch Tonus der Bauchwand einerseits, durch respiratorische Bewegung andererseits. Dass zur Erhaltung eines gehörigen Druckes im Bauche und zu diesen respiratorischen Bewegungen das Zwerchfell mithelfen muss, ist nach dem Gesagten verständlich. Auch Tigerstedt kommt zu analogen Erwägungen hinsichtlich dieser Bedeutung der respiratorischen Bewegungen.

Die Anordnung der Muskelbündel im Zwerchfell ist beim Menschen eine sehr zweckmässige. Die starken Crura des Zwerchfells steigen wagerecht in die Höhe, umschliessen den oberen Teil der Vena cava inferior und sind nach Hasse und Wenkebach fest verbunden mit dem Perikard. Oberhalb der Diaphragmakuppel ist die Vena cava inferior nur sehr kurz. Sie geht bekanntlich fast sofort in die rechte Vorkammer über. Es folgt daraus, wie Keith nachweist, dass bei Zusammenziehung der Crura die rechte Vorkammer stark nach unten angezogen wird. Die Randmuskeln des Zwerchfells verlaufen von unten vorn, nach oben und hinten. Ihre Kontraktion wird somit den hinteren Teil der Zwerchfellkuppe mit Perikard und rechtem venösen Teil des Herzens nach unten und vorn ziehen. Wenn wir nun bedenken, dass bei der Zwerchfellbewegung zugleich der Bauchinhalt komprimiert wird, dass unmittelbar unter dem Diaphragma die blutreiche Leber liegt und die grossen Lebervenen unmittelbar unter dem Zwerchfell, ganz nahe am rechten Vorhof in die Vena cava inferior einmünden, so begreift man leicht, welche grosse Bedeutung die tadellose Wirkung dieser Hilfseinrichtung für die Fortbewegung des Blutes aus dem Bauche zum Herzen unter normalen Verhältnissen und bei Bestehen organischer Herzveränderungen oder funktioneller Kreislaufstörungen haben muss. Die Leber, welche eine grosse Rolle als Blutreservoir in physiologischen und pathologischen Zuständen spielt, wird unmittelbar von der Bewegung des sie fast ganz einhüllenden Diaphragmas getroffen. „Kann man die Leber", sagt Wenkebach, „passend mit einem blutaufsaugenden Schwamm vergleichen, so ist das Zwerchfell die Hand, welche diesen Schwamm ausdrückt." Wie weit die Bedeutung des Zwerchfells und des ganzen Respirationsmechanismus als auxiliäres Organsystem des Blutumlaufs zurückgeht, zeigen uns die Worte Hasse's, mit denen er in seiner lehrreichen Arbeit „Die Atmung und der venöse Blutstrom" die physiologische Bedeutung des Atmungsmechanismus, insbesondere des Zwerchfells für die Regelung des Kreislaufs an einem einschneidenden

Wendepunkt des Lebens beleuchtet: „Auch die Aenderung in den Strömungsverhältnissen des Blutes in der Leber nach der Geburt müssen wir uns vergegenwärtigen. Warum schwillt die so mächtig entwickelte Leber des Neugeborenen nach der Geburt ab? Der Grund liegt einfach in den mit der Geburt einsetzenden Atembewegungen. Vor der Geburt sind lediglich die Herzbewegungen die treibenden Faktoren bei der Strömung in dem so unendlich fein verteilten und ausgedehnten Pfortadergebiet, und da kann es nicht überraschen, wenn die Stromgeschwindigkeit in der Leber gering, die Blutmasse und damit das Lebervolumen gross ist. Sowie nun aber nach der Geburt die Atmung einsetzt und mit ihren aspirierenden und rückstauenden Momenten hinzutritt, so muss, je tiefer die Atemzüge sind, die Durchströmung und Entleerung der Leber und des peripheren Kreislaufgebietes schneller vor sich gehen, und dies wird auf die Abschwellung der Leber einen um so grösseren Einfluss ausüben, je mehr vor allem durch die Bewegung des Zwerchfells und den dadurch ausgeübten Druck auf die Leber die Zirkulation in ihr und die Entleerung des Sekretes in den Darm gefördert wird."

Hieraus ergibt sich schon, dass im späteren Leben eine Störung dieses für den venösen Kreislauf so wichtigen Atemmechanismus, mag sie nun in einer Schwäche der Lunge, in Thoraxanomalien, in einer Schwäche der Atmungsmuskulatur oder des Zwerchfells ihren Grund haben, auch für die ganze Zirkulation von übler Bedeutung sein und die Herzarbeit überlasten muss. Es darf daher nicht Wunder nehmen, wenn wir in Fällen eines gestörten Respirationsmechanismus, namentlich bei gestörter Zwerchfellfunktion (Thorax pyriformis, Wenkebach; Habitus asthenicus, paralyticus, Stiller, F. W. Freund, C. Hart, Albu und H. Strauss), so starken Kreislaufstörungen begegnen können, dass wir an wirkliche Herzleiden zu denken gezwungen werden, andererseits aber, dass wir bei blutarmen, schwach konstituierten Individuen, die überdies an organischen und funktionellen Störungen des Herzens leiden, durch Uebung und Kräftigung des Atmungsmechanismus, insbesondere der Zwerchfellmuskeln, die vorhandenen Störungen im Kreislauf zu vermindern und auch auf diesem Wege die Kompensationsbedingungen des Herzmuskels zu bessern imstande sind. Darf diese interessante physiologische Beziehung zwischen Atmung und Kreislauf auch eine allgemeine klinische Bedeutung beanspruchen, so werden wir ihr bei dem jugendlichen wachsenden Organismus, so namentlich bei Kindern, die sich im Beginn der zweiten Streckung, in der beginnenden Pubertätsentwicklung befinden, zumal wenn sie in der Ernährung und Entwickelung zurückgeblieben sind oder unter den Folgen einer Herzerkrankung zu leiden haben, sogar eine kardinale Bedeutung einräumen müssen.

H. Roeder.

Literatur.

W. A. Freund, Beiträge zur Histologie der Rippenknorpel im normalen und pathologischen Zustand. Breslau 1858. — Der Zusammenhang gewisser Lungenkrankheiten mit primären Rippenknorpelanomalien. Erlangen, Encke, 1859. — Ueber primäre Thoraxanomalien. Nach neuen im pathologischen Institute im Friedrichshain (Prosektor Prof. Dr. von Hansemann) ausgeführten Untersuchungen. Berlin, S. Karger, 1908.

B. Stiller, Die asthenischen Konstitutionskrankheiten. Stuttgart, F. Encke, 1907. — Ueber den Thorax phthisicus. Berliner klin. Wochenschr. 1912. Nr. 3.

C. Hart, Die mechanische Disposition der Lungenspitzen zur tuberkulösen Phthise. Stuttgart, F. Encke, 1906. — Konstitution und Lungenphthise. Berliner klin. Wochenschr. 1911. Nr. 13.

F. Wenkebach, Ueber physiologische und pathologische Beziehungen zwischen Atmung und Kreislauf beim Menschen. Sammlung klinischer Vorträge. Neue Folge. 1907. Nr. 140/141.

L. Kaiser (Amsterdam), Atmungsmechanismus und Blutzirkulation. Physiologische Beiträge zur asthenischen Konstitutionskrankheit. Mit einem Vorwort von Prof. Dr. B. Stiller (Budapest). Stuttgart, F. Encke, 1912.

A. Keith, The nature of the mammalian diaphragm and plural cavities. Journ. of Anat. and Physiol. 1905. Vol. XXXIX.

L. Hill, Schäfer's Textbook of Physiology. 1900. Bd. II.

Tigerstedt, Lehrbuch der Physiologie des Kreislaufes. 1893.

C. Hasse, Die Atmung und der venöse Blutstrom. Arch. f. Anat. u. Entwickelungsgeschichte. Anatom. Abteilung. Leipzig, Veit u. Co., 1906.

A. Albu, Ueber Visceralptose. Vortrag in der med. Gesellschaft u. Berliner klin. Wochenschr. 1909. Nr. 7.

H. Strauss, Ueber den Habitus asthenicus und seine klinische Bedeutung. Deutsche med. Wochenschr. 1908. Nr. 48 und Berliner klin. Wochenschrift. 1910. Nr. 5.

III.

Weitere wissenschaftliche Unterlagen für eine Geländebehandlung herzkranker Kinder.

Wenn wir uns nach diesen Ausführungen nunmehr der Betrachtung des in dieser Schrift uns beschäftigenden Problems einer Geländebehandlung herzkranker Kinder im Mittelgebirge zuwenden, müssen wir zuvörderst erfahren, dass die Benutzung der Arbeit als Heilmittel seit längerer Zeit empfohlen und dass sie als „Bewegungstherapie" mit anderen, klimatischen Heilfaktoren für die Behandlung der Kreislaufstörungen bei Erwachsenen in der glücklichsten Weise kombiniert worden ist. Eine analoge Behandlung der Kreislaufstörungen des Kindesalters war indessen mit Rücksicht auf die hier vorliegenden besonderen Verhältnisse kaum jemals ernstlich durchgearbeitet worden. Es schien mir daher eine dankenswerte Aufgabe, einmal der Frage näherzutreten, ob diese Bewegungstherapie nicht auch bei den Herzkrankheiten des Kindesalters gute Resultate zeitigt und ob man zugleich auch durch eine solche Behandlung die Gesundheitsentwicklung herzkranker Kinder im allgemeinen günstig beeinflussen kann.

Bevor wir an die eingehende Erörterung dieser Aufgabe und der zu ihrer Lösung von uns unternommenen Exkursion herangehen, möchte ich noch einiges Wenige zur weiteren Begründung unserer Arbeiten vorausschicken. Diese Begründung ergibt sich zunächst aus den Erfahrungen der Praxis. Ich selbst habe seit langer Zeit in meiner Eigenschaft als Kinderarzt sowie als amtlicher Schularzt den Eindruck gewonnen, dass die herzkranken Kinder des schulpflichtigen Alters in der Fürsorge zu kurz kommen, dass ihnen nach den Prozentziffern der Mortalitätsstatistik eine ganz andere Beachtung geschenkt werden muss, als es bisher geschah. Wenn wir hierbei an erster Stelle die Ausbreitung der Herzkrankheiten im militärpflichtigen Alter ins Auge fassen, so geht aus einer Denkschrift der Akademie für das militärärztliche Bildungswesen, in der Kraus, Landgraf und Sticker leitende Gesichtspunkte für Erkennung und Beurteilung von Herzkrankheiten im militärpflichtigen Alter aufgestellt haben, vor allem eine Steigerung des Vorkommens der Herzerkrankungen hervor. Ferner sehen wir in der grundlegenden Schrift von O. v. Schjerning über „Sanitätsstatistische Betrachtungen über Volk und Heer", sowie in der einen Arbeit von Schwiening und Nicolai, dass die Untauglichkeitsquote wegen Herzkrankheit bereits 2,8 pCt. beträgt, während wegen Augenfehler bei 2,1 pCt. und wegen Lungenerkrankungen bei 0,97 pCt. der Militärpflichtigen Untauglichkeit erklärt wurde. Verfolgen wir diese Zahlen zurück bis in das schulpflichtige Alter, so bewegen sich bereits nach den Erhebungen von P. Meyer, des Vorsitzenden der Vereinigung der Berliner Schulärzte, unter einer Viertelmillion Kinder der Gemeindeschulen die Erkrankungen des Herzens zu 0,9—1,5 pCt. und an den höheren Lehranstalten Charlottenburgs nach den jüngsten Untersuchungen von Barth zu 2,0—3,5 pCt. Diese Feststellungen genügen schon, um zu zeigen, dass für die Herzkrankheiten im Jugendalter spezielle Massnahmen zur Besserung und Heilung und zur Förderung der Gesamtentwicklung gerechtfertigt sind, um vielleicht auch dadurch einer weiteren Steigerung des Vorkommens der Kreislaufstörungen vorbeugen zu können.

Bisher brachten wir den stationär gewordenen Herzveränderungen nach einer Endokarditis im Gefolge der verschiedenartigen Infektionen des Kindesalters im allgemeinen ein geringes Interesse entgegen und erblickten unsere wichtigste Aufgabe darin, die herzkranken Kinder nach Möglichkeit vor fast jeder körperlichen Betätigung zu bewahren und sie als Angstkinder gleichsam hinter den Ofen zu stecken. Freilich sind die organischen Herzveränderungen im anatomischen Sinne im allgemeinen kaum als besserungsfähig anzusehen; aber daraus folgt noch nicht, ihnen den Segen einer schonenden Körperpflege vorzuenthalten und die Kinder sich selbst zu überlassen. Dass ein grosser Bruchteil der herzkranken Kinder, Knaben und Mädchen, namentlich bei beginnendem Pubertätsalter auf diese Weise in ihrer physischen Entwicklung benachteiligt werden, wird niemand leugnen können.

Wird nun einerseits durch diese ängstliche Fernhaltung der herzkranken Kinder von leichteren körperlichen Leistungen eine

Erstarkung der Gesamtkonstitution, die von dem grössten Einfluss auf die Besserung und Kräftigung des Herzens ist, direkt gehemmt und verhindert, so habe ich es andererseits stets als einen grossen Mangel empfunden, dass z. B. bei der Ausmusterung der erholungs- und fürsorgebedürftigen Kinder der Gemeinde- und Mittelschulen die Kinder mit leichteren organischen Herzveränderungen — von den schwereren Formen will ich an dieser Stelle völlig absehen — noch immer von der Aufnahme in Ferienkolonien und Walderholungsstätten ausgeschlossen werden. Es bedarf besonderer Erwähnung, dass der ärztliche Berater des „Zentralkomitees der Ferien-Kolonien", Prof. Dr. E. Meyer die Berücksichtigung dieser Kinder je nach dem individuellen Zustande stets befürwortet und nach seinem eigenen Bericht die Aufnahme leichter organischer Herzerkrankungen als durchaus zulässig und empfehlenswert in Vorschlag gebracht hatte. Es ist auf das lebhafteste zu bedauern, dass das Gros der Aerzte sich nicht dazu entschliessen kann, die Verantwortung zu übernehmen und den von dem Zentralkomitee und seinem ärztlichen Berater gegebenen Weisungen nachzukommen. Von dieser Unentschiedenheit der Aerzte habe ich mich in den letzten Jahren immer von neuem überzeugen können, obwohl es in den letztjährigen Bestimmungen und Aufnahmebedingungen heisst: „Ausgeschlossen sind Kinder mit Nervenleiden, Lungenkrankheiten ... und schweren Herzerkrankungen." Diese Fernhaltung herzkranker Kinder von fast jeder körperlichen Leistung und von jeder Art der öffentlichen Fürsorge involviert eine harte Massnahme und ist geeignet, namentlich auf die psychischen Funktionen und auf die geistige Spannkraft dieser Kinder zu drücken und durch Vermehrung der bei diesen Kindern besonders häufigen psychischen Depressionen das Leiden selbst und die Chancen einer schadlosen Ueberwindung der Pubertätsjahre erheblich zu verschlechtern.

Unter diesen Umständen erachtete ich es als eine lohnende Aufgabe, in diesen Anschauungen der Aerzte einigen Wandel zu schaffen und zwecks endgültiger Klärung zuverlässiges Beweismaterial herbeizuschaffen. Hierzu schien mir die exakte wissenschaftliche Prüfung einer speziellen Therapie, wie der Geländetherapie, der geeignetste Weg zu sein. Dass wir in ängstlicher Scheu auf die in der Bewegung des jugendlichen Körpers sowie auf die in der Einwirkung klimatologischer Reize beruhenden Heilfaktoren so völlig verzichtet und in wissenschaftlicher und sozialhygienischer

Beziehung bei der Behandlung der Herzkrankheiten des Kindesalters bisher so wenig Physiotherapie getrieben haben, ist um so bedauerlicher, als gerade der wachsende Organismus, zumal bei Beginn der zweiten grossen Wachstumsperiode, über fast unversiegliche Heilkräfte verfügt und die Aussichten einer Besserung und Heilung organischer Leiden sich zu keiner Zeit des Lebens günstiger gestalten, als zu Beginn dieser Entwicklungsperiode. In dieser Zeit feiert die Vis medicatrix naturae wahre Triumphe.

Ich glaube, es hier nun schon vorwegnehmen zu können, dass es mir im Verein mit meinen Mitarbeitern gelungen ist, unter Heranziehung der Untersuchungsmethoden der modernen Herzdiagnostik auf einer wissenschaftlichen Exkursion den exakten Nachweis zu liefern, dass es Mittel und Wege gibt, organische Herzerkrankungen im Kindesalter bei vorhandener Kompensation und selbst bei den ersten Anfängen der Inkompensation und ferner funktionelle Störungen des Herzens durch Stärkung der Gesamtkonstitution und durch Kräftigung des Herzmuskels selbst, sowie der peripherischen Regulationseinrichtungen des Blutumlaufes erheblich zu bessern und dass wir Aerzte somit allen Grund haben, die bisherigen Anschauungen hinsichtlich der Behandlung herzkranker Kinder einer Revision zu unterziehen.

Die Durchführung meines wissenschaftlichen Planes wurde nun wesentlich erleichtert durch das Vorhandensein wichtiger Unterlagen und Vorarbeiten. Eine sehr bedeutungsvolle Unterlage gibt die von dem Münchener Kliniker Oertel in den 80er Jahren des vorigen Jahrhunderts für die Kreislaufstörungen des Erwachsenen inaugurierte Bewegungstherapie. Ferner erwiesen sich eigene von mir selbst mehrere Jahre hindurch ausgeführte Untersuchungen über den Einfluss der Bewegung und Muskelarbeit auf die Entwicklung unterernährter und schwachkonstituierter Kinder und endlich ein im Sommer 1912 ausgeführter Vorversuch einer Geländebehandlung herzkranker Kinder in dem ebenen Gelände der Mark Brandenburg bis nach Mecklenburg als wichtige Vorarbeiten.

Die Behandlung der Kreislaufstörungen bei Erwachsenen auf diätetischem Wege und durch mechanische Hilfsmittel wurde von einzelnen Aerzten zwar auch schon vor Oertel angestrebt, aber genauere Untersuchungen über die Möglichkeit einer erfolgversprechenden Uebungstherapie der Kreislauforgane hatte doch erst Oertel im Jahre 1875 angestellt. Er hatte den ersten Versuch gewagt, auf einen schwerkranken insuffizienten Herzmuskel direkt einzuwirken und eine ausreichende Kompensation wieder herzustellen. Es war, wie er selbst in seiner aufsehenerregenden Schrift: „Die allgemeine Therapie der Kreislaufstörungen“ hervorhebt, das erste wissenschaftliche Experiment zu einer Bewegungskur der Kreislaufstörungen. Zur Anwendung im grösseren Stil gelangte diese Behandlung erst, nachdem Oertel im Jahre 1884 mit dem Erscheinen der genannten Schrift der systematischen Durchführung Eingang in die Praxis verschafft hatte. Beim Erwachsenen erachtete er zur Erleichterung der Herzarbeit die Reduktion des Körperfettes, der Flüssigkeitszufuhr und die dadurch erreichte Verminderung der Körperlast für notwendig. Dann erst wäre, sagt Oertel, eine individuelle, dem Herzzustande anzupassende Geh- und Steigbewegung zur Anwendung zu bringen und eine Steigerung der Herzmuskelkraft zu erreichen. Die Behandlungsmethode war, wie v. Bauer in dem „Handbuch der Therapie der inneren Erkrankungen“ von Penzoldt und Stintzing erwähnt, in kurzer Zeit sehr populär geworden. Aber es war auch nicht ausgeblieben, dass durch die Anwendung derselben unter unrichtigen Voraussetzungen und bei Unterlassung der erforderlichen Vorsichtsmaassregeln hier und da nachteilige Wirkungen entstanden waren und dass dadurch der Therapie selbst Abbruch getan wurde, ganz abgesehen davon, dass das Maass der körperlichen Bewegung und Herzarbeit von den Patienten mehrfach nach eigenem Ermessen gewählt und die eigentliche Bewegungstherapie unbeaufsichtigt erfolgte. Keineswegs natürlich lag dies im Sinne Oertel's. Er sowohl wie auch andere Kliniker, namentlich Gerhardt, Lichtheim, Rosenbach, Krehl und Romberg, hatten gegen kritiklose Anwendung und unbeaufsichtigte Durchführung Einspruch erhoben. Auch Litten und Lennhoff hoben in dem „Handbuch der physikalischen Therapie“ von Goldscheider und Jacob die Notwendigkeit exakter Prüfung des Einzelfalles und strenger individueller Indikationen in allen Maassnahmen dieser Behandlung hervor.

Zur Beurteilung und zum Verständnis des Wertes der Oertelschen Bewegungstherapie ist die in dem ersten Kapitel: „Ueber Bewegung und Kreislauf in der Physiologie“ erläuterte physiologische Tatsache von Bedeutung, dass nämlich zwischen der Entwickelung der peripherischen Muskulatur und der Muskelmasse des Herzens ein gewisser Parallelismus besteht. Erfährt die Körpermuskulatur durch entsprechende Uebungen eine Vermehrung der kontraktilen Elemente, so vermehrt sich auch die Muskulatur des

Herzens. Voraussetzung für die Zunahme der Herzmuskelmasse durch Uebung ist dabei natürlich genügende Zufuhr der Bausteine: eine kalorimetrisch ausreichende Ernährung. Diese im Mittelpunkt der Bewegungstherapie Oertel's stehende Wechselbeziehung zwischen der Entwickelung der Herzmuskelmasse und derjenigen der peripherischen Muskulatur ist durch neuere physiologische Arbeiten von Zuntz, Caspari, Rubner, Külbs und Gerhards, wenn auch mit gewissen Einschränkungen, gestützt worden.

Diese physiologische Tatsache, dass also die Mehrleistung des Körpers unter einer dem erhöhten Verbrauch angepassten Nahrungszufuhr eine Mehrleistung des Herzens und des Gefässsystems bedingt, lässt uns verstehen, dass auch ein muskelschwaches Herz in den Stand gesetzt werden kann, stärker zu arbeiten. So richtig und unbestreitbar dieser Satz nun ist, seine Anwendung hat zur Voraussetzung, dass das Herz übungsfähig ist, d. h., dass es ev. trotz anatomischer Veränderungen des Klappenapparates über soviel Reservekraft verfügt, dass nach aller inneren Arbeit noch etwas von der vorhandenen Herzkraft übrigbleibt, um den durch die übende Körperleistung beanspruchten Bedarf zu decken. Ist die Reservekraft soweit erschöpft, dass alle aufwendbare Herzkraft nur mit Mühe die innere Arbeit leisten und nur mit Mühe das Gleichgewicht im arteriellen und venösen System aufrecht erhalten werden kann, dann kann, wie neuerdings Sittmann in seiner Monographie: „Die Erkrankungen des Herzens und der Gefässe“ ausführt, eine Steigerung der Ansprüche nur mit einem Fiasko enden.

Je nach der Art der Veränderung an den Ostien und je nach dem Zustande des Herzmuskels wurde nun bei Erwachsenen nach den Oertel'schen Angaben die Geh- und Steigbewegung mit geringeren Anhöhen, mit Abstufungen von 0—20° begonnen und bei einer Einteilung der Wege nach $^1/_4$ Stunde Gehzeit sowie allmählich in methodischer Weise bis zu grösserer Anstrengung gesteigert. Eine Wirkung auf den Herzmuskel kann nach Oertel bereits durch Ersteigen von wenige Meter hohen Anhöhen erreicht werden. Trotz der von ihm in einzelnen hochgelegenen Orten ausgeführten Anlagen und Einrichtungen zu strenger Abstufung der Uebungstherapie gemäss dem jeweiligen Grade der Herzmuskelinsuffizienz trat bei einer Reihe von Fällen anfänglich Beschleunigung und selbst stürmische Erregung der Herzaktion mit dem Gefühl von Lufthunger und Oppression ein, so dass die Kranken nach wenigen Schritten stehen bleiben mussten und oft eine lebhafte Schweisseruption sich bemerkbar machte. Auch andere Autoren sahen diese Erscheinungen in den Anfängen dieser Geländebehandlung. Indes mit zunehmender Uebung nahmen die genannten Erscheinungen allmählich ab und schliesslich konnten derartige Patienten selbst grössere Bergtouren ohne wesentliche Beschwerden ausführen. In der Bewegung durch Gehen, Steigen und Bergsteigen besitzen wir also nach Oertel ein hervorragendes physiologisches Mittel, Herzkontraktionen von beliebiger Stärke und Dauer hervorzurufen, Mehrarbeit des Herzens und Körperruhe einander folgen zu lassen, wie es der Zustand des Herzmuskels in jeder Phase seiner Regeneration verlangt. Das Ziel, welches diese Behandlung der Kreislaufstörungen mit der Schärfe des physiologischen Experiments anstrebt, war der weitestmögliche Ausgleich des hydrostatischen Gleichgewichts zwischen arteriellem und venösem System und die Herstellung von Zirkulationsbedingungen, welche die Norm erreichen oder ihr möglichst nahekommen. Die Bewegungstherapie nach Oertel ist von Erfolgen begleitet bei funktionellen und bei organischen Herzerkrankungen, bei denen die Störung dieses Gleichgewichts in den ersten Anfängen sich befindet. Es zählen hierher vor allem die ersten Störungen der Ernährung des Herzens, des Gleichgewichtes in der Blutmenge und in den Druckverhältnissen, wie Fettherz und ferner anatomische Veränderungen des Endokards und pathologische Zustände des Herzmuskels. Für sich allein kann, wie Oertel in seiner „Therapie der Kreislaufstörungen" und in den dazu später veröffentlichten „Erläuterungen und Zusätzen" erklärt, keine dieser Veränderungen diejenigen Erscheinungen herbeiführen, welche das Wesen ernster Kreislaufstörungen bilden und mit einer Gefährdung des Wasserhaushaltes des Organismus einhergehen, da die Natur auf lange Zeit hinaus den Schaden durch Kompensationseinrichtungen auszugleichen vermag.

Wie wir aus diesem kurzen historischen Ueberblick ersehen, waren mit dieser Oertel'schen Terrainkur wesentliche Erfahrungen über Indikationen und Kontraindikationen von ihm selbst sowie von zahlreichen anderen Autoren gesammelt worden, an die ich bei der Vorbereitung der von mir in Aussicht genommenen Exkursion mit herzkranken Kindern nach einem Mittelgebirge anknüpfen konnte.

Aber ich hatte, wie oben erwähnt, auch noch weitere Unterlagen, welche mich zur Durchführung des wissenschaftlichen Unternehmens ermutigten und zu unserer Exkursion den Anstoss gaben.

Es waren dies die Resultate von mir selbst angestellter Beobachtungen über den Einfluss kurzfristiger Wanderungen, also einer massvoll dosierten Muskelarbeit auf die gesundheitliche Entwickelung unterernährter, schwachkonstituierter und im Wachstum zurückgebliebener, wenn auch gesunder Kinder. Wichtige Fragen über die physiologischen Bedingungen des Wachstums, des Energieumsatzes, ferner der Jugendfürsorge und der Jugendpflege knüpfen sich an diese ersten Untersuchungen an, und die in dieser Schrift uns beschäftigende Bewegungstherapie herzkranker Kinder ist eine der sich aus ihnen ergebenden Fragen. So wuchs die Bedeutung der in einer kurzen Arbeit im Jahre 1909 in der „Zeitschrift für praktische Medizin und soziale Hygiene" veröffentlichten ersten Untersuchungen über den Rahmen der ursprünglich angeschnittenen Frage weit hinaus und schien die Untersuchung eines grösseren Kindermaterials und ein weiteres Studium des Einflusses dosierter Muskelarbeit auf den jugendlichen Organismus zn rechtfertigen. Die weiteren Untersuchungen hatte ich im Jahre 1910 gemeinsam mit E. Wienecke in den „Internationalen Beiträgen für Ernährungsstörungen, Stoffwechsel- und Verdauungskrankheiten" publiziert und alsdann 1911 in einer grösseren Schrift im Verlage von A. Hirschwald herausgegeben, wo sie bereits in dritter Auflage vorliegt. Auf Grund dieser umfangreichen Arbeiten war ein zuverlässiges Urteil gewonnen über das Verhalten anämischer, in der Ernährung zurückgebliebener Kinder unter dem Einfluss der Bewegung in freier Natur und unter dem Einfluss verschiedener klimatischer Reizwirkungen in Wald- und Landluft, des Binnen- und Niederungsklimas, ferner an der See und im Mittelgebirgsklima. Diese Jugendwanderungen wurden im Jahre 1907 durch die Leiter des „Zentralvereins für Schülerwanderungen" (Vorsitzende: Stadtverordneter A. Guttmann, Dr. James Simon, Schulrat Fischer und Schriftleiter Schulrektor Henstorf) in grosszügiger Weise organisiert und auf die erholungsbedürftige schulpflichtige Jugend Berlins und seiner Vororte ausgedehnt, so dass diese kurzfristigen Wanderungen mit einer Dauer von 6 bis 8 Tagen eine Fürsorgeeinrichtung geworden sind, die sich den Ferienkolonien, Seehospizen, Walderholungsstätten und Waldschulen als unentbehrliche Ergänzung an die Seite stellen. Bei diesen meinen Untersuchungen, zu deren methodischer Ausführung der Zentralverein für Schülerwanderungen mir die willkommene Gelegenheit geboten hatte, hatte ich vor allem durch Wägungen und

Messungen vor Antritt der Wanderung und nach der Rückkehr sowie 3 Monate nach derselben den Einfluss der geleisteten Muskelarbeit auf die gesundheitliche Erstarkung dieser Kinder festgestellt.

Bei der Ausmusterung der Kinder für diese Art der Bewegungstherapie hatte ich das Körpergewicht, die Körpergrösse, den Brustumfang, den Umfang des Unterschenkels, das Verhältnis zwischen Oberarm und Brustumfang (Oppenheimer'scher Index), Grösse und Form des Brustdrüsenkörpers bei den Mädchen und andere Maasse vorher und nachher ermittelt. Es war ein im ganzen homogenes Material, vor allem Kinder mit intakten Organen, die aber durch allerlei Schäden des Milieus, durch den Mangel an Raum und Licht (1—2 Zimmer für kinderreiche Familien), durch die zahlreichen Infekte des ersten Kindesalters sowie endlich durch Mangel an Bewegung (Fehlen von Gärten und freien Spielplätzen) eine Hemmung ihrer Entwicklung erlitten hatten, also Kinder mit dem charakteristischen anämischen Symptomenkomplex. Ja, zu einem Teil hatten diese Kinder mehr oder weniger die typischen Merkmale einer durch erbliche Anlage angeborenen Konstitutionsanomalie oder durch die genannten Schädigungen in typischer Weise herabgesetzten Konstitution gezeigt (Habitus asthenicus, paralyticus). Die Ergebnisse an meinem Material von ungefähr 800 Kindern waren eine Stichprobe eines mehr als zehnfachen Materials. Diese Stichprobe gestattet umsomehr ein zuverlässiges Urteil, als die Untersuchungen von mir und Wienecke mit grosser Sorgfalt und nach einer einheitlichen Versuchsanordnung und der ärztliche Teil stets von mir selbst ausgeführt worden war. Die Ergebnisse meiner Untersuchungen wurden überdies von einer Reihe namhafter Autoren, wie Dörnberger-München, Deppe-Dresden, Wallenstein-Berlin und Steinhaus-Dortmund nachgeprüft und bestätigt. Es war für die Wanderfähigkeit Voraussetzung, dass Herz und Lunge intakt, insbesondere die Herztätigkeit normal und die Töne laut und rein waren. Freilich wurden Kinder mit funktionellen Störungen des Herzens ohne Bedenken berücksichtigt. Es konnte nicht Wunder nehmen, dass bei diesem Kindermaterial neben Anämie und den Zeichen geschwächter Konstitution auch funktionelle Störungen des Herzens gefunden wurden. Erleben wir es doch häufig, dass bei diesen Kindern ein muskelschwaches Herz mit mangelhafter Durchblutung anzutreffen ist und die geklagten nervösen Beschwerden, wie Kopfschmerz, Schwindel, Uebelsein und Brustbeklemmungen sowie die bei einer

Störung der nervösen Regulation der Nahrungsaufnahme entstehende Appetitlosigkeit in der mangelhaften Durchblutung des Herzens und des Gefässsystems ihre letzte Ursache haben. Die Kinder der von mir beobachteten Gruppen — bis zum Sommer 1913 waren es 25 Gruppen mit je 25—30 Kindern — wurden unter sachgemässer Führung in ebenes Gelände, an die See und ins Mittelgebirge hinausgeschickt, und zwar nach Brandenburg, Mecklenburg, an die Ostsee, Thüringen, nach der Sächsischen Schweiz und dem Riesengebirge. Es waren Knaben und Mädchen im Alter von 12 bis 14 Jahren. Den Knaben- wie den Mädchengruppen wurden während der 6—8 Tage in allmählicher Steigerung ganz achtbare Leistungen zugemutet, indes unter stetiger Berücksichtigung ärztlich-hygienischer Gesichtspunkte, die ich selbst an anderer Stelle aufgestellt habe. Vor allem wurde die Nahrungszufuhr nicht nur dem Bedarf der Altersstufe im Sinne von Rubner, Sommerfeld und Schlossmann, sondern auch der Muskelarbeit und der Mehrarbeit aller Organe systematisch im Sinne von Zuntz, Caspary und Herbst angepasst. Gerade aus den Beobachtungen von Herbst geht hervor, dass es sich bei der Gewichtszunahme im Anschluss an stärkere körperliche Bewegung speziell auch um Stickstoffretention, um Eiweissansatz handelt. Ueberdies konnte Herbst feststellen, dass bei den von ihm beobachteten Knaben auch der Mineralstoffwechsel erheblieh grösser und wegen des lebhafteren Skelettwachstums der Bedarf an Phosphor und Calcium ausserordentlich gesteigert war. Die Anforderung an die Muskelbewegung wurde von Tag zu Tag langsam gesteigert. Die Tagesleistung der ersten Tage bewegte sich zwischen 10—12 km und stieg während der darauffolgenden Tage auf 15—20 km, wobei die Anforderungen an die Knabengruppen etwas höher gestellt wurden als die an die Mädchengruppen. Die langsame Steigerung der Muskelarbeit, namentlich unter gleichzeitiger allmählicher Anpassung an die verschiedenen biologischen Einflüsse der neuen Umgebung, der veränderten Lebensbedingungen und der klimatischen Reize war eine weitere wichtige Vorbedingung für den Erfolg dieser Bewegungskur. Gerade auf Grund der Untersuchungen von Zuntz, Löwy, Müller und Caspary auf ihren Hochgebirgsexpeditionen hatte sich ergeben, dass der Erfolg erhöhter Muskelarbeit und differenter klimatischer Reizwirkungen, wenn eine gesundheitsdienliche Steigerung des Stoffwechsels und des Eiweissansatzes zustande kommen soll, nur durch ein sachgemässes Training, nur durch eine planmässige Dosierung der körperlichen Bewegung und der klimatologischen Einflüsse sichergestellt wird. Ferner haben Bickel, Finkelstein und Strauss in jüngster Zeit bei der Erörterung der Resultate meiner Untersuchungen gerade für die heranwachsende Jugend, soweit sie in der Ernährung und Gesamtentwicklung Schäden erlitten und ohne Vorbereitung auf derartige Wanderungen hinausgeschickt werden, mit Recht auch ihrerseits auf die Notwendigkeit strengster Dosierung der Muskeltätigkeit hingewiesen und ein schonendes Training zur ersten Bedingung gemacht. Der Gewichtsansatz, der Zuwachs an Körpersubstanz wird dabei um so grösser, je mehr die Muskelarbeit von demselben Individuum bei fortgesetzter Uebung mit allmählich geringerem Kräfteaufwand geleistet und so eine aus dem Training sich ergebende Eiweisssparung erreicht wird.

Die von mir in dieser Weise beobachteten Kinder hatten nun unter dem Einfluss ansteigender Muskelarbeit und der klimatischen Einwirkung bzw. unter der Nachwirkung des durch diese Faktoren erhöhten Energieumsatzes einen derartigen Entwicklungsanstoss erhalten, dass schon während der 6—8 Tage bei einer grossen Anzahl ein mehr oder weniger grosser Gewichtsansatz zustande kam und bei allen Teilnehmern im Laufe der nachfolgenden Beobachtungszeit von $2^1/_2$—3 Monaten eine Gewichtssteigerung von 3, 6, 7, 8, 10, 11, 12 und 13 Pfund festgestellt werden konnte, d. h. in einer grossen Reihe von Fällen eine prozentuale Gewichtszunahme selbst von 10—13 pCt. des ursprünglichen Körpergewichts! Ein so ausserordentlicher Anstoss für die Gesamtentwicklung — auch derjenigen der inneren Organe — bedeutet, dass die Kinder die für die gleiche Zeit von 3 Monaten dieser Altersstufe durchschnittlich geltenden physiologischen Standardzahlen von Vierordt, Camerer, A. Rietz und Ascher in einer grossen Anzahl um das Doppelte, ja um das Dreifache übertroffen und die vorhandenen Wachstumshemmungen nicht nur kompensiert, sondern häufig sogar überkompensiert hatten.

Es hatte sich also gezeigt, dass derartig veranstaltete Jugendwanderungen als eine bedeutsame Neuerung auf dem Gebiete der Jugendwohlfahrt, als ein souveränes Hilfsmittel zur gesundheitlichen Erstarkung der heranwachsenden Jugend im Sinne von v. Schjerning, v. Vogl, H. Schwiening und W. Nicolai sich erwiesen und für unterernährte, blutarme, schwachkonstituierte Kinder auch im Sinne von Albu, Bickel, Finkelstein und Strauss geradezu als eine funktionelle Therapie, als eine Art Bewegungstherapie im weiteren Sinne des Wortes sich vortrefflich bewährt haben. Es ist klar, dass mit einem derartigen Beobachtungsmaterial ebenfalls eine wertvolle Unterlage für die Veranstaltung einer wissenschaftlichen Exkursion mit herzkranken Kindern und für die Lösung des Problems einer Geländetherapie herzkranker Kinder im Mittelgebirge geschaffen worden war.

Wir haben aus diesen früheren Untersuchungen erfahren, dass die methodische langsame Steigerung körperlicher Bewegung, die auf kurzfristigen Wanderungen geleistete Muskeltätigkeit, den Wechsel des Milieus und die mit den klimatisch-physiologischen Einflüssen verbundene Aenderung der Lebensbedingungen erst zur vollen heilsamen Wirkung gelangen lässt, zu einer Wirkung, welche diese Faktoren beim wachsenden Organismus und speziell bei dieser Kategorie von Kindern ohne die Gelegenheit zu methodischer Bewegung kaum jemals erzielen werden. Es sei dies mit Nachdruck hervorgehoben, namentlich gegenüber einer neuen Arbeit von Hecker über Klimatotherapie im Kindesalter. Der wachsende gesunde Organismus, zumal wenn er in seiner Entwicklung nur durch nachteilige Einflüsse der sozialen hygienischen Verhältnisse gehemmt wurde, verlangt nicht nach einer passiven physikalisch-diätetischen Therapie, nach einer passiven Anreicherung des Körperbestandes, sondern verlangt vielmehr, seinem instinktiven Bewegungsdrange entsprechend, ausserdem nach starken Entwicklungsreizen, nach lebhafter körperlicher Betätigung, nach einer forcierten Anregung des Stoffwechsels durch Muskelarbeit, d. h. nach einer gewissen Forcierung der Atemgrösse und des Energieumsatzes durch eine aktive funktionelle Therapie. Bei schwächlichen, blutarmen, unterernährten, im übrigen gesunden Kindern muss gerade nach den Beobachtungen von Zuntz über das Verhalten der Atemgrösse und der oxydativen Prozesse bei körperlicher Bewegung in erster Linie der in leichtem Training ansteigenden Muskelarbeit der Hauptanteil des Entwicklungsanstosses und des Wachstumsreizes zugeschrieben werden.

Auf dieser Basis konnte ich ohne Bedenken eine Etappe weitergehen und die Durchführung eines Vorversuchs mit herzkranken Kindern in ebenem Gelände in Angriff nehmen. Freilich hat es mir ferngelegen, mit diesem Vorversuch etwa zu beweisen, dass herzkranke Kinder in gleicher Weise mehrtägige Wanderungen veranstalten könnten, als blutarme und schwachkonstituierte, im übrigen gesunde Kinder. Mit ärztlichen und streng therapeutischen Aufgaben können wir eine soziale hygienische Organisation, wie es der „Zentralverein für Schülerwanderungen“ ist, nicht belasten. Die praktische Nutzanwendung meiner Beobachtung über die Geländebehandlung herzkranker Kinder wird, soweit es sich um die öffentliche Fürsorge handelt, den geschlossenen stationären Fürsorgeeinrichtungen, wie den Ferienkolonien in klimatisch günstiger Gegend und bestimmten Walderholungsstätten, wie wir noch sehen werden, vielleicht zu übertragen sein.

Diesen ersten Versuch zu einer Geländetherapie herzkranker Kinder führte ich nun nach sorgfältigster Auswahl der Kinder im Sommer 1912 aus. Ich glaubte mich umso eher auf dem rechten Wege, seit auf dem im September 1911 in Schwerin abgehaltenen Kongress zur Gründung einer „Zentralstelle für Balneologie“ die Erforschung der einzelnen physiotherapeutischen Maassnahmen, insbesondere der klimatischen Faktoren speziell der Ost- und Nordsee und des Mittelgebirgsklimas im Mittelpunkt der Verhandlungen stand und für das Studium derselben in Seehospizen und Erholungsstätten von Dietrich, Zuntz, Neuberg, Lennhoff u. a. maassgebende Gesichtspunkte aufgestellt worden waren und die Erforschung des gleichzeitigen Einflusses der Bewegung und Muskelarbeit von herzkranken Kindern ein aktuelles Interesse zu haben schien. Gerade auch die inzwischen erfolgten Veröffentlichungen der Zentralstelle für Balneologie, unter denen diejenigen von Zuntz, Hellwig, Müller und Berliner genannt sein mögen und die letzten Verhandlungen der Gesellschaft für Thalassotherapie unter dem Vorsitz von Abel hatten den hohen therapeutischen Wert differenter Klimawirkungen auf elende und schwachkonstituierte Kinder, insbesondere bei Skrofulose und Tuberkulose, durch interessante und exakte Studien nachgewiesen. Ferner war mit den Veröffentlichungen namhafter Autoren, wie Moeller, Rosin, Neuberg u. a. in der seitens des Herzoglich Sächsischen Staatsministeriums herausgegebenen Schrift „Der Thüringer Wald und seine Heilfaktoren“ für die klimatologisch-medizinische Durchforschung der deutschen Mittelgebirge eine für alle wissenschaftlichen Bestrebungen dieser Art wichtige Grundlage geschaffen worden. Ja auch die unter dem Vorsitz von M. Kirchner im Mai 1912 in Berlin abgehaltene Jahresversammlung der „Deutschen Gesellschaft für öffentliche Gesundheitspflege“, in deren Hauptsitzung P. Meyer, der Vorsitzende der Vereinigung Berliner Schulärzte, in einem Vortrag über „Die Herzkrankeiten des schulpflichtigen Alters“ die Notwendigkeit von Terrainkuren en masse unter ärztlicher Leitung betonte, schienen mir Recht zu geben. Es konnte nach meinen obigen Darlegungen über die Oertel'sche Terrainkur und nach den Resultaten meiner vorgenannten mehrjährigen Untersuchungen über die Bedeutung einer dosierten Geländebehandlung elender und schwachkonstituierter Kinder gar kein Zweifel bestehen, dass eine gleichartig durchgeführte und der Leistungsfähigkeit des Herzens angepasste Muskelbewegung auch für herzkranke Kinder einen grossen gesundheitlichen Nutzen erhoffen liess.

Mit den objektiven Zahlen meiner vorausgegangenen Untersuchungen liess sich schon etwas anfangen und eine Reihe der wichtigsten Gesichtspunkte für einen Vorversuch mit herzkranken Kindern im ebenen Gelände ohne weiteres ableiten. Waren doch übrigens infolge meiner vortrefflichen Erfolge mit dem System der kurzfristigen Wanderungen von dem ärztlichen Leiter der Walderholungsstätten vom Roten Kreuz, Professor Dr. Lennhoff, die Anwendung der Bewegungstherapie auch in den Rahmen der Erholungsstättenbehandlung während der letzten Jahre mit grösstem Erfolg aufgenommen und auch seitens des gegenwärtigen Vorsitzenden des Zentralkomitees für Ferienkolonien, Dr. James Simon, die Veranstaltung kleinerer Wanderungen bereits für die weniger gefestigten Kinder der Ferienkolonien je nach dem Allgemeinzustand auf meine Anregungen in Vorschlag gebracht worden.

Ich hatte nun für meinen Vorversuch 6 Knaben mit organischen Herzerkrankungen und 4 mit funktionellen Störungen ausgesucht. Die Kinder standen im Alter von 11—14 Jahren, befanden sich also, wie das früher von mir beobachtete Material, in der Zeit der zweiten Streckung, der beginnenden Pubertätsentwicklung. Die Knaben waren fast sämtlich anämisch, in dürftigem Ernährungszustand und nervös überreizt; sie standen fast durchweg unter der Sollgrösse und unter dem durchschnittlichen Sollgewicht (Vierordt, Camerer, A. Rietz, Schmidt-Monnard, v. Pirquet und Ascher). Die Hautdecke war schlaff und wie die sichtbaren Schleimhäute blass und mangelhaft durchblutet, die peripherische Muskulatur hatte nur geringen Tonus. Da, wie gesagt, fast alle diese Knaben anämisch und schwächlich waren, waren Störungen der Tätigkeit des Herzmuskels, Störungen der Ernährung und der Innervation des Herzens vorhanden. Die Art dieser Einflüsse, die sich in erster Linie aus den anamnestischen

Angaben der Angehörigen über frühere Erkrankungen der ersten Kindheit, über Komplikationen der später durchgemachten Infektionskrankheiten, über die häusliche Fürsorge und über die sozialen Verhältnisse ergeben hatten, musste bei der Untersuchung und Auswahl dieser Kinder aufs sorgfältigste geprüft werden, um je nach der Art der Entstehung der Krankheit, je nach der Leistungsfähigkeit des Körpers den Heilplan zu bestimmen. Bei der Fixierung des Planes suchte ich die geforderten Leistungen dem individuellen Zustand und den Kompensationsbedingungen jedes einzelnen herzkranken Kindes möglichst anzupassen, wobei ich dem von Litten und Lennhoff in dem „Handbuch der physikalischen Therapie" von Goldscheider und Jacob aufgestellten Grundsatz folgte, dass durchaus nicht die Art der Klappenveränderung allein die Grundlage der Behandlungsmethode abgeben solle, sondern das ganze Herz in seiner Totalität Gegenstand der Behandlung sein solle. Dem möchte ich aber hier noch hinzufügen, dass bei dem kindlichen, der Heranreifung entgegengehenden Organismus, wie in den einleitenden Kapiteln angedeutet war, noch ein besonderer Abschnitt der Kreislauforgane seine eigene Beachtung und Würdigung verdient, nämlich die peripherischen Regulationseinrichtungen und die auxiliären Einrichtungen des Kreislaufapparates. Die ungehemmte Entwicklung der peripheren Regulationseinrichtungen des Blutumlaufs, also des gesamten Gefässsystems, seiner Nerven und der peripherischen Skelettmuskulatur und der auxiliären Organe des Kreislaufs, nämlich des Respirationsmechanismus mit der Saugkraft von Lunge, Brustkorb und Zwerchfell ist für die weitere allgemeine Entwicklung von entscheidendem Einfluss. In der Zeit der beginnenden Reife, der Zeit des grössten Längenwachstums, erscheinen die grossen Gefässe wie in die Länge gezogen und verändert, das Herz steht trotz der absoluten Massenzunahme an der Grenze seiner Leistungsfähigkeit. Erst jenseits der Pubertätsjahre werden die Verhältnisse unter normalen Entwicklungsbedingungen wieder günstiger, nach Müller ist die Herzmasse kurz vor der Pubertät am kleinsten und nimmt erst während der Pubertätsentwicklung rasch an Mächtigkeit zu. Die Gefässweite ist daher nach Benneke die relativ kleinste während des ganzen Lebens. Bleiben diese peripherischen Einrichtungen und die auxiliären Organe des Blutumlaufs, welche als Saug- und Druckapparate die Arbeit des Herzens entlasten, unter dem Einfluss einer allgemeinen Entwicklungshemmung auf einer niedrigen Stufe stehen, so sind die in der kommenden Zeit drohenden Gefahren gerade für ein pathologisch-anatomisch verändertes Herz ganz besonders bedenklich. Da nun vor und während der Pubertätsentwicklung nach dem Urteil von Pädiatern und inneren Klinikern, wie Henoch, Baginsky, v. Stark, Gerhardt und Krehl Rezidive vorangegangener Endokarditiden besonders leicht zustande kommen und gerade in diesem Alter eine schlechte Prognose geben, weil sie mit besonderer Vorliebe zu einer Pericarditis exsudativa und adhaesiva (perikardiale Synechie) führen, werden wir einer individuell dosierten Geländebehandlung bei Herzkrankheiten auf dieser Entwicklungsstufe sogar die Bedeutung einer prophylaktischen Maassnahme beimessen können. Diese prophylaktische Maassnahme wird umso eher imstande sein, die schlummernden Kräfte unserer blutarmen, schwächlichen, in der Entwicklung gehemmten herzkranken Kinder aus ihren Fesseln zu lösen, je mehr wir durch eine Geländetherapie nicht nur das Herz in seiner Totalität, sondern auch die Totalität des Kreislaufapparates einschliesslich seiner peripherischen Regulations- und Hilfseinrichtungen, wie überhaupt die gesamte Körperentwicklung zu fördern versuchen werden. Es ist aber klar, dass die Möglichkeit einer rückfälligen Erkrankung wie überhaupt die Gefahr einer weiteren Schädigung des Herzens und seiner peripherischen Regulationseinrichtungen in diesem für Infekte aller Art besonders empfänglichen Alter um so grösser ist, je mehr die Gesamtkonstitution herabgesetzt und unter dem Einfluss ungünstiger Ernährungs- und Wachstumsbedingungen steht.

Wenn also nach Oertel, Gerhardt, v. Leyden und Litten die Aufgabe der Herzbehandlung beim Erwachsenen darin zu suchen ist, dass die Suffizienz des Herzens zu erhalten, die eingetretene Insuffizienz wieder auszugleichen und eine kompensatorische Hypertrophie des Herzmuskels anzustreben ist, musste es bei einer Bewegungstherapie der herzkranken Kinder in einem ebenen Gelände darauf ankommen, dass auch die peripherischen Kompensationseinrichtungen des Kreislaufsystems eine Besserung der Ernährungsbedingungen und eine Förderung des Wachstums erfuhren.

Von diesen speziellen Erwägungen geleitet, veranstaltete ich den Vorversuch mit einer Geländetherapie herzkranker Kinder und dirigierte die Gruppe mit den 10 Kindern in das ebene Gelände der Mark Brandenburg und von Mecklenburg. Abgesehen von der Untersuchung des Herzens wurden die Kinder gewogen und gemessen. Vor Beginn der Wanderung, nach der Rückkehr und 3—4 Monate danach wurde das Nacktgewicht festgestellt und die Bestimmung der einzelnen Körpermaasse vorgenommen. Besonders wurde bei der Untersuchung auf die im Interesse der Gesamtentwicklung wichtige Ausweitung des Thorax und auf die Aenderungen der Elastizitätsgrenze vor und nach der Geländebehandlung grösstes Gewicht gelegt.

Die Wanderung wurde nach meinen Instruktionen von einem umsichtigen, besonnenen Pädagogen, Herrn Schullehrer Palm-Berlin, der sich der Aufgabe mit grösster Sorgfalt widmete, geleitet. Die täglichen Strecken, die Frage des Quartiers und der Verpflegung wurden im Programm zuvor aufs sorgfältigste festgesetzt. Bis an die Seeküste wurde diese Bewegungskur nicht ausgedehnt. Es schien die Anwendung einfachster klimatischer Gegensätze ausreichend, um den Eingriff der Mehrarbeit der peripherischen Muskulatur in die Erhöhung des Sauerstoffverbrauches und in die Steigerung der Herzarbeit zu unterstützen. Die vegetationsreichen Gebiete des nördlichen Teils von Brandenburg mit den üppigen Laub- und Nadelwäldern bedeutete immerhin eine Steigerung der klimatischen Einflüsse gegenüber den Einflüssen der Grossstadt und ihrer Umgebung. Bei dem grossen Oberflächenvolumen des kindlichen Körpers waren von einem stärker differenzierten Klima eventuell Schwankungen der physikalischen und chemischen Wärmeregulierung des Körpers zu befürchten, die durch ihre Einwirkung auf die Vasomotoren den vor allem durch die Bewegung angestrebten Ausgleich der Regulationsstörungen im Kreislauf erschwert, wenn nicht unmöglich gemacht hätten. Schon die physiologische Einwirkung des Niederungsklimas vermag nach den Ausführungen von Determann in seiner Arbeit „Ueber die Klimatotherapie der Herz- und Gefässkrankheiten" je nach dem Verhalten der Aussentemperatur, je nach dem Feuchtigkeitsgehalt der Luft, der Luftbewegung, der Besonnung und je nach dem Vegetationsreichtum schon eine relativ starke klimatische Behandlung zu ermöglichen, wieviel mehr bei einer hiermit gleichzeitig verbundenen Bewegungstherapie. Bei der mehrmaligen Rast auf den Spaziergängen jedes Tages wurde der Ruhepunkt stets so gewählt, dass die aus den engen Mauern der Grossstadt kommenden Kinder sich in behaglicher Stimmung auch der Reize einer schöneren Landschaft erfreuen konnten, deren Farbe und Formen, um mit Hellpach zu reden, auch auf das Gemüt des Gesunden einen heilsamen Einfluss ausüben.

Die Knaben machten an den ersten Tagen nur kleinere Spaziergänge von 4—5 km. Am vierten Tage wurde die Tagesleistung unter Berücksichtigung des subjektiven Befindens und der Wetterlage auf 6 km erhöht. Am 5. und 6. Tage legten die Knaben bei mehrfach wiederholter Rast und unter gelegentlicher Steigung von 10—20° ungefähr 8—10 km zurück. Der Erfolg dieser schonenden Bewegungskur bei den herzkranken Kindern war ganz ausgezeichnet.

Es wurde bei den Untersuchungen nach der Rückkehr und in der Nachperiode bis zum Abschluss der Beobachtungen nach 3—4 Monaten eine ganz erhebliche Besserung des Kräftezustandes und eine Steigerung des Gewichtsansatzes nachgewiesen, die sich in der ganzen Konstitution, in der Zunahme des Brustumfanges und in der Atmungsweite des Brustkorbes und in der Zunahme anderer Maasse ausdrückte. Die Knaben hatten nach 3—4 Monaten eine Steigerung des Körpergewichtes um 3, 4, 6, 7, 9 und 10 Pfd. unter dem direkten Einfluss und unter der Nachwirkung der Geländetherapie und der mit ihr verbundenen Heilfaktoren erreicht. Knaben dieser Altersstufe sollen nach Camerer in normalem Wachstum pro Jahr eine durchschnittliche Gewichtszunahme von 3—5 Pfund aufweisen. Es lag also auch bei diesen herzkranken Kindern schon unter dieser maassvollen Handhabung der Muskelarbeit als Heilmittel ein ganz eklatanter Erfolg vor. Bedeutete dieser Anstoss der Entwicklungsenergie Werte nicht in Wahrheit eine Befreiung von den vorangegangenen Schädigungen und Wachstumshemmungen, nicht in Wahrheit eine Entfesselung der lebendigen, indes schlummernden Kräfte des wachsenden Organismus? Musste diese rapid ansteigende Wiederherstellung des für diese Altersstufe besonders wichtigen Normalzustandes nicht auch eine Erstarkung des Herzens herbeiführen und gewisse Reparationsvorgänge im gesamten Kreislaufgebiet begünstigen?

Es sei noch erwähnt, dass auch das Maass der groben Muskelarbeit (gemessen mittels Dynamometer nach Collin) zusehends grösser geworden war. Die Besserung der Akkommodationsverhältnisse im Blutumlauf prägte sich aus in der schnelleren Rückkehr der Pulsfrequenz nach Arbeit zur Anfangszahl, ferner kam sie zum Ausdruck in dem Schwinden der vor der Geländebehandlung vielfach geklagten nervösen Beschwerden und psychischen Depressionen, kurz in der Wiederkehr des jugendlichen Frohsinns und einer gleichmässigeren heiteren Stimmung.

Dieser Vorversuch lässt schon deutlich erkennen, dass auch für das kindliche Herz in dem Triebmittel der Bewegung die Elemente eines praktisch wichtigen Heilverfahrens gegeben sind und dass gerade die vor fast jeglicher körperlichen Bewegung mit allzu grosser Vorsicht behüteten herzkranken Kinder im Zustand der Kompensation und Kinder mit akzidentellen Geräuschen und typischen Anzeichen der Herzneurose nicht nach einer passiven Anreicherung des Eiweiss- und Fettbestandes des Körpers in Ruhe- und Liegekuren, in Wald- und Landluft verlangen, sondern nach stärkeren Entwicklungsreizen, nach einer Vermehrung der Atemgrösse und des Energieumsatzes durch eine maassvolle Aktivierung der Lebensprozesse, durch eine individuell dosierte und dem Herzbefund angepasste Geländebehandlung.

Selbst nach diesen günstigen Erfolgen der Geländebehandlung in ebenem Terrain hätte ich nun nicht gewagt, eine Bewegungstherapie herzkranker Kinder im Mittelgebirge zu inaugurieren. Um diese zu vertreten und sie als ein bis in die letzten Fragen der Kautelen und Indikationen geprüftes Heilverfahren in die Therapie der Kreislaufstörungen des Kindesalters einzureihen, mussten alle auftauchenden Fragen bis ins Detail erschöpft und durch ein ad hoc durchgeführtes wissenschaftliches Experiment, durch eine auf breitester Basis veranstaltete und ärztlich geleitete Exkursion mit herzkranken Kindern nach einem Mittelgebirge unter Heranziehung der modernen Untersuchungsmethoden der speziellen Herzdiagnostik beantwortet werden.

H. Roeder.

Literatur.

Fr. Kraus, Landgraf und Sticker, Ueber Erkennung und Beurteilung von Herzkrankheiten. Veröffentlichungen aus dem Gebiete des Militär-Sanitätswesens. H. 22. Drei Vorträge in Anlehnung an eine Denkschrift in der Sitzung des wissenschaftlichen Senats der Kaiser Wilhelms-Akademie für das militärärztliche Bildungswesen am 31. März 1903.

v. Schjerning, Sanitätsstatistische Betrachtungen über Volk und Heer. Bibliothek von v. Coler-Schjerning. Bd. 28. Berlin, A. Hirschwald, 1910.

Schwiening und Nicolai, Veröffentlichungen aus dem Gebiete des Militär-Sanitätswesens. 1909. Bd. 40. — Schule und Wehrfähigkeit. Referat von Oberstabsarzt Prof. Dr. Schwiening und Oberstabsarzt Dr. Nicolai in der Sitzung der Gesellschaft für öffentliche Gesundheitspflege in Berlin am 16. Dez. 1912.

P. Meyer, Jahresberichte der Vereinigung der Berliner Schulärzte. — Sodann Vortrag in der Jahresversammlung der Gesellschaft für öffentliche Gesundheitspflege, Mai 1912 über „Die Herzkrankheiten im schulpflichtigen Alter".

E. Barth, Erhebungen über den Gesundheitszustand an den höheren Lehranstalten Charlottenburgs. Vortrag in der Gesellschaft für öffentliche Gesundheitspflege. Berlin, Nov. 1913.

J. Oertel, Allgemeine Therapie der Kreislaufstörungen. Leipzig, C. W. Vogel, 1884. — Zusätze und Erläuterungen zur allgemeinen Therapie der Kreislaufstörungen. Leipzig 1886. — Ueber die diätetisch-mechanische Behandlung der Kreislaufstörungen. Therapeut. Monatshefte. 1887. Okt., Nov., Dez.

von Bauer, Erkrankungen der Kreislauforgane. III. Bd. des Handbuchs der inneren Krankheiten von Penzoldt und Stinzing. Jena, Gustav Fischer, 1902.

Gerhardt, Handbuch der Kinderkrankheiten.

Lichtheim, Die chronischen Herzmuskelerkrankungen und ihre Behandlung. Therapeut. Monatshefte. Mai 1888.

O. Rosenbach, Die Krankheiten des Herzens und ihre Behandlung. Wien und Leipzig 1897.

L. Krehl, Die Erkrankungen des Herzmuskels und die nervösen Herzkrankheiten. Wien und Leipzig, A. Hölder, 1913.

E. Romberg, Die Krankheiten des Herzens und der Gefässe. Handb. d. prakt. Med. von W. Ebstein u. F. Schwalbe. Bd. I.

Litten und Lennhoff, Pathologie und Therapie der Herzerkrankungen. Handb. d. physikal. Ther. v. Goldscheider u. Jakob. Verlag G. Thieme, Leipzig.

N. Zuntz, Ueber die Einwirkung der Muskelarbeit auf den Tierkörper. Sitzungsbericht d. Berliner physiol. Gesellsch. v. 31. Mai 1906.

N. Zuntz, Loewy, Müller und Caspari, Höhenklima und Bergwanderungen in ihrem Einfluss auf den Menschen. Berlin, Bong u. Co., 1906. Kap. VIII. Die Verbrennungsprozesse im Körper. S. 226—269.

Caspari, Ueber Eiweissumsatz und -ansatz bei der Muskelarbeit. Pflüger's Archiv. 1901. Bd. 83.

M. Rubner, Beiträge zur Ernährung im Knabenalter. 1902. — Das Problem der Lebensdauer und seine Beziehungen zu Wachstum und Ernährung. 1908.

F. Külbs, Ueber den Einfluss der Bewegung auf den wachsenden und erwachsenen Organismus. Deutsche med. Wochenschr. 1912. Nr. 41. — Der Einfluss der Bewegung auf die Entwickelung der inneren Organe. M. H. Schaper, 1910.

C. Gerhards, Untersuchungen über den Einfluss der Muskelarbeit auf die Organe des tierischen Organismus. Pflüger's Archiv. 1910. Bd. 133.

G. Sittmann, Die Erkrankungen des Herzens und der Gefässe. Physikalische Therapie in Einzeldarstellungen. Stuttgart, F. Enke, 1906. H. 10.

H. Roeder, Ferienwanderung und Ferienkolonie. Zeitschr. f. prakt. Med. u. soziale Hygiene. Herausg. v. Lennhoff. Jahrg. 1909 u. 1910. I. u. II.

H. Roeder und E. Wienecke, Einfluss mehrtägiger Wanderungen auf die Entwickelung in der Ernährung zurückgebliebener Kinder. Internat. Beiträge f. Ernährungsstörungen u. Stoffwechselkrankh. Herausg. von A. Bickel. Berlin, A. Hirschwald, 1910. — Jugendwanderung und Jugendkraft. Ein Weg zum Ausbau moderner Jugendfürsorge. Berlin, A. Hirschwald, 1912. 3. Auflage.

E. Dörnberger, Wanderungen der volksschulentlassenen Jugend. Referat, erstattet in der Kommission für Arbeiterhygiene und Statistik des Vereins für freie Arztwahl in München 1911.

Wallenstein, Jahresbericht der Vereinigung Berliner Schulärzte. 1912.

Steinhaus, Einfluss mehrtägiger geschlossener Wanderungen auf die Entwickelung schwachkonstituierter Kinder. 1912.

A. Baginsky, Diskussion zum Vortrag von H. Roeder in der Sitzung der Gesellschaft für Schulgesundheitspflege vom 10. Nov. 1912.

P. Sommerfeld, Ernährung jenseits des ersten Lebensjahres. Handbuch der Kinderheilkunde von Pfaundler-Schlossmann. Bd. I. Teil 1. Leipzig C. W. Vogel, 1906. — Arch. f. Kinderheilkunde. Bd. XXXIII u. XXXVI.

M. Rubner, Physiologie der Nahrung und Ernährung in von Leyden's Handbuch der Ernährungstherapie. 1897.

Schlossmann, Handbuch der Kinderheilkunde von Pfaundler-Schlossmann. Bd. I.

O. Herbst, Beiträge zur Kenntnis normaler Nahrungsmengen bei Kindern. Jahrb. f. Kinderheilk. 1898. — Beiträge zur Physiologie des Stoffwechsels im Knabenalter mit besonderer Berücksichtigung einiger Mineralstoffe. Ebendas. 1912. Bd. 76. Ergänzungsheft.

A. Bickel, Ueber Fürsorgebestrebungen für die in Ernährung und Entwickelung zurückgebliebene Jugend im schulpflichtigen Alter. Internat. Beitr. f. Ernährungsstörungen, Stoffwechsel- u. Verdauungkrankheiten. 1913. A. Hirschwald. H. 4.

H. Finkelstein, Hygienische Gesichtspunkte für das Training mehrtägiger Jugendwanderungen. Vortrag, gehalten im Mai 1913 im Berliner Rathaus.

H. Strauss, Schülerwanderungen in ihrem Einfluss auf die Volksgesundheit. Berlin, S. Herrmann, 1913. — Maassnahmen zur Erstarkung der heranwachsenden Jugend im Entwickelungsalter. Vortrag im Verein für Schulgesundheitspflege. Nov. 1913.

Vierordt, Physiologie des Kindesalters. I. Wachstum. Gerhardt's Handbuch d. Kinderkrankheiten.

Camerer jun., Ueber Gewichts- und Längenwachstum. Handb. d. Kinderheilkunde von Pfaundler-Schlossmann. Leipzig, C. Vogel, 1906. Bd. I. 1. Hälfte.

A. Rietz, Beobachtungen über das Wachstum Berliner Schulkinder. Archiv f. Anthropol. 1903. N. F. Bd. I.

Ascher, Planmässige Gesundheitsfürsorge für die Jugend bis zur Militärzeit. Versuch einer Konstitutionsstatistik. Veröffentl. aus dem Gebiete d. Medizinalstatistik. R. Schoetz, 1913.

Hecker, Die Klimatotherapie im Kindesalter. Zeitschr. f. physikal. u. diätet. Therapie. Herausg. v. A. Goldscheider, L. Brieger u. A. Strasser. 1914. Bd. XVIII. H. 1.

Dietrich, Verhandlungen der Mitgliederversammlung der Zentralstelle für Balneologie. Schwerin. Sept. 1912.

Neuberg, Die Beziehungen des Lebens zum Licht. Vortrag auf dem Kongress zur Gründung einer Zentralstelle für Balneologie. Sept. 1912.

N. Zuntz, Beiträge zur Physiologie der Klimawirkungen. Allgemeine Gesichtspunkte. Zeitschr. f. Balneol., Veröffentl. d. Zentralstelle. 1912. 19.

O. Hellwig und Fr. Müller, Die Wirkung des Ostseeklimas in physiologischer Hinsicht. Veröffentl. d. Zentralstelle f. Balneol. 1912. H. 11.

Bernh. Berliner, Experimentalpsychologische Untersuchungen über die Wirkung des Seeklimas.

Abel, Verhandlungen der Gesellschaft für Meeresheilkunde. Berlin 1913.

Der Thüringer Wald und seine Heilfaktoren. Herausg. v. Herzogl. Sächsischen Staatsministerium in Gotha. 1913.

P. Meyer, Die Herzkrankheiten im schulpflichtigen Alter. Verhandlungen der Deutschen Gesellsch. f. öffentl. Gesundheitspflege. 1912.

Schmidt-Monnard, Ueber den Wert von Körpermaassen zur Beurteilung des Körperzustandes bei Kindern. Jahrb. f. Kinderheilk. 1901. Bd. 53.

Frh. von Pirquet, Tafel zur Bestimmung von Wachstum und Ernährungszustand bei Kindern. Zeitschr. f. Kinderheilk. Berlin, J. Springer, 1913.

Henoch, Lehrbuch der Kinderheilkunde. Krankheiten der Zirkulationsorgane. 15. Aufl. S. 448—463.

A. Baginsky, Lehrbuch für Kinderheilkunde. Krankheiten des Herzbeutels. Leipzig, S. Hirzel, 1905. S. 772—780. — Perikarditis im Kindesalter. Berliner klin. Wochenschr. 1898. Nr. 48.

v. Stark, Ueber Perikarditis im Kindesalter. Jahrb. f. Kinderheilk. Bd. 40.

Determann, Ueber Klimatotherapie bei Herz- und Gefässkrankheiten. Zeitschrift f. physikal. u. diätet. Therapie. 1912. Bd. 16. H. 7 u. 8.

Hellpach, Die geopsychischen Erscheinungen. Leipzig, Engelmann, 1911.

IV.

Die Exkursion nach dem Thüringer Walde zur klinisch-experimentellen Beobachtung des Einflusses der Geländebehandlung bei 12 herzkranken Kindern im Sommer 1913 nebst den Krankengeschichten.

Zu der entscheidenden Exkursion im Sommer 1913, die wir nun nach dem Thüringer Wald verlegten und zu der in dankenswertester Weise die Mittel von seiten des Zentralvereins für Schülerwanderungen, ferner durch eine besondere Spende seines Vorsitzenden Herrn Dr. James Simon in Berlin, wie endlich, was schon früher erwähnt worden, durch das Herzoglich Sächsische Staatsministerium bereitgestellt waren, wählte ich nunmehr 12 Knaben im Alter von 12—14 Jahren, darunter 9 Knaben mit organischen kompensierten Herzklappenfehlern und 3 Knaben mit funktionellen Störungen. Da meine ganzen mehrjährigen Beobachtungen an blutarmen und schwachkonstituierten Kindern und die Untersuchungen bei der Geländebehandlung in ebenem Terrain an dieser Altersstufe vorgenommen wurden, ging ich auch von der Wahl dieser, wie wir sahen, für die Gesamtentwicklung entscheidenden Altersstufe nicht ab. Zwecks genauesten Studiums der Einwirkung der Geländetherapie im Mittelgebirge bei ansteigendem Terrain und stärker einwirkenden klimatischen Reizen hatte ich auch vor dieser Exkursion Körpergrösse und Nacktgewicht, sowie den für die Entfaltung der Brustorgane, Lunge und Herz wichtigen Umfang des Thorax bei Inspiration und Exspiration festgestellt und ferner unter veränderten Gesichtspunkten die Ermittelung gewisser von Ascher und Schwiening neuerdings empfohlenen Maasszahlen für die Beurteilung der Körperkonstitution durchgeführt. Bei einigen Knaben ergänzte ich die Messung des Thorax durch Bestimmung des Breitendurchmessers, ferner des oberen und unteren Tiefendurchmessers. Ausserdem hatte ich nach Camerer und v. Pirquet die Beziehungen der ermittelten Gewichtszahlen der Kinder zu dem durchschnittlichen Sollgewicht und der tatsächlichen Grösse ermittelt und in den Darlegungen einzelner Krankenjournale analysiert. Die von Ascher und Schwiening empfohlene Messung der Umfänge des Körpers ist besonders geeignet, das innere Wachstum des Körpers zu erfassen. Von der Bestimmung des von Quételet angegebenen Zentimetergewichts, das Gottstein und Pfaundler für nicht geeignet halten, weil es für Vergleiche eine gleiche Grösse der zu untersuchenden Individuen voraussetzt, wurde Abstand genommen. Die Umfangszahlen nach Ascher wurden gemessen in folgender Reihenfolge: an dem Oberarm, Unterarm, Oberschenkel, Unterschenkel, Hals, Brustumfang (beim Ein- und Ausatmen) und endlich achtens der Bauchumfang. Ascher legte Gewicht auf die Addierung dieser 8 Zahlenwerte und bezog sie auf bestimmte Durchschnittszahlen. Ich benutzte diese Werte, um an den einzelnen Umfängen nach der geleisteten Arbeit und während der nachfolgenden Zeit die eintretenden Aenderungen des Massenwachstums zu prüfen. Ferner hatte ich bei einzelnen Kindern nach der Rückkehr von der Bewegungskur in Thüringen auch das Lungenluftvolumen konstatiert, um seine Aenderung unter der Nachwirkung nachprüfen zu können. Unter vielen Aerzten besteht die Ansicht, dass die Inspektion für die Beurteilung der Körperkonstitution genügt. Hierzu sei im Sinne von Ascher eingewendet, dass bei erfahrenen Beobachtern die Besichtigung zur Bestimmung der Konstitution ausreicht, dass aber Erfahrung etwas so Subjektives ist, dass sie als Grundlage für eine allgemeine objektive Methode nicht dienen kann. Verwiesen sei auf die Feststellungen von Thiele, wonach die Urteile „gut“ und „mittel“ für die Konstitution eines Schulkindes immer in einem Abhängigkeitsverhältnis zueinander stehen, so dass in den Jahren, in denen mehr gute Konstitutionen gefunden wurden, weniger mittlere vorhanden waren und umgekehrt. Von der Anwendung des Konstitutionskoeffizienten nach Pignet, dem französischen Militärarzt [Körpergrösse (H) — Brustumfang (B) + Körpergewicht (K) = X], sah ich ab, da Nachprüfungen dieses Index nur von Militärärzten, Simon und Meinshausen, für die Militärpflichtigen vorlagen, aber keine Bestimmungen für das Kindesalter.

Die für unsere Exkursion bestimmten Knaben standen in der Mehrzahl weit unter der durchschnittlichen Sollgrösse und unter dem Sollgewicht. Aehnlich wie bei den herzkranken Kindern des Vorjahres handelte es sich um herzkranke Knaben, welche deutliche Anzeichen einer ausgesprochenen Unterernährung und Wachstumshemmung erkennen liessen. Uebrigens zu dem Begriff der Unterernährung sei hier bemerkt, dass wir dabei streng genommen mehr den Entwicklungszustand im Auge haben müssen. Der Zustand der Unterernährung war bei diesen Kindern nicht aus häuslicher Not und aus Mangel an Nahrungsangebot zu erklären. Der Prozentsatz untermassig befundener Kinder des schulpflichtigen Alters, die aus Not wirklich Hunger leiden, ist sehr klein. Die Ursache liegt wohl in den Schädigungen der Körperkonstitution, z. B. wie Pfaundler hervorhebt, in anlagemässigen Minderwertigkeiten und deren Manifestation, Rachitis, homologer vererbter Hypoplasie, Frühgeburt, infektiösen Verdauungskrankheiten im Säuglingsalter, Skrofulotuberkulose, akuten Infektionskrankheiten mit ihren Komplikationen für Lunge und Herz im vorschulpflichtigen und schulpflichtigen Alter sowie auch endlich infolge von Mangel an Luft und Licht und allzu geringer Gelegenheit zu körperlicher Bewegung im Freien. Bei diesen Kindern müssen wir nach den allgemeinen schulhygienischen Beobachtungen ein Darniederliegen des Gesamtstoffwechsels annehmen. Dieses Darniederliegen findet, wie man immer wieder erlebt, seinen Ausdruck u. a. in der Ablehnung einer gleichmässigen Nahrungszufuhr, d. h. in einer Störung der nervösen Regulation des Nahrungsbedarfs. Wie überdies auch Spiegelberg in einer lesenswerten Arbeit hervorhebt, sind es Kinder, die schliesslich nur mit Auswahl Speisen annehmen, vor kleinen Mahlzeiten stundenlang sitzen; meistens erscheint in Begleitung dieses Nichtessens Verdaungsträgheit, ab und zu auch die Unart des freiwilligen Erbrechens. Bei vielen dieser Kinder spielt eine Abneigung gegen das Essen als Akt mit, eine Kau- und Schluckfaulheit, sie stehen vor einer Art Hemmung. Es ist ein völliges Darniederliegen der Körperenergie. Auch in einer jüngst erschienenen Schrift von Tugendreich „Die Kleinkinderfürsorge" sowie in den „Jahresberichten der Vereinigung der Berliner Schulärzte" und in den Erhebungen der „Zentralstelle für Volkswohlfahrt" nach Prof. Dr. Kaup, 1909, finden wir ein ausserordentliches Material für das Studium der ersten Anfänge der gestörten Regulation der Nahrungsaufnahme und vorzeitiger Wachstumshemmungen. Keinesfalls haben wir also die Schädigungen der Entwicklung und der Konstitution der für unsere Exkursion ausgewählten herzkranken Kinder durchweg durch äussere Not und durch ausschliesslichen Mangel an Nahrungsangebot zu erklären. Oppenheimer und Landauer in München gehen zu weit, wenn sie den minderwertigen Kräftezustand der von ihnen ermittelten 40—50 pCt. untermassigen Kinder auf andauernde Not und beständiges Hungern zurückführen und in einer in grossem Umfange zu organisierenden Schulspeisung die einzige Abwehrmaassregel erblicken. Uebrigens gibt Oppenheimer auf die Kritik Pfaundler's hin in einer weiteren Arbeit selbst zu, er hätte die Schulspeisung als eine der Abwehrmaassregeln bezeichnen wollen. Bernhard-Berlin fand dagegen bei seinen Erhebungen den Ernährungszustand (= Entwicklungszustand) an Berliner Gemeindeschulen bei 43 pCt. der Knaben und bei 40 pCt. der Mädchen gut und befriedigend. Hungernde Kinder infolge von Armut und mangelndem Nahrungsangebot, die kein häusliches Frühstück und auch keine warme Mahlzeit am Tage erhielten, gab es aber selten, nämlich 0,3 pCt. Nur diese erscheinen Bernhard als der besonderen Unterstützung und der Schulspeisung bedürftig. Als weiterer Unterstützung bedürftig rechnet Bernhard hinzu jene, die aus Zeitmangel, aus Unverstand oder wegen Erkrankung der Mutter eine unzulängliche Ernährung erhalten. Die Gesamtheit der unterstützungsbedürftigen Kinder beträgt nach ihm 1,65 pCt., also gegenüber den untermassigen Kindern eine verschwindend kleine Zahl. Die übrigen untermassig befundenen und in Ernährung und Wachstum zurückgebliebenen Kinder, unter denen die Herzkranken besondere Beachtung verdienen, stehen unter dem Einfluss und der Nachwirkung der vorausgegangenen Schädigungen. Um die Ursachen für die Entstehung der Konstitutionsschwäche bei diesen Kindern und bei unsern herzkranken Kindern richtig einschätzen zu können, sei hier hervorgehoben, was Pfaundler in einer kritischen Würdigung der Arbeit von Oppenheimer u. a. zu sagen hat: „In Wirklichkeit ist die Ernährung des Organismus nur eine von den vielen Bedingungen für das Wachstum; beherrscht wird das Wachstum vom sogenannten Wachstumstrieb, dem bei der Befruchtung entstehenden ab ovo begrenzten und sich beim Wachstum erschöpfenden Potentialwert. Die Ernährungsweise hat auf die gegebene Grösse des Wachstumstriebes keinen direkten Einfluss, jedenfalls kann man beim Säuger durch Uebermaass von Nahrung die Wachstumsperiode nicht verlängern und eine korrelative Vermehrung der Körpermassen über die artspezifischen Grenzen hinaus nicht erreichen. Eine Ernährung, die eben den Wachstumsbedarf deckt, ist deshalb eine (quantitativ) optimale, weil sie eine vorzeitige und nutzlose Erschöpfung des Wachstumstriebes vermeiden lässt."

In diesem Sinne hätten wir auch die Unterernährung und Wachstumshemmung der für die Geländebehandlung im Mittelgebirge ausgewählten herzkranken Kinder aufzufassen. Wenn schon im allgemeinen bei unterernährten und schwach konstituierten aber sonst gesunden Kindern, so muss es besonders in dieser Altersstufe bei untermassigen, in der Entwickelung gehemmten herzkranken Kindern als bedenklich erscheinen, wenn wir nicht Maassnahmen anwenden, um eine „vorzeitige und nutzlose Erschöpfung des Wachstumstriebes" zu verhüten. Das kann aber nicht durch alleinige Vermehrung des Nahrungsangebotes erreicht werden, sondern vor allem durch Wiederherstellung der normalen nervösen Regulation des Nahrungsbedarfes durch eine kräftige Anregung des Energieumsatzes, insbesondere durch eine aktive funktionelle Therapie. Auf diese Weise werden wir alle in Betracht kommenden Wachstumshemmungen beseitigen. Also nur auf dem Umwege über den Körper wird es uns gelingen, bei den herzkranken Kindern eine Besserung des Lokalleidens, eine Hebung der Herzmuskelkraft und eine Förderung der Entwickelung der peripheren Regulationseinrichtungen des Kreislaufes herbeizuführen.

Bezüglich der Untersuchungen des Herzens der uns anvertrauten Kinder sei noch einiges erwähnt.

Vor der Abreise und in bestimmten Intervallen nach der Rückkehr wurden in Berlin die klinischen und experimentellen Beobachtungen vorgenommen, also die Orthodiagramme, Blutkörperchenzählungen, Blutdruckbestimmungen, z. T. auch Elektrokardiogramme, Körpermessungen usw. Die Röntgenaufnahmen hatten wir, Herr Prof. Dr. Bickel und ich, gemeinsam mit Herrn Prof. Dr. Grunmach, dessen grosse röntgenologischen Erfahrungen auf dem Gebiete der Herzpathologie uns wichtige Anhaltspunkte gaben, im Röntgeninstitute der Königlichen Universität ausgeführt. Die Blutdruckmessungen erfolgten mittels des Apparates nach Riva-Rocci unter Benutzung der Recklinghausen'schen Armbinde.

Was die spezielle Aetiologie der Herzerkrankungen unserer 9 mit organischen Veränderungen behafteten Kinder betrifft, so lag bei sämtlichen dieser Kinder mehr als ein Jahr zurück seit der Entstehung der Herzerkrankung. Gelenkrheumatismus wurde in keinem der Fälle als Ursache angegeben. Es ist dies immerhin auffallend. Bezüglich der Entstehung der Endokarditis spielt nach den Erfahrungen von Henoch, Baginsky, Gerhardt u. a. der Rheumatismus die Hauptrolle. Auch nach einer grossen Statistik von Weill und Cassel die Hochsinger in dem „Handbuch der Kinderheilkunde“ von Pfaundler und Schlossmann anführt, sind 60 pCt. der infantilen Endokarditis rheumatischer Natur. Bei der rheumatischen Aetiologie der infantilen Endokarditis sind überdies das Erythema nodosum, die chronische Arthritis infantum und der akute Muskelrheumatismus zu erwähnen. Nicht selten stellt sich erst bei der zweiten und dritten Attacke Endokarditis ein. Bei den Herzklappenveränderungen unserer Knaben kam daher diese Aetiologie überhaupt nicht in Betracht, es müsste denn eine rheumatische Erkrankung bei ihnen einmal unbemerkt verlaufen sein. Auch Chorea, die nach Bonnaud in 13 pCt., bei Hochsinger und bei Weill in 15 pCt. der Fälle Endokarditis erzeugt, wurde in der Anamnese unserer Kinder nicht angegeben. Die exanthematischen Infektionskrankheiten, insbesondere Scharlach, ferner Pneumonie und epidemisches Auftreten von Anginen diphtherischer und nicht diphtherischer Natur waren bei den Knaben als Ursachen anzunehmen. Bei einigen der Knaben vermochten die Eltern wohl Angaben über das erste Auftreten von Herzbeschwerden und nervösen Allgemeinsymptomen, indes über Zeitpunkt der Entstehung und über die Ursache der Herzklappenerkrankungen keine genauen Angaben zu machen (s. auch die nachstehende Tabelle).

Die 12 herzkranken Kinder trafen nun am Freitag, den 25. Juli, unter meiner ärztlichen Ueberwachung und unter der Leitung des Führers der Gruppe, des Herrn Lehrer Palm, in Friedrichroda ein, wo wir von dem inzwischen voraufgereisten Schulrektor E. Wienecke empfangen wurden. Zwecks einer exakten Analyse der psychischen Funktionen und des subjektiven Befindens der herzkranken Kinder war die Anwesenheit eines massgebenden Pädagogen von Wichtigkeit.

Mit dem von Prof. Dr. Bickel und mir zuvor in Berlin auf Grund der dort vorgenommenen Röntgenaufnahmen und elektrokardiographischen Untersuchungen entworfenen Arbeitsplan sollte es am folgenden Morgen an die Arbeit gehen. Derselbe gestaltete sich nach den Vereinbarungen mit Dr. Bieling hinsichtlich der Zeiteinteilung folgendermassen:

Sonnabend, 26. Juli.

Puls, Blutdruck, Orthodiagramm, alles vor und nach Beendigung des Spazierganges; Orthodiagramm bei 7 Kindern; Nachmittags 12 Kinder Hämoglobin (Gowers-Sahli).

Sonntag, 27. Juli.

Puls auf dem Marsche und Blutdruck, Elektrokardiogramm, 1 Orthodiagramm bei Reichardt vor- und nachher; vor dem Marsche bei allen 12 Kindern Erythrozytenzählen, bei 6 Kindern nach dem Marsche nachmittags.

Montag, 28. Juli.

Puls und Blutdruck, Orthodiagramm, alles vor und nach Beendigung des Marsches; Orthodiagramm bei 10 Kindern.

Dienstag, 29. Juli.

Puls, Elektrokardiogramm vor und nach dem Marsche bei allen 12 Kindern.

Mittwoch, 30. Juli.

Puls, Blutdruck und Urin bei allen 12 Kindern vor und nach dem Marsche; Hämoglobin und Blutzählen bei 4 Kindern vor und nach dem Marsche.

Donnerstag, 31. Juli.

Orthodiagramm vor und nach dem Marsche bei allen 12 Kindern; Wägung aller Kinder nackt.

Freitag, 1. August.

Blutdruck und Puls, Elektrokardiogramm.

Für die Durchführung der Terrainkur in der Umgebung von Friedrichroda wurden gemeinsam mit dem ortskundigen Kollegen Dr. Bieling unter Berücksichtigung der vorhandenen Karten die Touren im einzelnen vereinbart. Man vergleiche dazu die im Buchhandel erhältliche Karte des Kurortes. Die Touren sind in folgendem Plan zusammengestellt:

Erster Tag, Sonnabend, den 26. Juli 1913.

2 × 2,8 km = 5,6 km, ebener Weg; Schrittzahl 10000. Steigung 1:50. Terrainkarte: IA9, Oberbüchig, Voersterpromenade und zurück. Wetterlage: Luftfeuchtigkeit (relativ): 72,7 pCt.

Zweiter Tag, Sonntag, den 27. Juli 1913.

Burgweg, Buchenjohn und zurück, Steigung 170 m etwa 2 × 3 = 6 km. Schrittzahl = 8000. Lufttemperatur 17,5° C.

Dritter Tag, Montag, den 28. Juli 1913.

2 × 4,2 km = 8,4 km. Schrittzahl = 15500.
Terrainkarte: IA6, Unterbüchig, Breitere See, Bahnhof Reinhardsbrunn, Schnepfenthal, Rödichen und zurück. Steigung 100 m. Lufttemperatur 25 bis 26° C. Barometerstand 723.

Vierter Tag, Dienstag, den 29. Juli 1913.

2,5 km = 10 km, stärkere Steigung. Schrittzahl = 18000. Herzogsweg, Kühles Tal, Seebachsweg, Spiessberg und zurück.
Terrainkarte: III A 5.

Fünfter Tag, Mittwoch, den 30. Juli 1913.

Herzogsweg, Roter Weg, Wachkopf, Finsterbergen, Gottlob, Friedrichroda etwa 10 km. Schrittzahl = 20000.

Sechster Tag, Donnerstag, den 31. Juli 1913.

12,2 km, stärkere Steigung. Schrittzahl = 25000.
Terrainkarte: III A 4 und IV A IV. Herzogsweg, Heuberg, Tanzbuche, Ungeheurer Grund, Voersterpromenade.

Höhenlage in und um Friedrichroda.

Höhenpunkte, die während der Terrainkur erreicht wurden.

Wettersäule in Friedrichroda	427 m	Gottlob	563 m
Kirche	428 m	Reinhardsberg	470 m
Reinhardsbrunn	396 m	Dachsberg	482 m
Bahnhof Fr.	418 m	Wolfstieg, Gänsekuppe	701 m
Herzogsweg	452 m	Spiessberg	698 m
Marienhöhle	470 m	Heuberg	690 m
Schnepfenthal	340 m	Tanzbuche	720 m
Rödichen	370 m		
Tabarz	401 m		
Cabarz	419 m		
Waltershausen	320 m		
Kurhaus	445 m		
Waldschlösschen	466 m		
Ernstroda	358 m		
Engelsbach	400 m		

Barometerstand.

27. 7.	Sonnabend	722	30. 7.	Dienstag	724
28. 7.	Sonntag	723	31. 7.	Mittwoch	726
29. 7.	Montag	722	1. 8.	Donnerstag	725

Mittlere Jahrestemperatur	7,40°
Mittlere Regenhöhe	974,5
Relative Feuchtigkeit für Juli	72,7 pCt.
Feuchtigkeit am 30. 7. 1913	73,–

Der Verpflegungsplan, wie er für je 2 Knaben in der betreffenden Pension verordnet wurde, sei an folgendem Beispiel erläutert:

Helling und Reichardt.

Z. B. am 27. 7. **Morgens:** Milch, 2 Semmel mit Butter und Marmelade.
Frühstück: 2 Paar belegte Butterbrote, ein Ei, gekocht.
Nachmittag: Milch und 2 Semmel mit Butter.
Abends: Koteletts, Kartoffel, Birnen.
28. 7. **Morgens:** 3 Semmel mit Milch.
Frühstück: wie am 27. 7., dazu für die Tour Obst.
Nachmittag: wie am 27. 7.
Abends: Kalbsbraten, Kartoffeln, süsse Speise mit Obst.

Dem Verpflegungsplan wurden insbesondere auch einige Verbote beigefügt. Die Flüssigkeitszufuhr sollte sich in mässigen Grenzen halten, die Milchmenge pro Tag und Kind $^3/_4$ Liter nicht überschreiten, Kaffee, Tee, Bier und Wein wurden aufs strengste untersagt. Dies war, abgesehen von hygienischen Gründen, auch deshalb unumgänglich notwendig, weil nur dann eine einwandsfreie Prüfung der Herztätigkeit durch Auskultation, Pulszählung, Blutdruckmessung, durch Orthodiagramm und Elektrokardiagramm vor und nach der Arbeit möglich war. In dem Sanatorium des Herrn Dr. Bieling, der mit seinem Assistenzarzt Herrn Dr. Spinak-Warschau die Mitwirkung an unseren Untersuchungen unternommen hatte, wurden an jedem Tage vor und nach dem Spaziergang die einzelnen in den Arbeitsplan vorgesehenen Untersuchungen ausgeführt. Die Untersuchungen erfolgten frühmorgens von 7 bis $9^1/_2$ Uhr, sodass ungefähr um 10 Uhr mit der Wanderung begonnen wurde. Die Knaben wurden unterwegs aufs sorgfältigste überwacht. Die nach der obigen Schilderung der Oertel'schen Terrainkur bei Erwachsenen zu Anfang der Kur häufig beobachteten Zustände, wie Atemnot, Oppressionsgefühl und Schweisseruption kamen bei den herzkranken Kindern unserer Exkursion nicht zur Beobachtung*). Nach $^1/_4$—$^1/_2$ Stunde Gehzeit wurde an einem möglichst windgeschützten, landschaftlich günstig gewählten Punkt Rast gemacht mit einer Dauer von 10—15 Minuten und nach einer zweiten Halbstunde Gehzeit eine zweite Pause und auf dem weiteren Wege nach Bedarf. In diesen Ruhepausen verzehrten die Knaben das aus den Pensionen mitgebrachte Frühstück mit täglich steigendem Appetit. Dieselben waren in späteren Tagen überhaupt nicht mehr zu sättigen. Die Stimmung der Kinder und das subjektive Lebensgefühl besserte sich bereits in den ersten Tagen und erhielt die

*) Für eventuelle Schwächezustände wurde eine eiserne Ration eines in sportlichen Kreisen beliebten nervinen Tonicum mitgeführt: das in Verbindung mit Malz hergestellte Maté (Maltyl-Maté).

Nummer	Name	Diagnose	Aetiologie Anamnese	Brustumfang vor der Terrainkur	Brustumfang nach der Terrainkur	Brustumfang Schluss d. Beobacht.
1.	Barmann, Gustav, 14 Jahre alt.	Mitral-insuffizienz.	Flaschenkind, Rachitis, Diphtherie, Masern, Keuch-husten.	62 : 68,5	62 : 68,5	64,5 : 70,5
2.	Thomas, Ernst, $13^{3}/_{4}$ Jahre alt.	Mitral-insuffizienz. (Bradykardie).	Brustkind, Keuchhusten, Influenza.	70 : 76	72 : 79	74 : 81
3.	Ringhardt, Bruno.	Mitral-insuffizienz.	Flaschenkind, Rachitis, Keuchhust., Masern, Lungen-entzündung.	65,5 : 68,5	—	66 : 70
4.	Schmidt, Berthold, $14^{3}/_{4}$ Jahre alt.	Mitralstenose.	Brustkind, Diphtherie, Masern.	68 : 72,5	69 : 74,5	70,5 : 75
5.	Topel, Hellmuth, 11 Jahre alt.	Mitral-insuffizienz und Mitralstenose.	Flaschenkind, Rachitis, Diphtherie.	64 : 67,5	64 : 68	65 : 69,5
6.	Helling, Arthur, 13 Jahre alt.	Mitral-insuffizienz und Aorten-stenose.	Flaschenkind, Masern, Keuch-husten, Lungen-entzündung.	74 : 78	77 : 81	77 : 82,5
7.	Schroeder, Hans, $12^{1}/_{2}$ Jahre alt.	Mitral-insuffizienz.	Flaschenkind, Masern, Windpocken, Unfall, Quetschung des Brustkorbs.	Keine Messungen.		
8.	Reichhardt, Alexander, 14 Jahre alt.	Mitral-insuffizienz. (Herzmuskel-schwäche).	Flaschenkind, Rachitis, Scharlach.	69 : 74	—	70 : 75
9.	Goetze, Felix, 13 Jahre alt.	Herzneurose (abgelaufenes, geheiltes Vitium?)	Flaschenkind, Masern, Lungen-entzündung, Angina.	69 : 76	70,5 : 78	70,5 : 79
10.	Warney, Erich, 13 Jahre alt.	Herzneurose (Arhythmia cordis).	Brustkind, Masern, Diphtherie.	66 : 73	68 : 74,5	68 : 74,5

Gewichtszunahme Anfangs-Gewicht	 nach der Rückkehr	 am Schluss	 in pCt.	Orthodiagramm Berlin vorher	 nachher	Akuter Versuch in Thür.	Blutdruck vorher	 nachher	 Akuter Versuch in Thür.
59 Pfd. 400 g	62 Pfd. 200 g	62 Pfd. 450 g (+ 3 Pfd. 50 g)	5,8	Orthodiag. A. 9,4 (21. 7.)	Orthodiag. B. 9,8 (10. 8.)	—	85	84 (20. 10.)	100, 98. 95, 94.
79 Pfd. 300 g	80 Pfd. 200 g	83 Pfd. 300 g **(+ 4 Pfd.)**	5,04	Orthodiag. C. 12,2 (21. 7.)	Orthodiag. D. 12,5 (10. 8.)	kleiner	90	75 (26. 10.)	108, 78. 74, 56.
54 Pfd. 350 g	57 Pfd. 350 g	60 Pfd. 100 g **(+ 5 Pfd. 250 g)**	9,6	Orthodiag. E. 10,2 (22. 7.)	Orthodiag. F. 10,9 u. G. 10,1 (20. 10.)	kleiner	92	88	98, 92. 97, 94.
75 Pfd.	**77 Pfd. 350 g**	**82 Pfd. 100 g** **(+ 7 Pfd. 100 g)**	9,4	Orthodiag. H. 10,7 (22. 7.)	Orthodiag. J. 11,0	unverändert	85	84	104, 75. 102, 95.
57 Pfd. 200 g	59 Pfd. 200 g	60 Pfd. 150 g (+ 2 Pfd. 450 g)	4,2	Orthodiag. K. 10,6 (22. 7.)	Orthodiag. L. 11,0 (20. 10.)	kleiner	110	90	112, 96. 88, 68. 100, 104.
92 Pfd. 100 g	**96 Pfd. 200 g**	**100 Pfd. 400 g (+ 8 Pfd. 300 g)**	9,01	Orthodiag. M. 11,6	Orthodiag. N. 11,9 u. O. 11,5	kleiner	92	82	92, 80. 108, 76. 100, 88.
83 Pfd.	85 Pfd. 400 g	**96 Pfd. 200 g (+ 13 Pfd. 200 g)**	15,9	Nur in Thüringen.		kleiner	—	—	102, 92. 102, 76. 101, 92.
75 Pfd.	73 Pfd.	78 Pfd. 200 g (+ 3 Pfd. 200 g)	4,2	do.		—	—	—	82, 70. 88, 84.
73 Pfd. 200 g	75 Pfd. 300 g	**78 Pfd. 400 g (+ 5 Pfd. 200 g)**	7,1	do.		—	—	82	94, 88. 99, 87.
66 Pfd. 200 g	**70 Pfd. 300 g**	**73 Pfd. 250 g (+7 Pfd. 50 g)**	11,3	do.		—	—	88	105, 96. 86, 82. 103, 99.

Blutzählung und Hämoglobin s. Kap. IV und VI.

Nummer	Name	Diagnose	Aetiologie Anamnese	Brustumfang vor der Terrainkur	Brustumfang nach der Terrainkur	Brustumfang Schluss d. Beobacht.
11.	Wierczejewski, Willy, $13^1/_2$ Jahre alt.	Herzneurose (Arhythmia cordis).	Brustkind, Masern, Scharlach, Lungenentzündung, Blinddarmentzündung.	66 : 69	67 : 70,5	67 : 70,5
12.	Caspar, Hugo, 13 Jahre alt.	Herzneurose (Herzmuskelschwäche).	Flaschenkind, Masern, im dritten Jahre wegen Adenoide operiert.	71 : 76	72 : 77	72 : 77,5

lebhafteste Steigerung durch die Gelegenheit zu ansteigender körperlicher Rewegung. In ruhigstem Tempo gingen die Knaben zu je zweien oder dreien unter ständiger ärztlicher Kontrolle.

Die Weglänge betrug, wie aus dem Heilplan zu ersehen, in den ersten Tagen 5,6, 6,0 und 8,4 km unter Zunahme der Steigung. Am 7. Tage legten die Knaben 12,2 km zurück bei einer Steigung von 390 m während einer Gehzeit von 5 Stunden einschliesslich der Rast. Das Training wurde wegen der wechselvollen Terrainverhältnisse des Thüringer Waldes und seiner Höhenzüge unter sorgsamer Beachtung der einzelnen Eigentümlichkeiten der verschiedenen Herzaffektionen langsam gesteigert. Die Auffassung von Zuntz hinsichtlich der physiologischen Voraussetzungen für den gesundheitlichen Erfolg eines Trainings für die Hebung des Stoffwechsels und Gewichtsansatzes zwang bei der Geländebehandlung herzkranker Kinder im Mittelgebirge zu einer ganz besonders sorgfältigen Beachtung.

Jede Wanderung führte die Kinder auf ausgezeichneten Wegen durch offenes und bedecktes Gelände und durch herrliche Waldgebiete. Bei vortrefflicher beständiger Wetterlage wurde das Experiment der wissenschaftlichen Exkursion, die Geländebehandlung durchgeführt. Ohne Unterbrechung konnte das Programm in allen Punkten zur Ausführung gelangen. Die Beständigkeit der Wetterlage mit ihrem mässigen Feuchtigkeitsgehalt der Luft sowie einer für den ganzen Tag währenden Sonnenscheindauer war von grösster Bedeutung für das Gelingen des Unternehmens und für den gesundheitlichen Erfolg des Heilplanes.

Gewichtszunahme: Anfangs-Gewicht	nach der Rückkehr	am Schluss	in pCt.	Orthodiagramm Berlin: vorher	nachher	Akuter Versuch in Thür.	Blutdruck: vorher	nachher	Akuter Versuch in Thüringen	
63 Pfd. 150 g	65 Pfd. 50 g	66 Pfd. 250 g (+ 3 Pfd. 100 g)	4,1	Nur in Thüringen.		—	—	—	102, 84. 98, 88. 102, 98.	Blutzähl. u. Häm. s. Kap. IV u. VI.
86 Pfd. 200 g	89 Pfd. 250 g	**91 Pfd. 200 g (+ 5 Pfd.)**	5,8	do.		—	—	—	98, 104. 98, 78. 96, 90.	

Es mögen nun im einzelnen die Krankengeschichten der Patienten über die Ergebnisse unserer Untersuchungen Aufschluss geben:

Vorbemerkungen zu den Krankengeschichten.

In den Krankengeschichten finden wir einmal die allgemeinen klinischen Beobachtungen vor, während und nach der Exkursion, ferner sind darin die vor und nach der Exkursion in Berlin vorgenommenen speziellen Untersuchungen enthalten, nämlich Blutzählung, Blutdruckbestimmung, Orthodiagramm, Elektrokardiogramm und Körpermessungen. Alle Spezialuntersuchungen, die während der Exkursion vorgenommen wurden, sind in zwei besonderen Kapiteln zusammengefasst und zwar die orthodiagraphischen und elektrokardiographischen Arbeiten im Kapitel V von Bieling, im Kapitel VI von Spinak die Untersuchungen des Blutdruckes, des Pulses, des Blutes und des Urins.

In den Krankengeschichten ist allemal auf diese beiden Kapitel an den entsprechenden Tagen verwiesen. Die Berliner Orthodiagramme und Elektrokardiogramme — also die vor und nach der Exkursion erfolgten Aufnahmen — sind mit fortlaufenden Buchstaben, Orthodiagramme mit lateinischen, Elektrokardiogramme mit griechischen Lettern bezeichnet, dagegen sind die während der Exkursion in Thüringen erfolgten Aufnahmen mit Ziffern, die Orthodiagramme mit arabischen Ziffern, die Elektrokardiogramme mit römischen Ziffern versehen.

Krankengeschichten.

1. Gustav Barmann, geb. 17. 9. 1899, 14 ($13^1/_2$) Jahre alt.

Diagnose: Mitralinsuffizienz.

Anamnese: Im 18. Monat laufen gelernt. Flaschenkind. In den ersten Jahren bis zum 7. Jahre wiederholt Krämpfe. Masern, Diphtherie, Keuchhusten und Lungenentzündung im 11. Lebensjahre. In der Familie sonst keine Herzerkrankungen. Knabe hat über Herzbeschwerden in letzter Zeit öfter geklagt.

Status praesens vom 16. 7. 1913: Zarter Knabe von blasser Gesichtsfarbe und mässigem Ernährungszustand. Hautdecke zeigt wenig Fettpolster.

Muskulatur von geringem Tonus. Keine Difformitäten am Knochenskelett, Zahnbildung gut. Rachenorgane ohne Schwellungen, keine Adenoide. Thorax gut gewölbt, beiderseits gleichmässige Ausweitung bei der Respiration. Kostale Atmung.

Herz: Spitzenstoss im 5. Interkostalraum wenig sichtbar, einwärts der Mamillarlinie.

Auskultation: 1. Ton an der Spitze: leises systolisches Geräusch, 2. Pulmonalton stärker als 2. Aortenton.

Herzgrenze: 1 Finger vom rechten Sternalrand, oberer Rand der 4. Rippe, und links ein wenig ausserhalb der Mamille.

Horizontaldurchmesser der relativen Dämpfungszone 9,5 cm.

Pulsfrequenz pro Minute im Liegen und Stehen 96, nach Bewegung 108 pro Minute, nach einer Minute die gleiche Frequenz. Rhythmus unregelmässig.

Lungenbefund ohne Besonderheiten.

Urin frei von Albumen und Zucker.

Körpergewicht ohne Kleidung 29,900 kg. Körperlänge: 141 cm.

Brustumfang: 62 : 68,5. Unterschenkel 28,5.

Umfänge nach Ascher und Schwiening (Oberarm, Unterarm, Oberschenkel, Unterschenkel, Hals, Brustumfang [In- und Exspiration], Bauchumfang, also 8 Zahlenwerte: 18; 19; 39,5; 28,5; 29,5; 62; 68,5; 61.

Das Körpergewicht steht hinter dem Sollgewicht um **5,600 kg**! zurück, die Länge des Körpers um 10 cm zurück gegenüber der Sollgrösse nach Vierordt und Camerer.

20. 7. Elektrokardiogramm α (aufgenommen am 20. 7. 1913). Kap. V.

Orthodiagramm A: rechter Ventrikel 3,4, linker 5,8, Gesamtdurchmesser 9,2 cm. Rote Blutkörperchen: 3764000. Blutdruck: 85.

25. 7. Der Tag der Reise.

26. 7. Während der Reise nach Thüringen keine Beschwerden.

Untersuchung 9 Uhr vorm. vor dem Marsche. Puls von kleiner Füllung, regelmässig, 96. Blutdruck: 100.

Vor der Wanderung: Orthodiagramm Nr. 1 s. Kap. V.

3 Uhr 15 Min. nachm. Rückkehr von der Wanderung (cf. Programm und Kurplan) durch gleichmässige dichte Waldpartien mit geringer langsamer Steigung (um 50 m). Wetterlage: Barometerstand: 722. Temperatur der Luft: Ruhig, wenig bewegte Luft, keine Niederschläge während der Zeit bis zur Ankunft um 3 Uhr. Relative Luftfeuchtigkeit im Juli: 72,7 pCt. Schrittzähler: 10000. Zweimalige Rast um 11 Uhr und 1 Uhr je 15 Min. Steigung ermittelt durch Höhenmesser*) 50 m.

Verhalten und Befinden des Kindes gut; keine subjektiven Beschwerden. Appetit gut. Aussehen durch die Leistung nicht beeinträchtigt.

Untersuchung nach der Rückkehr:

Puls 90; Blutdruck 98; Hämoglobin 70 pCt.

Orthodiagramm: nachm. s. Kap. V.

Herzspitze ca. 4 mm einwärts gerückt nach dem Marsche.

---

*) Höhenmesser aus der optischen Anstalt von E. W. Adam, Berlin. Ferner wurden zwei Schrittmesser mitgeführt.

27. 7. Elektrokardiographische Aufnahme 9 Uhr 10 Min. vorm. Elektrodiogramm Nr. I. Kap. V. vor dem Abmarsch und nach der Rückkehr. (Apparatur von Prof. Dr. Edelmann-München.)

Abmarsch 10 Uhr 10 Min. Barometerstand 722. Tour mit geringerer Zeitdauer, aber erheblicher Steigung (cf. Plan). Steigung in zwei Etappen von 100 m und 75 m. Gesamtschrittzahl: 8000. Zweimalige Rast von je 15 Min. Lufttemperatur: 17,5° C.

Während der ersten Rast sofortiges Zählen der Pulsfrequenz nach 30 Min. Weg (100 m Steigung): Puls 96. Bei Beginn der zweiten Rast 96.

Rückkehr 2 Uhr 30 Min. nachm.

Elektrokardiographische Aufnahme Nr. I Kap. V.

28. 7. Barometerstand 723. Untersuchung vor dem Marsche 8 Uhr vorm. (cf. Plan). Weg nach Schnepfenthal mit 100 m Steigung.

Orthodiagramm Nr. 1 vor und nach dem Marsche s. Kap. V.

Rechter Ventrikel 3,4, linker 6,1 cm; Gesamtdurchmesser 9,5.

Vor dem Marsche: Pulsfrequenz 96, nicht regelmässig, inäqual, klein (paukendes, systolisches Geräusch über der Spitze, 2. Pulmonalton stark akzentuiert). Blutdruck 83. Auf dem Wege nach 70 m Steigung (15 Minuten) Puls 120, klein. Nach der Rückkehr 3 Uhr 15 Min. Puls 90, unregelmässig, klein. Blutdruck 80.

Die Lufttemperatur war recht hoch 25—26° C. Kein Regen noch Gewitterschwüle; leichte Luftbewegung, namentlich im Walde.

Das Kind hat den heutigen Marsch gut überstanden; keine Beschwerden, kein Herzklopfen. Schleimhäute von frischer Farbe.

29. 7. Elektrokardiogramm Nr. I vor und nach dem Marsche s. Kap. V.

Vor dem Marsche: Puls in der Horizontalen 88, Pulsatio epigastrica gering; an der Spitze auskultiert: regelmässig. Puls im Stehen: kleiner Radialpuls, arhythmisch, inäqual, 96 in der Minute; 1 Minute nach dem Erheben aus der Horizontalen noch 96.

Heutiger Marsch (cf. Plan): Allmähliche Steigung. Mehrfache Rast. Steigung 300 m. Zurückgelegte Strecke nach Schrittzahl: Schrittmesser 15800.

Rückkehr 2 Uhr 50 Min. nachm. Untersuchung 3 Uhr 30 Min. nach dem Marsche.

In der Horizontalen: lebhafte Pulsatio epigastrica. Puls 90, unregelmässige Schlagfolge; Puls kaum fühlbar; keine livide Verfärbung der Lippen.

Im Stehen: Pulsation der Herzspitze ausgedehnter, kräftiger, 120, unregelmässig (Auskultation). Radialpuls sehr klein, kaum zu fühlen.

War sehr munter gewesen auch auf den ansteigenden Wegen. Oben auf dem Spiessberg heiterste Stimmung und grosse Beweglichkeit. Appetit des Morgens gut gewesen; ebenso wird das Frühstück während der Rast mit bestem Appetit genommen.

30. 7. Untersuchung $7^1/_2$—9 Vorm. Nachtruhe vortrefflich gewesen. Tiefer Schlaf. Morgens keine Beschwerden nach der gestrigen Leistung.

Puls und Blutdruck vor und nach dem Marsche: Vorher: Puls 96, inäqual, arhythmisch; Blutdruck 95. Nachher: 88, arhythmisch; Blutdruck 94.

Urin frei von Albumen vorher und nachher.

Allgemeinbefinden gut. Appetit andauernd erhöht, entsprechend der Arbeitsleistung. Hautfarbe besser, ebenso Turgor der Hautdecke, Muskulatur namentlich der unteren Extremitäten von besserem Tonus.

Heutiger Marsch mit 300 m Steigung über den Spiessberg (622 m); Steigung in ruhigstem Schrittmaass; Rückweg über Finsterberge (cf. Plan). Schrittmesser zeigt 20 000 Schritt. Heutige Leistung vorzüglich vertragen.

31. 7. $8^1/_2$ Uhr vorm. Orthodiagramm Nr. 1 s. Kap. V. Vor dem Marsch: Rechter Ventrikel 3,4, linker 6,2; Gesamtdurchmesser 9,6.

Heutiger Marsch geht über Herzogsweg, Heuberg, Tanzbuche, Ungeheurer Grund, Voersterpromenade.

Orthodiagramm nach dem Marsche:

Herzgrenzen: abschneidend mit dem rechten Sternalrand, 4. Rippe, in der Mamillarlinie.

An der Spitze ein systolisches Geräusch, 2. Pulmonalton verstärkt. Herzaktion arhythmisch, Puls 88, arhythmisch.

$3^1/_2$ Uhr nachm.: Nacktgewicht 30,8 kg.

Kind war wohl und munter auf dem Marsche. Die Schrittzahl betrug 25000 Schritt. Nach der Rückkehr wird den Kindern bis zur Aufnahme des Orthodiagramms eine Ruhepause gewährt von $^1/_2$ Stunde. Nach der orthodiagraphischen Untersuchung Rückkehr in die Quartiere zur Vesper-Mahlzeit. Danach ein viertelstündiges Luftbad.

Gesichtsfarbe frisch, Muskulatur straff, festeres Fettpolster.

1. 8. Der letzte Tag der Exkursion.

Elektrokardiogramm Nr. I s. Kap. V.

Rückkehr nach Berlin.

Berlin, 4. 8. 13. Nacktgewicht: 31,2 kg.

Grösse: 141,5.

Umfänge nach Ascher: Oberarm, Unterarm, Oberschenkel, Unterschenkel, Hals, unter dem Larynx gemessen, Brustumfang (In- und Exspiration), Bauchumfang: 18,75; 19,75; 39,5; 29; 30; 64; 70; 62.

Die Gesamtmuskulatur ist straffer, der Ernährungszustand wesentlich gebessert. Die Gesamtstatur macht einen besseren Eindruck.

Allgemeinbefinden gut. Keine Beschwerden. Keine Palpitationen. Nachtruhe in den letzten Tagen gut gewesen.

Puls 84, regelmässig, nicht inäqual.. Bei lebhafterer Bewegung ansteigend auf 96, regelmässig, in einer Minute auf 84 zurückgehend.

Auskultatorischer Befund nicht verändert.

18. 8. Knabe zeigt eine fortschreitende Besserung des Kräftezustandes. Andauerndes Wohlbefinden und fröhlichere Stimmung. Durch nähere Erkundigung wird eine bessere Ausdauer und Aufnahmefähigkeit im Unterricht festgestellt.

15. 9. Keine Klagen; keine Beschwerden seitens des Herzens.

Herzbefund im Liegen: Puls regelmässig, von guter Füllung; Frequenz in der Horizontalen 78; geringer als bei den Untersuchungen vor der Terrainkur. Im Stehen: Pulsfrequenz 84.

Herzgrenzen: Rechter Sternalrand, 4. Rippe (oberer Rand) ein wenig innerhalb der linken Mamillarlinie. Spitzenstoss wenig sichtbar, im 5. Interkostalraum. An dieser Stelle ein weiches systolisches Geräusch. Töne über Aorta und Pulmonalis rein. 2. Pulmonalton grösser als 2. Aortenton. Herzaktion kaum arhythmisch; während mehrfach wiederholter Auskultation bei Beginn der Herzuntersuchung sowie am Ende ein unregelmässiger Schlag. Auch nach Arbeit (10 Kniebeugen) bleibt der Rhythmus der gleiche.

Aussehen und Allgemeinbefinden gut. Guter Schlaf. Keine Beschwerden des Herzens nach lebhafterer Bewegung; Spiele im Freien, Gymnastik, Freiübungen im Turnunterricht werden von dem Knaben gut vertragen.

19. 9. Knabe befindet sich weiterhin wohl, sieht gut aus und hat keine Herzbeschwerden. Appetit gleichmässig gut. Schlaf gut.

Herzbefund entspricht den Feststellungen vom 5. 9. Auskultation ergibt das weiche systolische Geräusch an der Herzspitze; 2. Pulmonalton lauter als 2. Aortenton. Rhythmus bei längerdauernder Auskultation im Liegen und im Stehen gleichmässig, auch nach Arbeit (10 Kniebeugen).

Trotz der nach der Rückkehr einsetzenden Inanspruchnahme durch die Aufgaben des Schulbetriebes schreitet die Hebung des Ernährungszustandes und des subjektiven Befindens, ja auch die Besserung der Herzmuskelleistung fort. Die günstige Nachwirkung gibt sich in dem ganzen Verhalten kund, obwohl mit der Rückkehr die häuslichen, weniger günstigen Verhältnisse nebst den Einflüssen der Schule ein kurgemässes Leben nicht gerade gestatten.

20. 10. Gewicht: 31,450 kg Nacktgewicht (+ 3 Pfd. 50 g = 5,8 pCt. des ursprünglichen Körpergewichts).

Maasse nach Ascher: 19; 20,5; 40; 29; 30; 64,5; 70,5; 63.

Herzbefund: In der Horizontalen an der Spitze ein leises systolisches Geräusch, 2. Pulmonalton stärker als 2. Aortenton. Rhythmus regelmässig; Frequenz 74 pro Minute. Keine epigastrische Pulsation.

Im Stehen: Das Geräusch leise an der Spitze allein hörbar. 2. Pulmonalton $>$ 2. Aortenton. Spitzenstoss im 5. Interkostalraum sichtbar. Keine Arhythmie. Pulsfrequenz 80 pro Minute. Nach Arbeit 100; nach 40 Sekunden Normalzahl erreicht. Zählung des Pulses während der nachfolgenden Minute nach je 10 Sekunden 17; 16; 16; 15; 14; 14. Blutdruck 84.

10. 8. Orthodiagramm B: Rechter Ventrikel 3,4, linker 6,4; Gesamtdurchmesser 9,8.

2. Ernst Thomas, geb. 26. 11. 1899, $13^3/_4$ Jahre.

Diagnose: Mitralinsuffizienz.

Anamnese: Im 1. Jahre laufen gelernt. Brustnahrung 18 Monate; Windpocken, Influenza, Keuchhusten. Keine Lungenleiden noch Herzerkrankungen in der Familie. In letzter Zeit lebhafte Herzbeschwerden, besonders bei körperlichen Bewegungen, beim Spiel usw.

Status praesens: Gut gebauter Knabe von mässig kräftiger Muskulatur, ohne Drüsenschwellungen, keine Zeichen von Rachitis. Thorax von guter Wölbung, symmetrisch; keine Narben, Schleimhäute von frischer Farbe, ebenso die Gesichtsfarbe. Augen wenig lebhaft, Wesen matt.

Herz: Herzspitzenstoss deutlich sichtbar, sehr breit im 5. Interkostalraum, einwärts der Mamillarlinie und darüber hinaus.

Frequenz des Pulses in der Horizontalen 60 pro Minute, ebenso im

Stehen, von nicht guter Füllung, weich, nach 6 Kniebeugen 84 pro Minute, nach $1^1/_2$ Minuten noch nicht auf 60 zurückgegangen; Puls auch nach der Bewegung klein.

Rhythmus regelmässig.

Auskultation: 1. Ton an der Herzspitze von einem Geräusch bedeckt, 2. Pulmonalton nur wenig stärker als 2. Aortenton.

Herzgrenze: Mitte des Sternums, fast rechter Sternalrand, 4. Rippe, 1 Finger auswärts der Mamillarlinie.

Lungenbefund: Lungen ohne Besonderheiten. Urin: kein Albumen, kein Zucker.

Nacktgewicht: 39,8 kg.

Körperlänge 160 cm; Brustumfang 70:76; Unterschenkel 27 cm.

Umfänge (nach Ascher und Schwiening, s. Fall 1): 18; 18,5; 37; 27; 30; 70; 76; 62.

20. 7. Röntgenaufnahme: Eine deutliche Verbreiterung des linken Ventrikels. Orthodiagramm C: Rechtes Herz 3,5, linkes 8,7, Gesamtdurchmesser 12,2. Elektrokardiogramm β. Kap. V.

Blutkörperchenzählung: 4216000.

Blutdruck nach Riva-Rocci 90.

26. 7. Fahrt nach Thüringen verlief ohne Beschwerden für den Knaben. Befinden gut. Orthodiagramm vor und nach dem Marsche Nr. 2 s. Kap. V.

$7^1/_2$ Uhr vorm. Vor dem Marsche: Blutdruck 105, indes sehr schwer feststellbar wegen des kleinen labilen Pulses, im Sitzen 64.

Rückkehr 3 Uhr 10 Min. nachm. Befinden gut; keine Brustbeklemmung, indes ein wenig Stiche in der linken Seite.

Alle Einzelheiten der Wanderung usw. siehe Fall 1 (Barmann).

Nach der Rückkehr: Puls 84, Blutdruck 78, Hämoglobin 85.

27. 7. 8 Uhr 50 Min. vorm. Elektrokardiogramm Nr. II s. Kap. V.

Vor dem Abmarsch und nach der Rückkehr vgl. über Wanderung bei Fall 1.

Nach der ersten Steigung (100 m) Puls 84, beschleunigt. Keine subjektiven Beschwerden. Nach der zweiten Steigung (75 m) Puls 108. Am Ende der Wanderung Klagen über leichtes Herzklopfen und Beklemmung. Keine Blässe des Gesichts.

28. 7. $8^1/_2$ Uhr vorm. Orthodiagramm vor und nach der Wanderung Nr. 2 s. Kap. V. (Tour vgl. Plan und Fall 1.)

Klinische Untersuchung: Vor und während des Marsches. Vorher: Puls 60, klein, kaum fühlbar. Blutdruck 74.

11 Uhr: Nach 70 m Steigung Puls 96, inäqual, klein. 12 Uhr 30 Min.: Nach 30 m weiterer Steigung Puls 96, inäqual.

Nach dem Marsche: 3 Uhr 25 Min. nachm.: Nach dem Abstieg Puls 66, unregelmässig, inäqual. Blutdruck kaum genau feststellbar, wegen der kleinen Füllung des Radialrohres; schwankend bei 3 Untersuchungen nacheinander zwischen 74—68—56.

Subjektives Befinden auf dem Marsche und nach der Rückkehr recht gut. Keine Klagen, keine Herzbeschwerden, Atmung gänzlich frei.

29. 7. Elektrokardiogramm vor und nach dem Marsche Nr. II siehe Kap. V.

Pulsfrequenz und Herzbefund vor und nach dem Marsche: 8 Uhr vorm. Vorher: In der Horizontalen 56, Pulsatio epigastrica kaum bemerkbar; Spitzenstoss flatternd, im 5. Interkostalraum in geringer Ausdehnung. Radialpuls regelmässig, klein. Nach der Erhebung aus der Horizontalen 72, Pulswelle kaum fühlbar. Nach 6 Kniebeugen 90, dabei noch immer kaum fühlbar. Nach 2 Minuten noch 66, während Pulsation an der Stelle des Spitzenstosses deutlicher sichtbar wird.

3 Uhr 50 Min. Nachher: In der Horizontalen kleine epigastrische Pulsation, wenig ausgedehnt, 60. Radialpuls klein, wenig fühlbar, gleichmässig; Rhythmus unregelmässig. Im Stehen 80, Radialpuls klein, arhythmisch. Wesen munter, keine Mattigkeit, keine subjektiven Beschwerden, wie Beklemmungen, Beängstigungen. Knabe hat wieder sein Frühstück mit grösstem Appetit verzehrt.

30. 7. Vorher $8^1/_2$ Uhr vorm.: Puls 72, klein; Blutdruck 85; Urin frei von Albumen und Zucker; Hämoglobin 85 pCt.; Rote Blutkörperchen 3820000.

Nachher 4 Uhr nachm.: Puls 64, klein, arhythmisch; Blutdruck 80; Urin frei von Albumen und Zucker; Hämoglobin 85pCt.; Rote Blutkörperchen 3800000.

31. 7. Orthodiagramm Nr. 2 vor und nach dem Marsch, s. Kap. V.

$3^1/_2$ Uhr. Nacktgewicht 40,2 kg.

Herzbefund (auskultatorische Perkussion): Der Herzdurchmesser, auf Grund dieser Methode ermittelt, 12 cm breit, entspricht den Grenzen des Orthodiagramms. Auskultation: Man hört ein systolisches Geräusch über der Spitze. Puls 60. Allgemeinbefinden gut. Keine subjektiven Beschwerden. Ruhiger Schlaf. Appetit vortrefflich.

1. 8. Elektrokardiogramm vor der Rückreise Nr. II. Puls 88. Blutdruck 85.

4. 8. Nacktgewicht 41,1 kg; Körperlänge 160 cm.

Orthodiagramm D: Rechter Ventrikel 3,5; linker 9,0. Gesamtdurchmesser 12,5.

Gewichtszunahme 1,3 kg.

Umfänge (nach Ascher): 19,5; 21; 40,5; 31,25; 30,75; 72 (+ 2); 79 (+ 3); 65.

Thorax: Breitendurchmesser in der Höhe der Mamillen 23 cm (Tasterzirkel zum Tiefendurchmesser des Thorax, Brustmessung) gemessen im unteren Drittel des Sternums; oberhalb des Proc. xiphoideus 19 cm, am oberen Rand des Manubrium sterni 12 cm. Spirometer (Lungenvolumen): 2250—2350. Knabe bei bestem Wohlsein. Gesichtsfarbe frisch. Zustand weiter gehoben. Die Straffheit der gesamten Muskulatur vortrefflich. Keine subjektiven Beschwerden. Atmung kostal. Thorax gut gewölbt. Herz: Mässige epigastrische Pulsation. Puls: Mässig gefüllt, Rhythmus regelmässig, Frequenz 64—70 pro Minute; 64 in der Horizontalen, 70 im Stehen; nach Arbeit 90 pro Minute. Auskultation: Im Liegen und im Stehen hört man ein systolisches, ziemlich weiches Geräusch über der Spitze. 2. Pulmonalton bleibt auch im Liegen stärker als 2. Aortenton.

3. 9. Brustumfang. Exspiration 73 cm; Inspiration 80,5 cm; Oberarm 19,5 cm; Unterarm 21 cm.

Knabe sieht sehr gut aus, hat keine Herzbeschwerden; die sichtbaren Schleimhäute frischer; keine Brustbeklemmung, keine Beängstigungen vor dem Schlaf, wie früher. Appetit vorzüglich, Verdauung gut. Puls von mässiger Füllung, regelmässig, 64 pro Minute in der Horizontalen, 70 im Stehen, nach Arbeit 84 pro Minute; nach 30 Sekunden zur Frequenz von 64 zurückgekehrt. Auskultatorischer Befund am Herzen wie am 31. 7. und 4. 8. 1913. Herzdurchmesser auf Grund der auskultatorischen Perkussion 12 cm.

26. 10. Körpermaasse. Umfänge: 20; 21; 41; 75; 31; 25; 31; 74; 81; 66. Körpergericht 41,8 kg (+ 4 Pfund = 5,04 pCt. des ursprünglichen Körpergewichtes). Grösse 160 cm. Blutdruck 75. Thorax-Breitendurchmesser 23 cm, 1. Tiefendurchmesser 16,5 cm, 2. Tiefendurchmesser 12,5 cm, Spirometer 2400—2500.

Allgemeinbefinden sehr gut, keine subjektiven Beschwerden, keine Brustbeklemmung, keine Stiche in der Herzgegend. Befinden derart gehoben, dass der Knabe sich freiwillig gemeldet hat, um an einem für die Knaben seines Alters seitens der städtischen Schulbehörde vorgesehenen Schwimmkursus teilzunehmen. Das konnte selbstverständlich nicht gestattet werden.

Herzbefund: Im Liegen und im Stehen hört man ein weiches, systolisches Geräusch über der Spitze. 2. Pulmonalton im Stehen und Liegen grösser als 2. Aortenton. Puls 74, regelmässig.

3. Bruno Ringhardt, geb. 30. 6. 1901, 12 Jahre.

Diagnose: Mitralinsuffizienz.

Anamnese: Mit $^{5}/_{4}$ Jahren Laufen gelernt. Flaschenkind. Masern (3. Jahr), Keuchhusten (5. Jahr), Lungenentzündung (6. Jahr) durchgemacht. Die Mutter herzleidend. Lungenleiden in der Familie nicht vorgekommen. In den letzten 2 Jahren litt der Knabe häufig an Herzklopfen.

Status praesens vom 16. 7. 1913: Sehr grazil gebauter Knabe, von sehr schwacher Muskulatur, geringem Fettpolster. Gesichtsfarbe blass, Anzeichen von Skrofulose nicht vorhanden. Keine Knochendifformitäten. Brustkorb von mässiger Wölbung. Keine Behinderung der Nasenatmung.

Herz: Spitzenstoss kaum sichtbar im 5. Interkostalraum, in der Mamillarlinie. Auskultation: In der Horizontalen rauhes systolisches Geräusch, fast schabend; 2. Pulmonalton grösser als 2. Aortenton. Puls pro Minute 96, im Liegen und im Stehen. Rhythmus nicht ganz regelmässig, nach Bewegung (7 Kniebeugen) 110, die gleiche Frequenz besteht noch nach 90 Sekunden. Breite: Rechter Sternalrand, o. B. der 4. Rippe; $^{1}/_{2}$ Querfinger ausserhalb der linken Mamillarlinie.

Lungenbefund frei bis auf ein verschärftes Exspirium in der Fossa supraspinata. Im Urin kein Albumen.

Nacktgewicht 27,350 kg = 55 Pfund 350 g.

Körperlänge 136 cm (nackt).

Brustumfang 65,5 : 68,5. Unterschenkel 27,5.

Umfänge (nach Ascher und Schwiening): 19; 19,5; 37; 27,5; 29,75; 65,5; 68,5; 62.

Nach Camerer steht das Gewicht um 6,1 kg hinter dem Sollgewicht zurück, die Körperlänge um 4 cm zurück gegenüber der Sollgrösse.

21.7. Elektokardiogramm: γ. Kap V. Röntgenaufnahme: Orthodiagramm E: Rechter Ventrikel 3,3; linker Ventrikel 6,9; Gesamtdurchmesser 10,2. Auf der Platte Verbreiterung nach rechts, überdies verkalkte Bronchialdrüsen. Blutdruck 92. Rote Blutkörperchen 4780000.

26. 7. Keine Klagen auf der gestrigen Reise; erste Nachtruhe im Quartier gut gewesen.

$8^1/_2$ Uhr vorm. Untersuchung vor dem Marsch (Wanderung cf. Plan): Orthodiagramm Nr. 3, s. Kap. V. Puls von mässiger Füllung, arhythmisch; nach wenigen Minuten voller, Rhythmus regelmässiger, aber nicht völlig regelmässig. Frequenz 108. Blutdruck 98.

3 Uhr 30 Min. nachm. Nach der Rückkehr Aussehen und Befinden nicht beeinträchtigt. Puls 120. Blutdruck 92. Hämoglobin 70. Rechter Ventrikel 3,3; linker Ventrikel 6,1; Gesamtdurchmesser 9,4.

27. 7. Elektrokardiogramm Nr. III, s. Kap. V.

$7^1/_2$ bis 9 Uhr 50 Min. Vor dem Abmarsch und nach der Rückkehr.

Nach der ersten Steigung Pulsfrequenz nicht festgestellt, nach der zweiten Etappe von 75 m Frequenz 108.

28. 7. 8 Uhr 20 Min. vorm. Untersuchung. Orthodiagramm vor und nach dem Marsche (cf. Plan) Nr. 3.

9 Uhr 10 Min. vorm. Pulszählung 108, unregelmässig, klein. Blutdruck 88.

Nach Steigung um 70 m, 11 Uhr: 88, unregelmässig, klein, indes ist die Frequenz innerhalb 2—3 Minuten schwankend.

3 Uhr 20 Min. nachm: Puls 96, ungleich, klein. Blutdruck 80.

Aussehen und Befinden besser. Wangen beginnen sich zu röten. Keine Klagen über Müdigkeit oder Beschwerden. Die warme Temperatur des Tages wurde gut vertragen. Stimmung aufgeheitert. Anweisungen für Kleidung und Ernährung wurden besonders gegeben (Vorsicht mit kaltem Wasser und Obst).

29. 7. Elektrokardiogramm vor und nach der Wanderung Nr. III: Kap. V. Aussehen besser. Knabe erholt sich. Nachtruhe ohne Störung. Knabe schläft gut und tief.

Prüfung der Schlagfolge des Herzens und der Pulsfrequenz unter den bei Fall 1 und 2 genannten Bedingungen.

Vorher 8 Uhr 30 Min. vorm. In der Horizontalen starke Pulsation an dem Spitzenstoss. Frequenz des Pulses 90. Rhythmus unregelmässig. Puls klein, inäqual.

Im Stehen: Frequenz des Pulses 90, Pulswelle kaum zu fühlen, sehr klein, inäqual, arhythmisch.

Nachher 3 Uhr 15 Min. nachm. In der Horizontalen deutliche Pulsation in der Regio epigastrica. Frequenz 89. Rhythmus regelmässig. Puls klein.

Im Stehen: Frequenz 96. Rhythmus unregelmässig. Pulswelle klein, inäqual.

Knabe überwindet die ansteigenden Anforderungen ohne Störung des subjektiven Befindens. Derselbe lässt eine deutliche Besserung seines Ernährungs- und Kräftezustandes erkennen. Der ganze Visus des Knaben ist ein anderer.

30. 7. Untersuchung. Puls und Blutdruck vor und nach dem Marsch und Urinuntersuchung.

Vorher 8 Uhr 20 Min. vorm. Puls 102, arhythmisch. Blutdruck 97.

Nachher 4 Uhr 5 Min. nachm. Puls 116, Blutdruck 94.

Vorher: Urin frei von Albumen und Zucker. Nachher: frei von Albumen und Zucker.

Allgemeinbefinden und Stimmung auf dem Marsche vortrefflich. Keine Klagen über Müdigkeit nach dem Marsch über den Spiessberg (cf. Plan). Der Aufstieg erfolgte auch heute in ruhigstem Tempo mit mehrfacher Rast. Es war eine ganz respektable Leistung. Schrittmesser zeigte an: 20000 Schritt.

31. 7. 7 Uhr 30 Min. vorm. Untersuchung. Guter Schlaf; vortrefflicher Appetit, fröhliche Stimmung. Hautturgor gebessert.

Seit dem dritten Tage, seit dem Weg nach Schnepfenthal (Aufstieg 100 m), gehen sämtliche Knaben mehr aus sich heraus.

Orthodiagramm Nr. 3 s. Kap. V. Grösster Orthodiagrammdurchmesser vor und nach dem Marsch wenig differierend. Indes gegenüber dem 1. Orthodiagramm vom 26. 7. ist der linke Ventrikel verkleinert.

Am 28. 7. war die Verkleinerung vom 26. 7. nachmittags wieder zurückgegangen, indes unter Aenderung der Einzeldurchmesser der Ventrikel.

Nach der Rückkehr 3 Uhr 30 Min. nachm.:

Herzbefund: Rechter Sternalrand, 3. Interkostalraum, $^1/_2$ Querfinger ausserhalb der Mamilla. An der Herzspitze und Mitralis ein lautes schabendes Geräusch, 2. Pulmonalton grösser als 2. Aortenton. Im Liegen und Stehen Rhythmus nicht regelmässig. Puls 108, $^1/_2$ Stunde nach der Rückkehr. — Luftbad.

Wägung des Körpers: 29 kg = 58 Pfund (Nacktgewicht).

1. 8. Letzter Tag der Exkursion. Nochmalige Aufnahme des Elektrokardiogramms.

Berlin, 4. 8. 13. Nacktgewicht: 28,850 kg = 57 Pfund 350 g.

Umfänge: Oberarm 19,5, Unterarm 13,5, Unterschenkel 28,0.

Knabe hat sich vortrefflich erholt. Unter meinen Augen erfolgte die Besserung des Aussehens und des Kräftezustandes zusehends. Keine Klagen. Orthodiagramm F. Rechter Ventrikel 3,3, linker Ventrikel 7,6, Gesamtdurchmesser 10,9.

Berlin, 14. 8. Körpergewicht: 29,350 kg = 58 Pfund 350 g.

Umfänge (nach Ascher): 19,5; 19,75; 39; 28; 30,5; 66 : 70; 62.

Herzbefund: Systolisches Geräusch über der Spitze und Mitralis; 2. Pulmonalton grösser als 2. Aortenton.

Herzaktion: In der Horizontalen inäqual, etwas arhythmisch, 84—90 pro Minute; im Stehen der gleiche Befund. Puls klein, arhythmisch. Spitzenstoss im 5. Interkostalraum kaum sichtbar.

Thorax von guter Wölbung; Abdomen nicht aufgetrieben, nicht ptotisch. Bauchdeckenmuskulatur straff, entsprechend dem erhöhten Tonus der übrigen Muskulatur. Kostale Atmung.

Nasenatmung frei. Keine Beklemmungen. Appetit und Schlaf gut. Stimmung heiter.

6. 9. Bestes Wohlbefinden. Knabe sieht gut aus. In den letzten Wochen keine Beschwerden, weder nach mehrstündigem Unterricht in der Schule, noch nach körperlicher Leistung beim Spiele, noch bei den Freiübungen des Turnunterrichts. Appetit vortrefflich. Verdauung regelmässig. Keine Beängstigungen vor der Nachtruhe.

Herzbefund: Im Liegen: Spitzenstoss im 5. Interkostalraum circumscript, wenig sichtbar. Auskultation: Etwas rauhes, systolisches Geräusch an der Herzspitze und Mitralklappe, der Charakter des Geräusches ist etwas verändert, weniger rauh als im Monat Juli. 2. Pulmonalton stärker als der 2. Aortenton.

Frequenz des Pulses: 84, Rhythmus regelmässig, Pulswelle voller als vor und während der Ferienkur.

Im Stehen: Auskultation: Schabendes, etwas rauhes Geräusch an der Herzspitze und über der Mitralis. Töne über Aorta und Pulmonalis deutlich; 2. Pulmonalton im Stehen stärker als in der Horizontalen. Frequenz 90 pro Minute, Rhythmus regelmässig, Puls von gleicher Füllung (äqual); Frequenz nach Arbeit 120, nach 30 Sekunden auf 90 zurückgehend.

Herzgrenzen: Rechter Sternalrand, oberer Rand der 4. Rippe, $^1/_2$ Querfinger ausserhalb der linken Mamillarlinie. Durchmesser der relativen Dämpfung und bei auskultatorischer Perkussion gemessen = 9,5—10 cm.

29. 9. Körpermaasse, Umfänge: 20; 20,25; 40; 28,75; 31; 65; 71; 63. Länge 138 cm. Nacktgewicht 30,100 kg. + 5 Pfund 250 g = 9,6 pCt. des anfänglichen Körpergewichtes.

Blutdruck: 90, 88, 91 (drei Bestimmungen).

Herz: (perkutorisch und auskultatorisch) entspricht dem Ergebnis vom 6. 9. 13. Auch gegenwärtig ist die Aenderung des Charakters des Geräusches noch vorhanden. Das systolische Geräusch über Spitze und Mitralis weniger rauh, mehr hauchend; im Stehen ein wenig schabend. Rhythmus regelmässig.

Frequenz des Pulses: In der Horizontalen 90 pro Minute. Rhythmus regelmässig. Im Stehen: 96 regelmässig, nach Arbeit 120. Puls bei dieser Frequenz gut gefüllt, Rhythmus regelmässig. Frequenz geht nach 20 Sekunden zur Norm (Frequenz von 90) zurück. Gezählt von 10 Sekunden zu 10 Sekunden während der die Arbeit (10 Kniebeugen) folgenden Minuten: 20, 18, 15, 15, 15, 15.

Knabe sieht ausgezeichnet aus, Wangen gerötet. Fettpolster vermehrt, Muskeltonus von noch besserem Tonus wie nach der Rückkehr und wie bei der Untersuchung am 6. 9.

20. 11. Knabe hat sich gut gehalten. Gesichtsfarbe frisch, keine Herzbeschwerden. Seit der Rückkehr ist keine Störung des Allgemeinbefindens durch irgend eine Krankheit erfolgt. Appetit vorzüglich, Schlaf gut.

Röntgenaufnahme: Orthodiagramm G. Rechter Ventrikel 3,0, linker Ventrikel 7,8, Gesamtdurchmesser 10,1.

Zählung der roten Blutkörperchen: 5000000.

4. Berthold Schmidt, geb. den 5. 10. 1898, $14^3/_4$ Jahre alt.

Diagnose: Mitralstenose leichten Grades.

Anamnese: Im 13. Monat laufen gelernt; 9 Monate Brustnahrung. Masern und schwere Diphtherie im 4. bzw. 9. Jahr. Grossvater etwas herzleidend gewesen und eine Schwester der Mutter. Keine Lungenleiden in der Familie. Die ersten Herzbeschwerden im Herbst 1912.

Status praesens: Leidlich gut entwickelter Knabe mit mässigem Fettpolster. Muskeltonus vermindert. Keine Atemstörungen, keine subjektiven Beschwerden seitens des Herzens, keine Herzpalpitationen, keine Venektasien am Brustkorb. Letzterer gut gewölbt.

Lungenbefund: Schall auf der ganzen Lunge sonor. Atemgeräusch pueril, hinten beiderseits in der Intraskapulargegend verschärft, insbesondere das Inspirium; nirgends Rasselgeräussche.

Herzbefund: Spitzenstoss im 5. Interkostalraum, intramamillär, wenig sichtbar. Puls 90 in der Horizontalen, 96 im Stehen; sehr unregelmässig, leidlich gefüllt.

Auskultation: An der Herspitze ein diastolisches Geräusch; 2. Pulmonalton verstärkt, 2. Aortenton unrein.

Herzgrenze: Nach rechts $1/2$ Querfinger verbreitert.

Körpergewicht: 37,5 kg. Körperlänge: 150 cm.

Brustumfang: 68:72,5; Unterschenkel: 30 cm; Umfänge (nach Ascher): 20,5; 20,5; 42; 30; 32,5; 68; 72,5; 59.

22. 7. Zahl der roten Blutkörperchen 5572000. Blutdruck 85. Elektrokardiographische Aufnahme δ. Kap. V.

Röntgenaufnahme: Verbreiterung des Herzens nach rechts; schwacher Lungenschatten. Zahlreiche Hilusdrüsen im Lungenschatten deutlich zu erkennen. Orthodiagramm H. Rechter Ventrikel 4,4; linker Ventrikel 6,2 cm; Gesamtdurchmesser = 10,6 cm.

Auskultation: Diastolisches Geräusch an der Spitze; ein sehr feines diastolisches Geräusch aber auch gelegentlich über der Aorta hörbar, indes schwindend.

26. 7. 8 Uhr 30 Min. vorm. vor dem Abmarsch: Puls: Von mittlerer Füllung, Frequenz 80 im Sitzen, Rhythmus etwas regelmässiger als früher, Blutdruck 104. Sonst keine Beschwerden. Rückkehr 3 Uhr 10 Min. nachm.: Aussehen und Allgemeinbefinden gut. Keine Klagen auf dem Marsche. Puls 96, Blutdruck 85, Hämoglobin 70. Orthodiagramm vorher und nachher Nr. 4: siehe Kap. V.

27. 7. 9 Uhr 30 Min. vorm. Untersuchung vor dem Ausrücken: Elektrokardiographische Aufnahme Nr. IV. Nach der zweiten Steigung Frequenz des Pulses 108; Rhythmus regelmässig. Aussehen gut. Keine Klagen auf dem Marsch. Schlaf war in den beiden letzten Nächten gut. Appetit vortrefflich. Nach dem Marsch Elektrokardiogramm Nr. IV.

28. 7. Untersuchung vor dem Marsch $8^1/_2$ Uhr vorm. Orthodiagramm Nr. 4: Rechter Ventrikel 4,4 cm; linker Ventrikel 6,8 cm; Gesamtdurchmesser 11,2 cm. Lungenschatten nach dem Marsche intensiver als am Morgen.

9 Uhr. Pulsfrequen 78; Rhythmus regelmässig; Füllung gut; Blutdruck 104.

11 Uhr. Nach der zweiten Steigung — im ganzen 100 m —: Frequenz 96, kräftig; Rhythmus regelmässig.

3 Uhr 30 Min. nachm. Frequenz 90; Rhythmus regulär; Blutdruck 75. Keine Klagen. Die Wanderung war nicht zu anstrengend. Die Aussentempe-

ratur (vgl. die Wetterlage nach dem Bericht) war relativ hoch, um 25—26° C, indes im Wald sehr angenehme Luftbewegung.

29. 7. 9 Uhr vorm. Elektrokardiogramm Nr. IV vor und nach dem Marsch.

Vorher: Puls: Frequenz in der Horizontalen 80, klein; Rhythmus regelmässig, 116 nach 6 Kniebeugen, nach 1 Minute zur Zahl von 84 zurückgekehrt.

Nachher: In der Horizontalen Pulsation im 5. Interkostalraum kaum sichtbar; Frequenz des Pulses 90; Rhythmus regelmässig, im Stehen 96; Rhythmus unregelmässig; Gefässtonus, Füllung wechselnd.

Befinden gut. Der Aufstieg auf den Spiessberg durch den kühlen Grund und durch das kühle Tal wird ausgezeichnet vertragen.

30. 7. 7 Uhr 30 Min. vorm. Untersuchung: Puls 84. Rhythmus wie vorher.

Vorher: Blutdruck 102; Puls 84; Urin frei von Albumen und Zucker; Hämoglobin 82; rote Blutkörperchen 3510000.

Nachher: Blutdruck 95; Puls 84; Urin frei von Albumen und Zucker; Hämoglobin 82; rote Blutkörperchen 3600000. Knabe befindet sich wohl.

31. 7. 9 Uhr vorm. Untersuchung: Orthodiagramm Nr. 4, s. Kap. V.

Nach der Rückkehr 3 Uhr 30 Min. nachm.: Wägung des Körpers 38 kg = 76 Pfund. Luftbad. Orthodiagramm Nr. 4.

Herzbefund: Bei palpatorischer Perkussion Herzdurchmesser von 11 cm ermittelt, entsprechend dem Orthodiagramm. Verbreiterung des rechten Ventrikels. Auskultatorischer Befund wie am 22. 7.

1. 8. Elektrokardiogramm Nr. IV.

Berlin, 12. 8. Nacktgewicht 38,85 kg.

Umfänge nach Ascher: 20,5; 21; 43,5; 30,5; 32,75; 69; 74,5; 61,5. Länge 152,25 cm. Muskulatur straff, ausgezeichnete Frische der Gesichtsfarbe.

Die Straffheit der Rücken- und Brustmuskulatur (Atmung) besonders auffallend. Keine Beschwerden. Appetit gleichmässig gut.

Herz: Spitzenstoss im 5. Interkostalraum, wenig fühlbar.

Frequenz des Pulses: In der Horizontalen 78; Rhythmus regelmässig.

Auskultatorischer Befund: Ueber Mitralis leises diastolisches Geräusch, 2. Pulmonalton akzentuiert. In aufrechter Haltung ist das Geräusch weniger deutlich, über der Aorta kaum hörbar.

28. 8. Aussehen und Befinden gut. Keine subjektiven Beschwerden. Die Straffheit der Muskulatur besteht noch. Namentlich fällt neben der Straffheit der Unterschenkel- und Oberschenkelmuskulatur die Erhöhung des Tonus der Bauch- und Brustmuskulatur auf. Appetit und Verdauung gleichmässig gut, keine Obstipation. Im Unterricht, nach länger dauernder Anstrengung und ferner nach körperlicher Arbeit keine Störung der Atmung. Knabe andauernd in fröhlicher Stimmung. Objektiv hat sich am Herzbefund seit der letzten Untersuchung am 12. 8. nichts geändert. Frequenz des Pulses in der Horizontalen 80, Rhythmus regelmässig.

10. 9. Weiteres Wohlbefinden gut. Keine Herzpalpitationen. Die Straffheit der Körperhaltung und Heiterkeit im Wesen besteht fort. Lungenbefund

zeigt keine Veränderung (Hilusdrüsen, nicht weiter vergrössert) gegenüber den Angaben vor der Abreise nach Thüringen (18. 7. 1913).

Herzbefund: Im Liegen Spitzenstoss wenig sichtbar, im 5. Interkostalraum Frequenz des Pulses 80; Rhythmus regelmässig; an der Herzspitze und Mitralis ein leises diastolisches Geräusch. 2. Aortenton vielleicht nicht ganz rein. 2. Pulmonalton stärker als 2. Aortenton.

Im Stehen: Frequenz 84; Rhythmus regelmässig, nach Arbeit 96 pro Minute, nach 30 Sekunden zur Frequenz von 84—80 heruntergehend. 2. Pulmonalton grösser als 2. Aortenton. 2. Aortenton rein klingend.

Herzdurchmesser (auskultatorische Perkussion) ungefähr 11 cm.

26. 10. Körpermaasse: 41,1 kg (+ 7 Pfund 100 g = 9,4 pCt. des anfänglichen Körpergewichts).

Umfänge: 21,5; 22; 44; 31; 33; 70,5; 75; 61. Körpergrösse: 154 cm.

Herzbefund: In der Horizontalen: Auskultation. Ueber der Spitze und Mitralis ist das diastolische Geräusch sehr leise geworden. 2. Pulmonalton lauter als 2. Aortenton. Frequenz des Pulses 74 pro Minute. Rhythmus gleichmässig. Das früher über der Aorta mehrfach gehörte diastolische Geräusch nicht zu hören.

Im Stehen: Frequenz 84 pro Minute, keine Arhythmie; Puls mässig gefüllt, regelmässig; Spitzenstoss im 5. Interkostalraum, fühlbar und sichtbar. Blutdruck 84, nach Arbeit (8 Kniebeugen) ansteigend 92.

Während der nachfolgenden Minute von 10 Sekunden zu 10 Sekunden gezählt: 18, 16, 15, 14, 14, 14. Nach 30 Sekunden zur anfänglichen Frequenz zurückgekehrt.

Allgemeinbefinden gut; vortrefflicher Ernährungszustand.. Entsprechend dem Gewichtsansatz ist der Muskeltonus. Die Zahlenwerte, die die Körperkonstitution kennzeichnen, bringen den Gewichtsansatz in allen Körperabschnitten deutlich zum Ausdruck.

20. 11. Orthodiagramm J: Rechter Ventrikel 4,8 cm; linker Ventrikel 6,2 cm. Gesamtdurchmesser = 11 cm.

Blutuntersuchung. Zählung der Erythrozyten: 4760000.

5. Hellmuth Topel, geb. 31. 5. 1902. 11 Jahre alt.

Diagnose: Mitralinsuffizienz und Mitralstenose mittelschweren Grades.

Anamnese: Laufen gelernt mit $1^1/_2$ Jahren. Flaschenkind. Sogleich künstlich ernährt worden. Masern im 5. Jahre. Diphtherie im 9. Jahre. Keine Herzerkrankungen in der Familie; ebenso Lungenleiden in der Familie nicht beobachtet. Herzfehler vermutlich nach Diphtherie entstanden. Im letzten Jahre mehrfach Herzbeschwerden.

Status praesens: Grazil gebauter Knabe von dürftigem Fettpolster und schwach entwickelter Muskulatur. Gesichtsfarbe ein wenig gebräunt, indes die Wangen von zirkumskripter Rötung. Lippen nicht livid. Befinden gut, gegenwärtig keine subjektiven Beschwerden. Hat bisher auch an Freiübungen und Spiel teilgenommen; keine Schmerzen danach. Thorax von gleichmässiger Wölbung, leichte Impression des rechten Rippenbogens; gleichmässige Hebung und Senkung beiderseits bei der Atmung.

Lungenbefund: Schall gleichmässig sonor, Atemgeräusch überall vesikulär.

Herzbefund: Spitzenstoss im 6. Interkostalraum, extramamillär in breiter Fläche sichtbar, bei der Palpation eine Mitbewegung der Rippe fühlbar.

Auskultation: An der Spitze und über der Mitralis ein lautes, rauhes, präsystolisches und systolisches Geräusch; auch über der Pulmonalis und Aorta hörbar, aber am stärksten an der Spitze.

Frequenz: Puls im Liegen und im Stehen 96 pro Minute; nach Bewegung (7 Kniebeugen) keine Beschleunigung. Frequenz verlangsamt, 84 pro Minute, noch nach 3 Minuten auf die Zahl 96 nicht zurückgekehrt.

Herzgrenze: 1 Querfinger vom rechten Sternalrand, oberer Rand der 4. Rippe, 1 Querfinger ausserhalb der Mamillarlinie.

Körpergewicht: 28,7 kg. Grösse: 139 cm.

Brustumfang: 64 : 67,5. Unterschenkel: 26. Umfänge (nach Ascher): 17,5; 18,5; 38,5; 26; 29; 64; 67,5; 58.

20. 7. Ueber der Herzspitze ein lautes, systolisches und ein kurzes, diastolisches Geräusch. Ein deutliches Frémissement cataire präsystolisch fühlbar; 2. Pulmonalton verstärkt. Herzgrenze nach rechts und links verbreitert; 1 Querfinger ausserhalb des rechten Sternalrandes.

Blutuntersuchung: Zahl der roten Blutkörperchen 4074000. Blutdruck 110.

Röntgenaufnahme: Deutliche Abschwächung des Lungenschattens; Hilusdrüsen bedeutend vergrössert. Starke Pulsation sichtbar am Herzrand der Mitralgegend; starke Verbreiterung nach rechts, relativ kleiner linker Ventrikel. Orthodiagramm K: Rechter Ventrikel 5,0 cm; linker Ventrikel 5,6 cm. Gesamtdurchmesser 10,6 cm.

21. 7. Elektrokardiogramm s. Kap. V.

26. 7. Schlaf unruhig gewesen.

Vor dem Marsche. Orthodiagramm Nr. 5. Puls 80, regelmässig; Blutdruck 112.

Rückkehr 3 Uhr nachm. (Besonders wichtig das Ergebnis der psychologischen Beobachtung, cf. Angaben Palm's, s. Kap. VII, E. Wienecke). Knabe gibt keine subjektiven Beschwerden an. Gesichtsfarbe nicht livid.

Puls 84, Blutdruck 96; Hämoglobin 80.

Orthodiagramm Nr. 5 (s. Kap. V).

27. 7. 9 Uhr vorm. Elektrokardiogramm Nr. V (Kap. V).

Auf dem Marsche: Frequenz des Pulses nach der zweiten Steigung 114. Appetit und Nachtruhe gut. In den ersten beiden Nächten unruhiger Schlaf; Knabe ist in der letzten Nacht mehrfach aus dem Bett gefallen.

28. 7. 8 Uhr 30 Min. vorm. Schlaf ruhiger.

Orthodiagramm Nr. 5 vor dem Marsche und nachher.

In dem Orthodiagramm sieht man bei der Aufnahme nach dem Marsche eine grössere Intensität des Lungenschattens.

Appetit war gestern im Quartier mässig.

Frequenz des Pulses 108; Rhythmus unregelmässig; Blutdruck 88.

3 Uhr 40 Min. nachm. 84, arhythmisch, klein. Blutdruck 68.

Knabe hat bei der hohen Temperatur des Tages den Weg nach Schnepfental — Steigung 100 m und bei 2 Ruhepausen, im ganzen 15500 Schritt — ohne besondere Beschwerden gut vertragen.

29. 7. 9 Uhr 10 Min. vorm. Elektrokardiogramm Nr. V vor und nach dem Marsche.

Vor dem Marsche: In der Horizontalen am Spitzenstoss deutliche Pulsation; Pulsfrequenz: 108 in der Minute: Pulswelle inäqual; nach einigen Kniebeugen ein wenig kräftiger: Frequenz 114; nach 2 Minuten Frequenz die gleiche. Pulswelle noch klein, inäqual.

Nachher: 3 Uhr 55 Min. nachm. In der Horizontalen Pulsfrequenz 102, Pulsation wenig sichtbar; Rhythmus irregulär; Puls klein, unregelmässig, inäqual. Im Stehen deutlichere Pulsation (Frémissement cataire). Frequenz 108; Puls klein; Rhythmus unregelmässig.

Knabe sieht noch blass aus, Wesen indes lebhafter; Appetit war heute morgens wieder besser; unterwegs nach dem Spiessberg wird das Frühstück mit ausgezeichnetem Appetit genommen. Auf dem immerhin schwierigen Terrain des heutigen Weges (mit Steigung um 380, Spiessberg 690 m über dem Meeresspiegel) befand sich der konstitutionell sowie durch den Zustand des Herzens in seiner Leistungsfähigkeit herabgesetzte Knabe ausserordentlich gut. Bei der Vermehrung der Atemgrösse im ansteigenden Terrain keine Beklemmungen, keine Dyspnoe, keine Schweisseruption.

Schrittzahl: 15800.

30. 7. 9—$9^1/_2$ Uhr vorm. Untersuchung: Knabe erholt sich sichtlich. Hautturgor besser, ebenso der Tonus der Muskulatur. Guter Appetit und in den letzten Nächten gleichmässiger Schlaf. Keine Zeichen von Uebermüdung nach dem gestrigen Marsche.

Bestimmung von Puls und Blutdruck, Urin, Hämoglobin und roten Blutkörperchen:

Vorher: Pulsfrequenz 108, Rhythmus unregelmässiger. Blutdruck 100; Urin frei von A. und S.; Hämoglobin 78; rote Blutkörperchen 3120000.

Nachher: 4 Uhr 10 Min. Pulsfrequenz 100, Blutdruck 104; Urin: frei; Hämoglobin 77; rote Blutkörperchen 2920000.

31. 7. 9 Uhr vorm. Untersuchung: Gutes Allgemeinbefinden. Die Besserung des Aussehens und des Kräftezustandes hält an.

Orthodiagramm Nr. 5. Vor dem Marsche und nachher. Namentlich ist nach dem Marsche am 31. 7. die Verkleinerung des rechten Ventrikeldurchmessers sowie des linken im Vergleich zur Figur vom 26. 7. früh sehr deutlich, sowie die Verkleinerung des linken Vorhofs und der Grenzen des linken Ventrikels oberhalb des Spitzenstosses.

3 Uhr 3 Min. nachm. Körpergewicht: 28,5 kg.

Nach der Rückkehr und Untersuchung: Luftbad.

Herzbefund: Lautes systolisches und diastolisches Geräusch über der Spitze und Mitralis und über den übrigen Ostien. Herzbreite nach der auskultatorischen Perkussion ermittelt: Durchmesser 11,5 cm, entsprechend dem Orthodiagramm.

Der heutige Marsch wurde gut vertragen. Keine Beschwerden bei der Steigung. Appetit auch unterwegs gut gewesen.

1. 8. Elektrokardiogramm Nr. V.

Puls 96, Blutdruck 94.

14. 8. Lautes systolisches und diastolisches Geräusch über der Spitze und Mitralis, leiser über den grossen Ostien. Puls von besserer Füllung, Rhythmus regelmässig; Frequenz 88 pro Minute, nach Kniebeugen 104, innerhalb 1 Minute heruntergehend auf 96. Spitzenstoss deutlich sichtbar, leichtes Frémissement. Untere Thoraxapertur in der Herzgegend nicht prominent.

Herzgrenze: 1 Querfinger ausserhalb des rechten Sternalrandes, oberer Rand der 4. Rippe, Mamillarlinie.

Maasse nach Ascher: 17,5; 18,75; 39; 26; 29; 64; 68; 59. Länge nackt 140 cm. Nacktgewicht 29,7 kg.

5. 9. Herzbefund entspricht den Feststellungen unter dem 14. 8. Indes ist die Pulsfrequenz ruhiger, 74—80 pro Minute, nach Arbeit (6 Kniebeugen) 96; Rhythmus regelmässig; gleichmässige Füllung des Radialrohres. Das präsystolische Schwirren über der Herzspitze (Frémissement cataire) noch deutlich fühlbar.

Knabe fühlt sich andauernd subjektiv besser, die Besserung prägt sich auch aus in dem Ausbleiben der früheren Depression, in der Aufheiterung des ganzen Wesens und in der Beständigkeit der Stimmung.

28. 9. Körpermaasse: 17,5; 18,75; 39,0; 26,0; 29,5; 64,0; 69,0; 58,0. Körpergrösse: 143 cm. Körpergewicht nackt 29,1 kg.

Knabe befindet sich zur Zeit in einer Indisposition und zwar wegen einer Verdauungsstörung.

Pulsfrequenz: 90 pro Minute, Rhythmus regelmässig, in der Horizontalen und im Stehen. Herzbefund: Spitzenstoss deutlich sichtbar, im Stehen epigastrische Pulsation, bei Palpation Schwirren. Ueber der Spitze und Mitralis das systolische und diastolische Geräusch unverändert. Thorax beiderseits symmetrisch, linke Hälfte nicht nach vorn vorgewölbt.

Blutdruck: 88; 90; 88 (drei Bestimmungen).

6. 11. Knabe hat sich von seiner letzten Magendarmstörung wieder erholt, hat in den beiden Wochen guten Appetit gehabt, ist ohne Beschwerden des Herzens und zeigt ein munteres Wesen und gutes Aussehen.

Nacktgewicht: 30,15 kg (+ 2 Pfd. 450 g = 4,2 pCt. des ursprünglichen Gewichtes).

Körpermaasse: 18,5; 19,0; 39,0; 26,0; 30,0; 65,0; 69,5; 59,0.

Körpergrösse: 144,5 cm.

Rote Blutkörperchen: 5000000.

Orthodiagramm L.: Rechter Ventrikel 5,2, linker Ventrikel 6,0 (vgl. Tabelle).

Gesamtdurchmesser = 11,2.

6. Arthur Helling, 5. 6. 1900, 13 Jahre alt.

Diagnose: Mitralinsuffizienz und Aortenstenose. Leichte Adipositas.

Anamnese: Knabe lief im 14. Monat. Flaschenkind. Masern, Keuchhusten im 6. Jahre, Lungenentzündung im 10. Jahre. Keine Herzleiden in der Familie. Im 11. Jahre die ersten Herzbeschwerden.

Status praesens vom 20. 7. 1913: Gut gebauter Knabe von reichlichem Fettpolster und gut entwickelter Muskulatur. Hautfalte weich, Turgor mässig, Muskeltonus herabgesetzt. Dem Muskelvolumen bzw. dem Umfange der Gliedmaassen entspricht nicht der Tonus. Aussehen frisch. In den letzten Monaten häufig Herzbeschwerden. Keine Verbreiterung der thorakalen Hautgefässe. Keine Zeichen von Skrofulose. Rachenring ohne Schwellungen. Knochenbau ohne rachitische Merkmale. Thorax von guter Wölbung; Atmungsweite beiderseits gleich. Nach der Röntgenuntersuchung bestehen zahlreiche Hilusdrüsen.

Herz: Spitzenstoss im Stehen nicht sichtbar; im 5. Interkostalraum, extramamillär, schwer fühlbar. An der Spitze ein lautes, schabendes systolisches Geräusch, das auch am übrigen Herzen hörbar ist, besonders stark aber im 2. Interkostalraum, rechts vom Sternum und nach rechts hin noch weiter zunimmt. 2. Pulmonalton > 2. Aortenton. Der 2. Aortenton ist kaum hörbar.

Puls wenig fühlbar; Frequenz in der Horizontalen 64 pro Minute, leicht unterdrückbar, im Stehen nach einer Minute 96 pro Minute, in dieser Frequenz 30 Sek. verbleibend; nach 7 Kniebeugen und 3maligem Herumgehen im Zimmer (50 Schritt) ansteigend auf 108. Nach $1^1/_2$ Minuten Frequenz zurückkehrend auf 90.

Herzgrenze: Rechter Sternalrand, unterer Rand der 3. Rippe, 1 Querfinger ausserhalb der Mamillarlinie.

Körpergrösse: 153 cm.

Körpergewicht: 46,1 kg.

Brustumfang: 74:78. Unterschenkel: 34.

Umfänge nach Ascher: 26,5; 24; 48; 34; 32; 74; 78; 73.

22. 7. Zahl der roten Blutkörperchen: 5100000. Blutdruck: 92.

Orthodiagramm M.: Starke Verbreiterung des linken Ventrikels. Rechter Ventrikel 3,6. Linker Ventrikel 8,0. Gesamtdurchmesser 11,6.

Elektrokardiogramm ε.

26. 7. Untersuchung 9 Uhr 10 Min. vorm. vor dem Marsch (cf. Plan und 1. Fall): Puls: Rhythmus unregelmässig, Frequenz 84 pro Minute. Blutdruck: 92.

Orthodiagramm: Nr. 6.

Nach dem Marsch 3 Uhr 10 Min. nachm. Gesichtsfarbe frisch; keine subjektiven Beschwerden. Kein Herzklopfen. Pulsfrequenz: 110. Blutdruck 80. Hämoglobin 75 pCt.

Orthodiagramm Nr. 6. Vergl. der Herzfiguren.

Bei der orthodiagraphischen Aufnahme deutliche Hilusdrüsen erkennbar.

27. 7. Elektrokardiogramm: No. VI vorher und nachher. Vor dem Marsche: Pulsfrequenz nach der ersten Steigung, d. h. nach 100 m, 30 Min. nach dem Abrücken 100. Nach der zweiten Steigung um weitere 70 m — Frequenz 108.

28. 7. $7^1/_2$ Uhr vorm. Appetit und Schlaf gut.

Untersuchung vor dem Marsch:

Orthodiagramm Nr. 6. Das Orthodiagramm zeigt deutliche Hilusdrüsen bei der Aufnahme. Dieselben sitzen dem linken Vorhof auf und machen mit demselben fast reitende Bewegungen.

9 Uhr 10 Min. Pulsfrequenz: 90, Rhythmus regelmässig; Blutdruck 108.

12 Uhr 30 Min. Puls nach dem Abstieg von 30 m des erreichten Totalanstieges von 100 m: 102, arhythmisch.

Nach der Rückkehr 3 Uhr 45 Min.: 78, Rhythmus unregelmässig; Blutdruck 76.

Orthodiagramm 6, nach dem Marsche.

29. 7. 7 Uhr 50 Min. vorm. Elektrokardiogramm Nr. VI.

Auskultatorischer Herzbefund wie früher.

Pulsfrequenz: In der Horizontalen deutliche Pulsation der linken Thoraxpartie weit über den Spitzenstoss; Puls klein und träge, regelmässig. Im Stehen Rhythmus regelmässig, Puls von besserer Spannung, Frequenz 102.

Nach dem Marsche: 3 Uhr 5 Min. nachm. In der Horizontalen Frequenz 72. Rhythmus unregelmässig, Pulswelle inäqual. Puls: klein, tardus. Kühle Hautdecke, besonders an den Extremitäten. Im Stehen Frequenz 112, regelmässig.

Knabe befindet sich subjektiv gut. Jegliches Anzeichen von Uebermüdung und Ueberanstrengung fehlt. Heutiger Weg auf dem Spiessberg (Steigung von 380 m) wird gut vertragen.

Nachtruhe war gut. Appetit gleichmässig; ruhiges Wesen, dem phlegmatischen Temperament entsprechend, jedoch heiterer Stimmung und Anregung nicht abgeneigt.

30. 7. 7 Uhr 30 Min. vorm. Untersuchung. Aussehen und Befinden gut. Guter Schlaf, keine subjektiven Herzbeschwerden, keine Beängstigungen vor dem Einschlafen.

Untersuchung von Urin, Blutdruck, Puls und Blutuntersuchung:

Vor dem Marsche: Puls 92, labil; Blutdruck 100, Urin frei von Albumen und Zucker.

Nach dem Marsche: Puls 96, Blutdruck 88, Urin frei von Albumen und Zucker.

31. 7. 8 Uhr 20 Min. vorm. Orthodiagramm No. 6 vorher und nachher.

Körpergewicht 46,8 kg.

Nach der Rückkehr und der Untersuchung: Luftbad (10 Minuten).

Nach dem Marsche: Herzbefund: Lautes, blasendes, langgezogenes, systolisches Geräusch über dem Sternum, weniger laut über der Spitze; im Epigastrium klingend. Das systolische Geräusch besonders stark auch über der Aorta hörbar. Die Herzbreite auf Grund der auskultatorischen Perkussion zu 11,5—12 cm ermittelt, entspricht dem Orthodiagramm. Pulswelle klein und träge.

Orthodiagramm No. 6.

1. 8. Nochmals Elektrokardiogramm No. VI.

4. 8. Körpergewicht 48,2 kg.

Umfang: Oberarm 27,00, Unterarm 24,50, Oberschenkel 50,50, Unterschenkel 35,50. Brustumfang: 76,5 (Exspiration), 81 (Inspiration), 74,5 Leibumfang, 33,0 Halsumfang. Länge 154 cm. Puls regelmässig, 74 pro Minute; Pulswelle klein und träge. Pulsation im Epigastrium. Spitzenstoss deutlicher als früher.

Orthodiagramm N.: Rechter Ventrikel 3,6 cm, linker Ventrikel 8,3 cm. Gesamtdurchmesser = 11,9.

12. 8. Knabe in Wesen und Haltung lebhafter als früher. Keine Klagen über subjektive Beschwerden. Keine Beschwerden während des Unterrichts. Aussehen vortrefflich. Schlaf gut. Appetit gleichmässig. Verdauung in Ordnung. Puls klein, tardus, Rhythmus regelmässig, Frequenz 84, nach Arbeit 96 pro Minute.

Auskultation im Liegen: Ueber der Mitralis hört man ein lautes, langgezogenes, klingendes, systolisches Geräusch, ebenso über der Aorta. 2. Aortenton kaum hörbar, 2. Pulmonalton gut zu hören. In der Horizontalen Herzaktion heruntergehend auf 64, Rhythmus regelmässig. An den Kruralarterien kein Geräusch.

29. 8. Allgemeinzustand, speziell das subjektive Befinden gleichmässig gut. Andauernd heitere Stimmung. Herzbeschwerden, Palpitationen, Kopfschmerz, Schwindel und andere Begleiterscheinungen sind nicht mehr aufgetreten.

Der Herzbefund entspricht den Angaben vom 12. 8. 13.

27. 9. Körpermaasse: 27; 25; 51; 36,5; 34; 77; 81; 76.

Körpergrösse 154 cm. Körpergewicht 50,1 kg.

Knabe befindet sich wohl. Es bestehen keine Beschwerden; keine Ektasien der Hautvenen des Brustkorbes; Puls von mässiger Füllung, tardus, nach Bewegung (direkt nach 10 Kniebeugen) weniger fühlbar. Rhythmus regelmässig; Frequenz 84 pro Minute, nach Arbeit 96 pro Minute. Danach geht die Frequenz ungefähr innerhalb 25 Sekunden zur ersten Frequenz zurück. Von 10 Sekunden zu 10 Sekunden gezählt, ergeben sich in der nachfolgenden Minute folgende Pulszahlen: 18, 18, 16, 16, 15, 14. Auskultatorischer und perkutorischer Befund unverändert geblieben.

26. 10. Körpergewicht: 50,4 kg (+ 8 Pfd. 300 g = 9,01 pCt. des ursprünglichen Gewichtes). Grösse: 154 cm. Umfänge: 27; 25,5; 51,5; 36; 34; 77: 82,5; 72. Blutdruck 82.

Herzbefund: In der Horizontalen epigastrische Pulsation sichtbar, indes umschrieben; Spitzenstoss kaum fühlbar. An der Spitze und über der Aorta ist das systolische Geräusch langgezogen, von klingendem Charakter. Rhythmus regelmässig, Puls ziemlich gut gefüllt. Im Stehen ist der Befund der gleiche. Atmung frei, costoabdominal, bei der Inspiration Ausweitung der unteren Apertur deutlich.

Aussehen: Gesichtsfarbe frisch, Blick lebhaft.

Subjektives Befinden vortrefflich, keine Beschwerden irgendwelcher Art.

Muskulatur von starkem Tonus, an den Schenkeln, Armen; die Bauchmuskulatur sowie die Rücken- und Brustmuskulatur (Atmungsmuskulatur, Sternocleidomastoidei, Scaleni) straff.

20. 11. Orthodiagramm O.: Rechter Ventrikel 4,0, linker Ventrikel 7,5. Gesamtdurchmesser = 11,5. Vgl. Orthodiagramm M u. N vom 22. 7. und 4. 8.

Zählung der roten Blutkörperchen: 5000000.

7. H. Schroeder, $12^1/_2$ Jahre alt.

Diagnose: Mitralinsuffizienz.

Anamnese: Mit 16 Monaten laufen gelernt. Flaschenkind. Masern, Windpocken. Hat sich gut entwickelt. Mehrfach Bronchitis durchgemacht. In der Familie kein Herzleiden vorgekommen. Bis Februar 1911 war der Herzbefund jederzeit normal. Ende Februar 1911 Unfall: Gehirnerschütterung, mehrfache Quetschungen des Brustkorbs und der Extremitäten davongetragen.

Status praesens vom 17. 7. 1913: Kräftig gebauter Knabe in gutem Ernährungszustand; Muskulatur ein wenig schlaff; keine Residuen früherer Rachitis, nirgends Drüsenschwellungen. Gesichtsfarbe blass, ferner ziemlich blass die sichtbaren Schleimhäute. Atmungsweite beider Brustkorbhälften gleich. Hautdecke lässt starke Nachwirkung mechanischer Reize erkennen (vasomotorische Erregbarkeit erhöht). Auch besteht eine starke Neigung zu psychischen Depressionen. Stimmungswechsel.

Herz: Spitzenstoss in der linken Brustwarzenlinie zwischen 5. und 6. Rippe verbreitert; 1. Ton an der Spitze unrein, verlängert, ein langgezogenes, weiches, systolisches Geräusch; 2. Ton über der Lungenschlagader lauter und stärker als der zweite Ton über der Aorta. Der Puls an der Radialarterie voll, links und rechts mit dem Spitzenstoss synchron, leicht unterdrückbar, beim Stehen Frequenz 92 pro Minute. Nach 2 Minuten dauernder Horizontallage fällt die Frequenz auf 80, nach wenigen schnellen Schritten steigt sie auf 120 und fällt nach 2 Minuten auf 80. Nach 8—10 Pulsschlägen fast regelmässig ein schwächerer Schlag.

Herzgrenzen: Relative Herzdämpfungsfigur nach rechts und links verbreitert. Rechts: Rechter Sternalrand, oben 4. Rippe, links Mamillarlinie.

Aetiologisch ist die Entstehung des Vitium cordis die Folge des schweren Traumas. — Nacktgewicht 41,500 kg.

Knabe hat die Reise nach Thüringen gut überstanden.

26. 7. Untersuchung 9 Uhr 20 Min. vorm. (cf. Plan und Fall I). Orthodiagramm Nr. 7 vor dem Marsch.

Puls 96, unregelmässig, etwas gespannt. Blutdruck 102.

Orthodiagramm Nr. 7 nach der Rückkehr 3 Uhr 10 Min.: Gesichtsfarbe frisch, Befinden nicht gestört durch Beschwerden des Herzens oder körperliche Mattigkeit.

Pulsfrequenz 114, Blutdruck 92, Hämoglobin 70.

27. 7. Elektrokardiogramm: Nr. VII vor dem Marsch und nach der Rückkehr. Nach der Steigung um 170 m in Etappen von 100 m und 70 m Pulsfrequenz 126; nach der ersten Steigung Rast von 15 Minuten. Keine Dyspnoe, keine Beängstigungen, keine Depressionen der Stimmung.

Blutzählung: 4390000.

28. 7. 9 Uhr 30 Min. vorm.: Aussehen und subjektives Befinden gut. Gleichmässige Nachtruhe. Keine Klagen über die Anstrengungen des vergangenen Tages.

Appetit gut, Verdauung in Ordnung. Orthodiagramm Nr. 7 vor dem Marsch und nachher. (Herzbreite 11 gegen 11,7 am Tage vorher.)

8 Uhr 50 Min.: Pulsfrequenz 96, Rhythmus regelmässig, Blutdruck 102.

11 Uhr: Nach einer Steigung um 70 m: Frequenz 96, Rhythmus unregelmässig.

3 Uhr 55 Min.: $^1/_2$ Stunde nach der Rückkehr 96, unregelmässig, mässig gefüllt, Blutdruck 76. Aussehen nicht schlechter, keine Mattigkeit, Blick lebhaft, Stimmung gleichmässig heiter.

29. 7. 7 Uhr 20 Min. vorm.: Vor und nach dem Marsch Elektrokardiogramm: Nr. VII. Untersuchung der Herzaktion und des Pulses in der Horizontalen und in aufrechter Haltung:

Vorher: 8 Uhr vorm. Pulsation in der Regio epigastrica und in der Gegend des Spitzenstosses deutlich, Rhythmus unregelmässig, Frequenz 90. 1 Minute nach dem Erheben aus der Horizontalen Frequenz 108—114, Pulswelle inäqual, Schlagfolge arhythmisch.

Nachher: 3 Uhr 17 Min. nachm. In der Horizontalen geringe Pulsation, Frequenz 96, Rhythmus irregulär, Pulswelle klein, im Stehen 114, Rhythmus irregulär, klein.

Keine Beschwerden, speziell keine Brustbeklemmungen auf dem Wege und nach der Rückkehr. Appetit gut und Verdauung ohne Störung. Die Steigung vom Kühlen Grund und vom Kühlen Thal nach dem Spiessberg betrug 380 m. Der Weg betrug im ganzen 9 km.

30. 7. 7 Uhr 50 Min. vorm.: Untersuchung.

Puls, Blutdruck und Urin vor und nach dem Marsch:

Vorher:		Nachher, 3 Uhr 35 Min. nachm.:	
Pulsfrequenz	100	Pulsfrequenz	80
Blutdruck.	101	Blutdruck	92
Urin frei von Albumen und Zucker		Urin frei von Albumen und Zucker	

Bestes Allgemeinbefinden. Keine Ermüdung auf dem Marsch.

31. 7. $8^1/_2$ Uhr vorm.: Orthodiagramm Nr. 7 vor dem Marsche und nachher: Rechter Ventrikel 4,2 cm, linker Ventrikel 6,8 cm, Gesamtdurchmesser 11,0. Nach dem Marsche: Rechter Ventrikel 4,2 cm, linker Ventrikel 6,8 cm, Gesamtdurchmesser 11 cm.

Die Gesamtdurchmesser gegenüber den anderen Werten derselben kleiner, im Vergleich zum Durchmesser vom 26. 7. früh um 1 cm zurückgegangen.

$3^1/_2$ Uhr: Körpergewicht: 42,900 kg.

Herzbefund: Spitzenstoss weniger verbreitert. Grenze linksseits auf Grund der auskultatorischen Perkussion zurückgegangen um 1 Querfinger, Durchmesser 11 cm. 1. Ton an der Spitze unrein. 2. Pulmonalton grösser als 2. Aortenton. Frequenz des Pulses 90, Rhythmus regelmässig, Pulswelle voll; nach Arbeit (7 Kniebeugen) 108, nach 1 Minute 90, zur ersten Frequenz zurückgekehrt.

1. 8. Allgemeinbefinden ausgezeichnet. Pulsfrequenz 108, Blutdruck 95; vereinzelt in den letzten Tagen vor der Nachtruhe Herzklopfen, im übrigen keine Beschwerden.

Letzter Tag der Exkursion.

20. 8. Gutes Allgemeinbefinden, keine Klagen über Herzbeschwerden oder Kopfschmerzen. Gleichmässige Nahrungsaufnahme, andauernd vergnügtere Stimmung. Herzdurchmesser mittels auskultatorischer Perkussion ermittelt = 11 cm.

10. 11. Körpergewicht: 48,700 kg. (+ 13 Pfund 200 g = 15,9 pCt. des ursprünglichen Gewichtes.)

8. Alexander Reichardt, geb. 11. 8. 1899, 14 Jahre alt.

Diagnose: Insufficientia valvulae mitralis.

Anamnese: Flaschenkind, lief erst Ende des zweiten Jahres, Masern, Scharlach. In der Familie keine Herzerkrankungen, auch nicht bei den Geschwistern. In dem letzten Jahre häufige schwere nervöse Erscheinungen, Schwindel, Uebelsein, Ohnmachtsanfälle, auch im Unterricht, Kopfschmerzen, Beklemmungen und Herzpalpitationen.

Status praesens vom 20. 8. 13: Gut entwickelter Körper von mässig kräftiger Muskulatur; Fettpolster mässig reichlich. Keine Drüsenschwellungen. Keine Narben. Gesichtsfarbe und Schleimhäute sehr blass. Keine Difformitäten am Knochenskelett, insbesondere auch nicht am Thorax. Derselbe gut gewölbt. Atmung normal, keine Tonsillarhypertrophie, keine adenoiden Vegetationen.

Herz: Spitzenstoss im 5. Interkostalraum fühlbar und sichtbar, bis in die Mamillarlinie. Kein Reiben (Frémissement) fühlbar.

An der Herzspitze, insbesondere über der Mitralklappe, ein dumpfes systolisches Geräusch; 2. Pulmonalton > 2. Aortenton. Puls in der Horizontalen 84, im Stehen 96. Im Liegen und in aufrechter Haltung, wobei das systolische Geräusch laut zu hören, ist die Herzaktion regelmässig.

Herzgrenze: Verbreitert nach rechts, $^1/_2$ Querfinger über den rechten Sternalrand; 4. Rippe, links $^1/_2$ Querfinger einwärts der Mamille.

Körpergrösse 150 cm, Nacktgewicht 37,5 kg.

Brustumfang: 60 : 74. Unterschenkel 30.

Umfänge: 19,5; 21,5; 43; 30; 31; 69; 74; 61.

26. 7. 9 Uhr vorm., vor dem Marsche: Pulsfrequenz 80; Rhythmus regelmässig, im Sitzen; Blutdruck 92.

Die gleiche Untersuchung nach der Rückkehr 3 Uhr nachm. unterbleibt, weil Knabe sogleich wegen allzugrossen Hungers im Quartier die Hauptmahlzeit eingenommen. Befinden gut; keine nennenswerte Müdigkeit. Hämoglobin 75.

27. 7. 9 Uhr 50 Min. vorm. vor dem Marsche: Elektrokardiogramm Nr. VIII.

Puls: Nach der zweiten Steigung (cf. Plan) Frequenz 120 in der Minute; weich; Rhythmus regelmässig, gleichmässig.

Rote Blutkörperchen: 3970000.

Orthodiagramm Nr. 8 vor der Marschleistung und nachher.

28. 7. Aussehen und Befinden gut. Knabe gibt an, dass seine sonst so häufigen Schwächezustände und in Berlin wiederholt aufgetretenen Schwindelanfälle in diesen Tagen der körperlichen Leistung gänzlich ausblieben. Auch keine Beschwerden, wie Kopfschmerzen, Herzklopfen u. a. trotz der hohen Tagestemperatur von 25—26° C. Kind erholt sich bereits sichtlich. Guter Schlaf; die vortreffliche Verpflegung wird gleichmässig vertragen.

7 Uhr vorm.: Untersuchung vor und nach dem Wege nach Schnepfenthal (cf. Plan). Orthodiagramm Nr. 8.

9 Uhr Puls: Frequenz 90; Rhythmus regelmässig, weich; Blutdruck 82.

11 Uhr: Nach der Steigung von 70 m: 108, arhythmisch.

12 Uhr 30 Min.: Nach der weiteren Steigung (nach 5 Minuten Ruhe) 108, klein.

3 Uhr 35 Min.: Nach der Rückkehr (30 Min. nachher): 96. Rhythmus regelmässig, Blutdruck 70.

29. 7. 8 Uhr 30 Min. vorm.: Untersuchung. Elektrokardiogramm Nr. VIII.

Knabe befindet sich wohl Gestriger Marsch gut bekommen. Tiefer Schlaf danach. Knabe erholt sich sichtlich, bekommt frische, volle Wangen. Heitere Stimmung. Bei vortrefflicher Witterung — nicht zu kühl und nicht zu warm — wird auch der Weg nach dem Spiessberg (cf. Plan) gut vertragen. Kein Uebelsein; Ohnmachtsanfälle bisher nicht beobachtet.

Feststellung der Herzaktion und Pulsfrequenz vorher und nachher:

9 Uhr vorm. Vorher: In der Horizontalen Frequenz 84, geringe Pulsation am Spitzenstoss erkennbar; nach Erhebung aus der Horizontalen Frequenz 100; Puls nach 3 Minuten an der Radialis gezählt 90 in der Minute.

3 Uhr 30 Min. nachm. Nachher: In der Horizontalen an der Herzspitze auskultiert 87, arhythmisch, inäqual; Radialpuls arhythmisch, klein; einzelne Erhebungen der Pulswelle fallen überhaupt aus. Im Stehen Pulsfrequenz 2 Minuten nach Erhebung aus der Horizontalen 84; Puls inäqual, klein.

30. 7. 9 Uhr 30 Min. Untersuchung.

Aussehen und Befinden wesentlich gebessert. Turgor der Hautdecke ein anderer; besserer Muskeltonus.

Puls, Blutdruck und Urin vor und nach der Wanderung:

Vorher:		Nachher, 3 Uhr 50 Min.:	
Pulsfrequenz	94	Pulsfrequenz	92
Blutdruck	88	Blutdruck	84
Urin frei von Albumen und Zucker		Urin frei von Albumen und Zucker	
Hämoglobin	78 pCt.	Hämoglobin	78 pCt.
Rote Blutkörperchen	3870000	Rote Blutkörperchen	3520000

31. 7. 8 Uhr 30 Min. vorm. Untersuchung.

Bestes Befinden. Keine Ermüdung von Bedeutung nach dem gestrigen Marsche.

Herzbefund: In der Horizontalen lautes systolisches Geräusch über der Spitze, über der Mitralis und den übrigen Ostien. Herzspitzenstoss innerhalb der Mamillarlinie, Herzgrenze durch auskultatorische Perkussion 11,5 (Durchmesser), dem Orthodiagramm entsprechend.

Orthodiagramm Nr. 8 vorher und nachher. Das Orthodiagramm vom 27. 7. früh und 31. 7 nachmittags innerhalb der Fehlergrenzen identisch. Indes bestehen Unterschiede zwischen den Herzfiguren vom 31. 7. früh und nachmittags. Der Durchmesser des Herzens ist früh 11,5 cm, nachmittags 10,75 cm.

Einzeldurchmesser des rechten Ventrikels 3,7, des linken Ventrikels 7,8 = 11,5 cm; Einzeldurchmesser des rechten Ventrikel nachmittags 3,9 cm, des linken Ventrikels 6,85 = 10,75 cm.

Wägung des Körpers $3^1/_2$ Uhr nachm.: 36,5 kg = 73 Pfund (Nacktgewicht).

1. 8. Der letzte Tag der Exkursion.

Letztes Elektrokardiogramm Nr. VIII.

Puls 92; Blutdruck 82.

Berlin, 4. 8. Körpergewicht (Nacktgewicht): 39,2 kg im Vergleich zum ursprünglichen Gewicht: + 3 Pfund 200 g (= 4,26 pCt.).

Umfänge: 20,5; 22,25; 30,5; 43,5; 32,75; 70; 75; 66.

Aussehen und Befinden ausgezeichnet, vor allem keine subjektiven Beschwerden. Die früher oft geklagten Schwächezustände, Kopfschmerzen, Schwindel, Ohnmachtsanfälle sind weder während des Aufenthaltes in Friedrichsroda, noch nach der Rückkehr von der Bewegungskur aufgetreten. Appetit auch weiterhin gut.

Herz: Weiches, systolisches Geräusch über der Spitze und Mitralis in der Horizontalen, weniger laut an den grossen Ostien. 2. Pulmonalton verstärkt. Das systolische Geräusch im Stehen weniger laut.

Puls regelmässig in der Horizontalen und im Stehen.

In ersterer Lage Frequenz 84, gut gefüllt; im Stehen 84; nach Bewegung (6 Kniebeugen, ein andermal 20 Schritt) Frequenz 96 pro Minute; nach 40 Sekunden auf 84 zurückgegangen.

12. 8. Messung des Brustkorbes ergibt: Breitendurchmesser 21,5. 1. Tiefendurchmesser 15,5; 2. Tiefendurchmesser 10,5.

Bestimmung des Lungenluftvolumens durch Spirometer nach Phoebus:

1. Bestimmung: 1600 ccm
2. " 1700 "
3. " 1500 "

Knabe im besten Allgemeinbefinden. Keine Beschwerden. Die früheren Zustände, wie Kopfschmerz, Schwindel, Uebelsein, Neigung zu Ohnmacht, Ohnmachtsanfälle selbst sind bisher gänzlich ausgeblieben. Stimmung vergnügt, fröhlich, nicht wechselnd.

26. 9. Subjektives Befinden sehr gut. Keine Klagen über Schwächezustände oder über Kopfschmerzen. Nachtruhe nicht gestört durch Beklemmung, Kopfdruck, Schwindel, Beängstigungen. Gleichmässiger Appetit. Weitere Hebung des Ernährungszustandes. Gesichtsfarbe frisch. Blick lebhaft.

Herzbefund: In der Horizontalen erster Ton an der Herzspitze von einem weichen Geräusch fast ganz überdeckt; 2. Pulmonalton grösser als 2. Aortenton. Puls regelmässig, von guter Füllung, 78 pro Minute; Töne über der Aorta und Pulmonalis rein. In den letzten Tagen einmal ein Schwächeanfall aufgetreten.

Im Stehen: Hebender Spitzenstoss im 5. Interkostalraum, 1. Ton an der Spitze nicht ganz rein; 2. Pulmonalton grösser als 2. Aortenton. Pulsfrequenz 84 pro Minute; Rhythmus regulär; Pulswelle von gleicher Höhe; Pulsfrequenz nach Arbeit 100 pro Minute, geht relativ schnell zur ursprünglichen Zahl herunter; von 10 zu 10 Sekunden gezählt: 20; 18; 18; 16; 16; 14.

Herzdurchmesser: 10—10,5 cm auf Grund der auskultatorischen Perkussion.

30. I. 1914. Nach dem leichten Schwächeanfall am Ende des Sommersemesters andauernd gutes Allgemeinbefinden. Während des ganzen Herbstes und des Winters kein Ohnmachtsanfall.

9. Felix Goetze, geb. 30. 5. 1900, 13 Jahre alt.

Diagnose: Herzneurose.

Anamnese: Masern, Angina, Lungenentzündung. Klagen über häufige subjektive Beschwerden, wie Brustbeklemmung, Herzpalpitationen. Sehr oft werden seit langer Zeit Schwächezustände beobachtet, Neigung zu Ohnmachtsanwandlungen.

Status praesens 19. 7. 1913: Gut entwickelter Körper von ziemlich reichlichem Fettpolster und straffer Muskulatur. Keine Drüsenschwellungen. Keine Difformitäten am Knochenbau. Keine Zyanose. Gesichtsfarbe blassrot. Hautgefässe am Brustkorb nicht verbreitert. Thorax gut gewölbt.

Herzspitzenstoss im 5. Interkostalraum in breiter Ausdehnung ziemlich deutlich sichtbar.

An der Spitze dumpfer erster Ton, 2. Pulmonalton = 2. Aortenton, aber 2. Aortenton etwas dumpfer. Puls in der Horizontalen sowie im Stehen 84, besonders in ersterer Lage arhythmisch (Extrasystolen); nach Arbeit (7 Kniebeugen) 108, nach 2 Minuten noch 96 pro Minute. Herzgrenze nicht verbreitert.

Nacktgewicht 36,7 kg; Grösse 146 cm.

Brustumfang 69 : 76. Unterschenkel 29,5.

Umfänge nach Ascher: 21; 22,5; 41; 29,5; 31,5; 69; 76; 62.

26. 7. 9 Uhr 30 Min. vorm. vor dem Abmarsch: Aussehen und Befinden gut. Puls 96, regelmässig. Blutdruck 94.

Knabe nimmt an der Wanderung teil, bleibt frei von Beschwerden, von Zeichen der Müdigkeit auf dem ganzen Wege. Rückkehr 6 Uhr 10 Min. nachm.

Keine Störungen des Allgemeinbefindens.

Puls 90. Blutdruck 88. Hämoglobin 78.

27. 7. Nachtruhe gut gewesen. Appetit gut.

Elektrokardiogramm Nr. IX vor und nach dem Marsch. Marschleistung (vgl. Plan und Angaben im 1. und 2. Krankenjournal) mit starker Steigung.

Puls nach der zweiten Steigung sofort gezählt: 96; kaum fühlbar, flatternd, inäqual. Subjektive Beschwerden, wie Atemnot, Blässe des Gesichts, Herzklopfen wurden nicht beobachtet bzw. angegeben.

Rote Blutkörperchen: 3460000.

28. 7. Nach Bericht gleichmässiger, ruhiger Schlaf in letzter Nacht. Die körperlichen Anstrengungen der ersten Tage gut vertragen. Appetit gut. Andauernd aufgeheiterte Stimmung. Orthodiagramm Nr. 9, 11 cm Herzbreite. Auf den Millimeter genaue Uebereinstimmung der Grösse des Orthodiagramms vor und nach dem Marsche. Elektrokardiogramm Nr. IX.

29. 7. Knabe befindet sich subjektiv wohl. Elektrokardiogramm Nr. IX.

Untersuchung der Herzaktion und des Radialpulses vor der Marschleistung 9 Uhr 30 Min. vorm.

Frequenz: In der Horizontalen 102, inäqual, mässige Pulsation; im Stehen 108.

Rhythmus an der Radialis unregelmässig. Pulswelle inäqual, klein; vorübergehend voller.

Nach dem Marsche 3 Uhr 20 Min. nachm.: In der Horizontalen 102, keine Dyspnoe, keine livide Verfärbung der Lippen, Ohren; Nase und Hände fühlen sich ein wenig kühl an.

Puls im Stehen, 2 Minuten nach dem Erheben des Körpers aus der horizontalen Lage, 86; Rhythmus unregelmässig.

Allgemeinbefinden dabei recht gut, keine Anzeichen von Erschöpfung. Appetit unterwegs vortrefflich gewesen.

30. 7. Puls, Blutdruck und Urin vor und nach dem Marsche.

Vor dem Marsche, 9 Uhr 30 Min. vorm.: Puls 80; Blutdruck 99; Urin frei von Eiweiss und Zucker.

Nach dem Marsche, 3 Uhr 45 Min. nachm.: Puls 100; Blutdruck 87; Urin frei von Eiweiss und Zucker.

31. 7. Knabe in gutem subjektivem Wohlbefinden nach dem gestrigen Marsche. Orthodiagramm Nr. 9.

Wie oben an anderer Stelle bereits erwähnt, ist die besondere Messung des rechten und linken Ventrikels vor und nach der Arbeit praktisch vielleicht kaum von Bedeutung. Sie soll jedoch als Beobachtungstatsache berichtet werden.

Wägung des Körpers, 3 Uhr 30 Min. nachm.: 37,5 kg.

Herzbefund: Töne dumpf, rein; Herzaktion nicht regelmässig, 104; Puls arhythmisch, inäqual.

Keine subjektiven Beschwerden. Vortreffliches Allgemeinbefinden.

1. 8. Letzter Tag der Exkursion: Puls 104; Blutdruck 88. Elektrokardiogramm Nr. IX.

Rückfahrt nach Berlin.

4. 8. Nacktgewicht: 37,8 kg. Knabe sieht ausgezeichnet aus, keine Beschwerden.

Umfänge nach Ascher: 21,5; 22,5; 29,5; 42,5; 32,5; 77,7; 63. Körpergrösse 148 cm.

Herztöne nicht dumpf, Herzaktion in der Horizontalen regelmässig, 84 pro Minute; im Stehen: Puls gleichmässig, ein wenig arhythmisch, 90 pro Minute.

30. 8. Aussehen und Befinden gut. Gesichtsfarbe frisch, ebenso die sichtbaren Schleimhäute. Wesen munter und lebhaft. Keine subjektiven Herzbeschwerden.

Herzbefund: In der Horizontalen Herztöne dumpf, aber rein, 2. Pulmonalton = 2. Aortenton. Epigastrische Pulsation wenig sichtbar. Puls regelmässig, gut gefüllt, 78 pro Minute. Im Stehen Herztöne rein, 2. Pulmonalton = 2. Aortenton; Spitzenstoss im 5. Interkostalraum sichtbar. Aktion regelmässig, 84 pro Minute, nach Arbeit 96; nach 30 Sekunden zur Normalzahl von 78 zurückgegangen.

27. 8. Umfänge nach Ascher: 22; 22,75; 43,5; 30; 32,5; 70,5; 78; 65.

Nacktgewicht: 38,5 kg.

Knabe macht ausgezeichnete Fortschritte in der Gesamtentwicklung: Gewichtsansatz bis gegenwärtig 3 Pfd. 300 g. Dem entsprechen die Veränderungen der Maasszahlen. Aussehen gut. Gesichtsfarbe frisch. Hautturgor und Muskeltonus wesentlich vermehrt.

2. 11. Knabe in vorzüglichem Aussehen und gutem Allgemeinbefinden.

Körpermaasse: 22; 22,75; 40; 30,5; 31,5; 70,5; 79; 67.

Nacktgewicht: 39,4 kg (+ 5 Pfd. 200 g = 7,1 pCt. des ursprünglichen Gewichtes). Grösse: 152 cm.

Herzbefund: Herztöne im Liegen und im Stehen rein, 2. Pulmonalton = 2. Aortenton. Rhythmus regelmässig, Pulswelle weich, Puls gut gefüllt. Blutdruck 82, zweite Bestimmung 80. Pulsfrequenz 80 pro Minute; nach Arbeit (7 Kniebeugen) 108. Rückkehr zur Normalfrequenz nach 45 Sekunden. Puls von 10 Sekunden zu 10 Sekunden gezählt: 18; 16; 15; 14; 14; 14.

10. Erich Warney, geb. 1. 7. 1900, 13 Jahre alt.

Diagnose: Neurosis cordis.

Anamnese: Mit 1 Jahr Laufen gelernt, $^5/_4$ Jahr an der Brust genährt. Masern, Diphtherie durchgemacht im 3. bzw. 5. Jahre. Keine Lungenleiden in der Familie. Seit $^1/_2$ Jahr häufig Herzklopfen und Stiche in der Herzgegend.

Status praesens vom 16. 7. 1913: Ziemlich kräftig gebaut, von leidlichem gutem Ernährungszustand, mässig entwickelter Muskulatur. Blässe der Gesichtsfarbe auffallend; keine Drüsenschwellungen am Hals, keine Adenoide. Thorax im oberen Teil mässig gut gewölbt, die Rippenbogen ein wenig eingezogen. Deutliche Anzeichen vasomotorischer Erregbarkeit der Hautdecke.

Herz: Spitzenstoss im 5. Interkostalraum sichtbar. Pulsfrequenz 84 pro Minute; Rhythmus im Stehen sowie in der Horizontalen nicht ganz regelmässig. Nach lebhafterer Bewegung Frequenz 96 in der Minute, nach $^1/_2$ Minute zur Norm zurückgekehrt.

Auskultation: 1. Ton an der Herzspitze dumpf, jedoch rein; Herzgrenzen normal.

Lungenbefund: frei.

Urin: frei von Albumen.

Körpergewicht: 33,2 kg (Nacktgewicht). Körperlänge: 150 cm.

Brustumfang: 68:73 cm. Unterschenkel: 28,5 cm.

Umfänge nach Ascher: 20; 20,5; 38,5; 28,5; 31; 68; 73; 60.

Der Knabe hat nach Camerer jun. bzw. nach v. Pirquet's Tabelle ein um 7,2 kg zu geringes Gewicht, die Grösse beträgt + 5 cm gegenüber der Sollgrösse von 145 cm.

Der Grösse von 150 cm entspricht ein Sollgewicht von 40,4 kg.

26. 7. Gestrige Fahrt gut überstanden. Erste Nacht in Friedrichsroda gut verbracht. Untersuchung $7^1/_2$ Uhr vorm. vor dem Marsch.

Befund des Zirkulationsapparates entspricht demjenigen vom 16. 7. in Berlin. Pulsfrequenz 84; Rhythmus regelmässig; Pulswelle klein; Blutdruck 105.

Nach der Rückkehr, 3 Uhr 10 Min. nachm.: Befinden gut gewesen. Keine Müdigkeit. Pulsfrequenz 102; Blutdruck 96; Hämoglobin 65 pCt.

27. 7. Elektrokardiogramm (Film) Nr. X. Puls auf dem Marsch gezählt, sogleich nach der zweiten Steigung: 108; Pulswelle voll, kräftig; Befinden gut; keine Ermattung.

Zahl der roten Blutkörperchen: 3480000.

28. 7. Untersuchung 9 Uhr vorm.: Gutes Allgemeinbefinden; Appetit ausserordentlich gesteigert; gleichmässiger Schlaf; keine Herzbeschwerden nach der gestrigen Leistung.

8 Uhr 40 Min. Pulsfrequenz 80, arhythmisch, von mässiger Füllung, weich; Blutdruck 86.

11 Uhr. Unterwegs nach Steigung (70 m) Frequenz 84; Rhythmus unregelmässig.

4 Uhr. Nach der Rückkehr (1 Stunde nach derselben) Frequenz 78; Blutdruck 82.

Allgemeinbefinden trotz der Anstrengung und grossen Wärme nicht beeinträchtigt. Appetit bei der Rückkehr vorzüglich.

29. 7. 7 Uhr 30 vorm. Untersuchung.

Elektrokardiogramm (Film) No. X. Herzaktion und Puls vor und nach dem Marsch.

Vorher: In der Horizontalen, an der Herzspitze gezählt, 80 in der Minute, Rhythmus irregulär; Puls an der Radialarterie 80, Pulswelle klein, eine Minute nach der Erhebung des Körpers aus der horizontalen Lage ist die Frequenz an der Herzspitze auskultiert — 120, 2. Ton an der Herzspitze und Mitralis klappend, Rhythmus irregulär, nach 3 Minuten 100, Rhythmus noch irregulär, Pulswelle inäqual, weich.

Nachher: In der Horizontalen in der Regio epigastrica sowie am Spitzenstoss leichte Pulsation; Prequenz 78, Rhythmus regelmässig, Puls klein; im Stehen Frequenz 90, Fulswelle klein, Rhythmus regelmässig.

Gutes Allgemeinbefinden, gleichmässig tiefer Schlaf. Nahrungsaufnahme entsprechend der vermehrten Muskelarbeit. Verpflegung weiterhin ganz ausgezeichnet.

30. 7. $9^1/_4$ Uhr vorm.: Untersuchung.

Puls, Blutdruck und Urin vor und nach dem Marsch:

Vorher:	Nachher:
Pulsfrequenz 80 pro Minute,	Pulsfrequenz 82 pro Minute,
Blutdruck 103,	Blutdruck 99,
Urin frei von Albumen und Zucker.	Urin frei von Albumen und Zucker.

31. 7. $7^1/_2$—$9^1/_2$ Uhr vorm. Untersuchung. Bestes Allgemeinbefinden; vortrefflicher Appetit.

Orthodiagramm Nr. 10 vorher und nachher. Wägung des Körpers $3^1/_2$ Uhr: 66 Pfd. 400 g (Nacktgewicht).

Herzbefund 3 Uhr 40 Min. nachm.:

1. Ton an der Spitze rein, etwas dumpf. 2. Pulmonalton = 2. Aortenton. Keine Unregelmässigkeit der Herzaktion. Spitzenstoss sichtbar im 5. Interkostalraum einwärts der Mamilla. Frequenz des Pulses 90.

1. 8. Der letzte Tag der Exkursion. Letztes Elektrokardiogramm.

Am heutigen Tage wurden nur bei einzelnen Teilnehmern Puls und Blutdruck bestimmt.

Berlin, 4. 8. Nacktgewicht: 35,300 kg = 70 Pfund 300 g.

Umfang: Oberarm 20,25, Unterarm 22, Oberschenkel 39,5, Unterschenkel 28, Hals 31,5.

Vortreffliches Wohlbefinden.

Pulsfrequenz 84, Rhythmus regelmässig; Herzbefund wie am 31. 7.

Brustumfang: 68,25 : 74,5; Leibumfang: 62,5.

Thorax von zweifellos besserer Wölbung, vor allem wegen der gebesserten straffen Körperhaltung (Vermehrung des Muskeltonus der Rückenmuskeln und der Atmungsmuskulatur). Bauchdeckenwandung ein wenig sich vorwölbend, Tonus der Thorax- und Bauchdeckenmuskulatur gebessert. Auch die Muskulatur der unteren und oberen Extremitäten ebenfalls von besserem Tonus. Guter Ernährungszustand. Hautdecke reagiert auf mechanischen Reiz (Streichen) nicht mit Dilatation der betreffenden Gefässbezirke.

13. 8. Die vorgenannten Maasse gegenüber den Werten vom 4. 8. nicht weiter verändert.

Die heutige Vornahme der Thoraxmessung mittels Tasterzirkels ergibt die Werte 22,5 cm, 15 cm, 10 cm: Breitendurchmesser 22,5; 1. Tiefendurchmesser 15 cm, 2. Tiefendurchmesser 10 cm.

Spirometer-Bestimmung ergibt in drei Untersuchungen die Luftmengen: 1500 ccm, 1700 ccm, 1500 ccm.

Aussehen frisch, Befinden gut.

Pulsfrequenz 74, Rhythmus regelmässig, Pulswelle gleichmässig. 1. Ton an der Spitze dumpf, kein Geräusch vernehmbar; 2. Pulmonalton nicht akzentuiert.

Keine subjektiven Herzbeschwerden. Verdauung ohne Störungen, guter Appetit. Andauernd heitere Stimmung.

7. 9. Knabe fühlt sich wohl, ist frei von Herzbeschwerden. Herztöne laut, rein; keine Unregelmässigkeit des Pulses, Frequenz 78 pro Minute, nach Arbeit 96 pro Minute. In der Minute von 10 Sekunden zu 10 Sekunden gezählt, geht die Frequenz in folgender Weise herunter: 20, 18, 18, 16, 14, 12.

Ernährungszustand bessert sich weiter schon nach dem Augenschein.

25. 9. Körpermaasse. Umfänge nach Ascher: 21; 22; 41,5; 29; 32; 66; 74,5; 63.

Körpergrösse: 152 cm.

Gewicht: 36,100 kg (+ 7 Pfd. 50 g = 11,3 pCt. des anfänglichen Gewichtes).

26. 10. Blutdruck: 88. Umfänge: 21; 22; 41,5; 30; 32; 66; 74,5; 62.

Körpergrösse: 152 cm. Körpergewicht: 36,750 kg (Nacktgewicht).

Spirometer: 1500, 1800, 1800 ccm (drei Bestimmungen).

Thoraxmessung: Breitendurchmesser 22,5, 1. Tiefendurchmesser 15, 2. Tiefendurchmesser 10 cm.

Zählung der roten Blutkörperchen: 4320000.

11. Willy Wierczejewski, geb. den 26. 9. 1899, 13½ Jahre alt.

Diagnose: Arhythmia cordis.

Anamnese: Knabe lernte im 15. Monat laufen, hat 4 Monate Brustnahrung erhalten. Masern im 2. Jahr, Lungenentzündung im 3. Jahr, Scharlach im 5. Jahr. Im 10. Jahr Blinddarmentzündung, durch interne Behandlung geheilt. Seitdem bis in die letzte Zeit mehrfach Herzbeschwerden. Stiche in der Seite, Herzklopfen.

Status praesens vom 15. 7. 1913: Zartgebauter Knabe von mässigem Ernährungszustand und schwacher Muskulatur; Knochenbau ohne rhachitische Veränderungen. Nasenatmung nicht ganz frei; leichte Adenoide, sonst keine Anzeichen von Skrophulose. Thorax wenig gewölbt, symmetrisch, an der Atmung beiderseits gleich beteiligt. Subjektive Beschwerden, Kopfschmerzen und Schwindel bei der Untersuchung.

Herz: Spitzenstoss im V. Interkostalraum fühlbar, einwärts der Mamillarlinie. Puls in der Horizontalen 78; 2. Pulmonalton = 2. Aortenton; stehend 84, Rhythmus irregulär; nach 7 Kniebeugen 120, sehr langsam zur Norm zurückkehrend; Frequenz noch nach 50 Min. 96.

Auskultation: 1. Ton an der Spitze im Liegen und im Stehen nicht ganz rein, 2. Pulmonalton gleich dem 2. Aortenton.

Herzgrenze: Medianlinie, 4. Rippe ½ Querfinger einwärts der Mamillarlinie. Lungenbefund ohne Besonderheit Urin: 0.

Körpergewicht vom 3. 7. 1913: 31,650 kg (Nacktgewicht).

Der Grösse von 146 cm entspricht ein Sollgewicht von 38,000 kg der Knabe steht also demselben gegenüber um **6,350** kg, also um 13 Pfd. zurück.

Länge: 146 cm. Brustumfang: 66 : 69. Unterschenkel: 29,5.

Umfang nach Ascher: 19; 19,5; 39,5; 28,5; 30; 66; 69; 56,5.

26. 7. Aussehen und Befinden gut. Keine Beschwerden. Schlaf gut gewesen nach der gestrigen Bahnfahrt.

Untersuchung vor dem Abmarsch: $7^1/_2$ Uhr vorm.

Pulsfrequenz: 84, Rhythmus unregelmässig, gut gefüllt; Blutdruck 102.

Nach der Rückkehr: 3 Uhr 10 Min. nachm. Frequenz des Pulses: 104, Blutdruck: 84, Hämoglobin: 75.

27. 7. $7^1/_2$ Uhr vorm. Elektrokardiogromm (Film) Nr. XI. Pulsfrequenz nach der ersten Steigung: 108, Rhythmus regelmässig; nach der zweiten Steigung sogleich gezählt 124; voll und kräftig.

Rote Blutkörperchen: 4330000.

28. 7. 8 Uhr 30 Min. vorm. Gutes Befinden und gesteigerter Appetit; letzterer unterwegs sowie nach der Rückkehr gestern und heute vorzüglich.

Untersuchung:

9 Uhr 20 Min.	Puls: Frequenz 96, Pulswelle weich, gut gefüllt, Rhythmus regelmässig, Blutdruck 98.
12 „ 30 „	108, regelmässig.
4 „	95, regelmässig ($^3/_4$ Stunde nach der Ankunft in der Anstalt). Blutdruck 88. Allgemeinbefinden gut.

Keine Klagen über Mattigkeit.

29. 7. Untersuchung 9 Uhr vorm.: Elektrokardiogramm vor und nach der Tour nach dem Spiessberg (690 m, 380 m über dem Tal, Herzogsweg): (Film) Nr. XI. Prüfung der Herzaktion vor und nach dem Marsche.

Vorher: Frequenz in der Horizontalen am Herzen auskultiert, 90. In der Nähe der Herzspitze keine Pulsation, Radialpuls mässig kräftig. Im Stehen leichte Pulsation unterhalb des Manubrium sterni; 1 Minute nach Erhebung aus der Horizontalen Pulsfrequenz 90, Rhythmus regelmässig.

Nachher 3 Uhr 25 Min. nachm.: Frequenz an Herzspitze in der Horizontalen 90 pro Minute, Rhythmus unregelmässig; im Stehen Frequenz 96, Puls an der Radialarterie klein, unregelmässig, inäqual. Hautturgor nicht mehr so gering.

Knabe erholt sich zusehends. Appetit gleichmässig ansteigend; tiefer Schlaf; keine Beschwerden in der Schenkelmuskulatur. Füsse nicht wund gelaufen.

30. 7. $9^1/_2$ Uhr vorm.: Untersuchung.

Puls, Blutdruck und Urin:

Vorher:	Nachher:
Pulsfrequenz 98,	3 Uhr 50 Min. Pulsfrequenz 104,
Blutdruck 102,	Blutdruck 98,
Urin frei von Albumen und Zucker.	Urin frei von Albumen und Zucker.

Knabe ist vergnügt und munter.

31. 7. $9^1/_4$ Uhr vorm.: Untersuchung.

Bestes Allgemeinbefinden. Keine Beschwerden nach dem gestrigen Marsch.

Orthodiagramm Nr. 11 vor und nach der Wanderung. Herzbreite 10 cm. Die beiden Orthodiagramme identisch.

$3^1/_2$ Uhr. Wägung des Körpers: 31,400 kg = 62 Pfd. 400 g.

3 Uhr 40 Min. Herzbefund: 1. Ton an der Spitze rein, 2. Pulmonalton = 2. Aortenton. Puls 88, Rhythmus regelmässig; Radialrohr von guter Füllung, weich.

1. 8. Der letzte Tag der Exkursion. Letztes Elektrokardiogramm. Knabe hat sich bis zur heutigen Rückkehr nach Berlin vortrefflich erholt.

4. 8. Erste Untersuchung nach der Ankunft in Berlin. Messungen und Wägungen.

Gewicht: 32,550 kg = 65 Pfd. 50 g.

Umfang: Oberarm 19, Unterarm 19,5, Oberschenkel 40, Hals 30,5, Brust (Exspiration) 67, (Inspiration) 70,5, Bauch 58,5.

Durchmesser des Thorax: Breitendurchmesser in der Höhe der Mamilla (mittlere Axillarlinie) 21 cm.

Tiefendurchmesser, Höhe dicht oberhalb des Processus xiphoideus gemessen (Höhe der Mamillen): 15 cm.

Tiefendurchmesser am oberen Rand des Manubrium sterni gemessen: 10,5 cm.

Spirometrische Bestimmung des Lungenluftvolumens, 3 Bestimmungen: 1. Best. 1150, 2. Best. 1400, 3. Best. 1250.

Ausgezeichnetes Wohlbefinden. Keine nervösen Beschwerden mehr, wie vor der Terrainkur. Fröhliche, heitere Stimmung.

Herzbefund: In der Horizontalen geringe Pulsation im Epigastrium; Herzaktion regelmässig; Herztöne laut, 1. Ton an der Spitze rein; 2. Pulmonalton = 2. Aortenton. Herztöne über den grossen Ostien rein. Während längerer Kontrolle des Pulses kein unregelmässiger Schlag. Im Stehen epigastrische Pulsation etwas lebhafter. Pulsfrequenz 84, Puls gut gefüllt, gleichmässig, Puls nicht arhythmisch, wie vor und während der Terrainkur.

Nach 6 Kniebeugen Frequenz anschnellend auf 96 pro Minute; nach 30 Sekunden wieder auf 84 zurückgekehrt.

3. 9. Bestes Allgemeinbefinden. Weitere Besserung des Ernährungszustandes. Keine subjektiven Herzbeschwerden.

Herzbefund: Herzgrenzen normal. Im Liegen: Herztöne etwas dumpf, indes rein. 2. Pulmonalton = 2. Aortenton. Rhythmus der Herzaktion nicht ganz regelmässig; Pulsfrequenz 84 pro Minute. Im Stehen: Frequenz 90 pro Minute; Rhythmus regelmässig, Puls von guter Füllung. Nach Arbeit: 108 in der Minute, von 10 Sekunden zu 10 Sekunden gezählt, 20, 18, 18, 16, 14, 14; nach 45 Minuten zur Normalzahl zurückgekehrt.

Aussehen und Befinden gut. Appetit gut. Lungenbefund ohne Besonderheit.

Dem Knaben ist es erheblich besser gegangen wie vor der Reise.

26. 9. Gewicht 33,250 kg (+ 3 Pfd. 100 g = 4,1 pCt. des anfänglichen Gewichtes.) Grösse: 147,5 cm.

Umfänge: 20; 20; 40,5; 28; 30,5; 67; 70,5; 60.

Herzbefund: Im Liegen Herztöne dumpf, indes rein. Pulsfrequenz 78 pro Minute; Rhythmus regelmässig; im Stehen bei vollkommen reinen Tönen 84 pro Minute, regelmässig, von guter Füllung. Nach Arbeit (10 Kniebeugen) 100, regelmässig; von 10 Sekunden zu 10 Sekunden gezählt: 18, 18, 16, 14, 14, 14.

Die Pulszahl nach 30 Sekunden zur Normalzahl zurückgegangen.

12. Hugo Caspar, geb. 1. 6. 1900, 13 Jahre alt.

Diagnose: Neurosis cordis. Schwäche des linken Myokards.

Anamnese: Lernte laufen mit $1^1/_4$ Jahr; Flaschenkind. Im 2. und 8. Jahre Rachenwucherungen operativ entfernt. Im 7. Jahr Masern. Herzleiden in der Familie nicht vorgekommen.

Status praesens vom 18. 7. 13: Gut entwickelter Knabe; Fettpolster ziemlich reichlich, guter Muskeltonus. Keine Difformitäten am Knochenskelett. Keine Anzeichen von Skrofulose; keine Drüsenschwellungen; Schleimhäute von frischroter Farbe. Stimme klar; Atmung regulär, nicht behindert; beide Thoraxhälften symmetrisch; Thorax gut gewölbt, Schultergürtel straff. Herzspitzenstoss kaum sichtbar, indes fühlbar.

Puls: In der Horizontalen 84 pro Minute, nicht völlig regulär. In der Horizontalen 1. Ton an der Spitze klappend; 2. Pulmonalton nicht akzentuiert. Im Stehen 66, nicht regulär. Nach 7 Kniebeugen 108; in 40 Sekunden zur Norm zurückgekehrt.

Herzgrenze: Rechter Sternalrand, 4. Rippe, oberer Rand, 1 Querfinger ausserhalb der Mamillarlinie.

Lungenbefund: Ohne pathologische Erscheinungen.

Urin: Frei von Albumen.

Körpergewicht: (Nacktgewicht) 43,2 kg.

Körperlänge: 1,57 m. Brustumfang: 71 : 76.

Unterschenkel: 31,5.

Umfänge (nach Ascher): 21; 22; 44; 31,5; 31; 71 : 76; 70.

Die Körpergrösse von 1,57 m übertrifft die Normalgrösse nach Camerer und von Pirquet um 12 cm; dieser Grösse (157 cm) entspricht aber ein Gewicht von 45,000 kg. Der Knabe steht 1,800 kg unter dem Sollgewicht.

Untersuchung vor dem Marsch 8 Uhr 30 Min. vorm.: Pulsfrequenz 84, Rhythmus regelmässig. Blutdruck 98.

Nach der Rückkehr 3 Uhr 10 Min. nachm.: Frequenz 102; Blutdruck 104; Hämoglobin 78.

27. 7. 9 Uhr 20 Min. vorm. Elektrokardiogramm (Film): Nr. XII vor und nach dem Marsch. Marschleistung: cf. I. und II. Fall.

Rückkehr 12 Uhr 10 Min. nachm. Keine Mattigkeit.

Nach der zweiten Steigung Pulsfrequenz 120; Puls von guter Füllung, weich, Rhythmus regelmässig. Rote Blutkörperchen: 3800000.

28. 7. Heitere Stimmung. Appetit gut.

9 Uhr 10 Min. vorm. Untersuchung: Orthodiagramm Nr. 12.

9 Uhr 25 Min. Pulsfrequenz 84, Rhythmus regelmässig, weich, Blutdruck 98.

4 Uhr 10 Min. nachm. Nach der Rückkehr (1 Stunde darnach): Frequenz 90, Rhythmus regelmässig, Blutdruck 78.

Unterwegs wird das Frühstück mit Heisshunger verzehrt. Nach der Rast auf dem immerhin anstrengenden Wege Wesen frisch und munter.

29. 7. Elektrokardiogramm vor und nach der Tour: (Film) Nr. IV. Kontrolle des Pulses und der Herzaktion in verschiedener Körperstellung.

9 Uhr 10 Min. vorm. Vorher: In der Horizontalen geringe epigastrische Pulsation, Aktion am Herzen auskultiert. Frequenz 84, Puls gut gefüllt, regelmässig, nach dem Erheben aus der Horizontalen 120, bleibt auf dieser Höhe nach 6 Kniebeugen, Rhythmus regelmässig, geht erst nach $2^1/_2$ Minuten auf die anfangs beobachtete Zahl von 84 zurück.

3 Uhr 15 Min. nachm. Nachher: In der Horizontalen epigastrische Pulsation, lebhafter als des Morgens; Puls klein, Rhythmus unregelmässig, Frequenz 90; im Stehen von besserer Füllung; 2 Minuten nach dem Erheben aus der horizontalen Körperlage 96, Rhythmus unregelmässig.

Keine subjektiven Beschwerden. Befinden war unterwegs ausgezeichnet.

30. 7. 9 Uhr nachm. Untersuchung: Puls und Blutdruck mit Urin:

Vorher:		Nachher:	
Pulsfrequenz	104	Pulsfrequenz	96
Blutdruck	96	Blutdruck	90
Urin frei von Albumen und Zucker		Urin frei von Albumen und Zucker	

31. 7. 7 Uhr 30 Min. vorm. Untersuchung. Knabe hat sich weiter gut erholt. Hautturgor gebessert, straffe Muskulatur. Keine Beschwerden nach dem gestrigen Marsche. Orthodiagramm Nr. 12, vor und nach dem Marsche.

3 Uhr 30 Min. vorm. Wägung des Körpers: 85 Pfund 200 g (Nacktgewicht).

Herzbefund: 1. Ton an der Spitze klappend, 2. Pulmonalton = 2. Aortenton.

Pulsfrequenz in der Horizontalen 84, Rhythmus regelmässig; Gefässrohr mässig gefüllt; Frequenz im Stehen 96, Rhythmus regelmässig.

Heutiger Marsch ohne Beschwerden überwunden.

1. 8. Der letzte Tag der Exkursion.

Elektrokardiogramm Nr. XII. Knabe sieht sehr gut aus.

Pulsfrequenz 100, Blutdruck 82.

Berlin, 4. 8. Körpergewicht: 34,750 kg = + 3 Pfund 50 g. Länge 159,5 cm.

Umfänge: Oberarm 21,5; Unterarm 22,75; Oberschenkel 46,5; Unterschenkel 32,75; Hals 32,5; Leib 72 cm; Brustumfang 72 : 77.

Knabe in ausgezeichnetem Wohlbefinden. Puls 90, ein wenig arhythmisch, von guter Füllung, in horizontaler Lage 84; arhythmisch. Thorax gut gewölbt, Abdomen von guter Wandspannung. Keine epigastrische Pulsation im Stehen sowie in der Horizontalen. Muskulatur straff, insbesondere der Extremitäten, sowie die Rückenmuskulatur.

Die Zunahme der genannten Maasse der Körperkonstitution entspricht dem Anstieg des Gewichtes.

25. 8. Dem Knaben geht es gut, er klagt nicht über Beschwerden.

Herzbefund: Im Liegen: 1. Ton an der Herzspitze unrein, häufig durch ein feines, weiches systolisches Geräusch überdeckt, 1. Ton oft auch klappend. 2. Pulmonalton = 2. Aortenton. Pulsfrequenz 78, regelmässig. Puls gut gefüllt; nach Arbeit 96, nach 30 Sekunden zur Norm zurück.

Im Stehen: 1. Ton am Herzen nicht rein, 2. Pulmonalton kaum grösser als 2. Aortenton; Spitzenstoss kaum sichtbar, fühlbar im V. Interkostalraum. Pulsfrequenz 84, Rhythmus völlig regelmässig.

24. 9. Körpergewicht: 46,700 kg, Kleidung = 1,000 kg.

Nacktgewicht 45,700 kg. Körperlänge 160,5 (absolut).

Umfänge: Oberschenkel 46,5; Unterschenkel 33; Oberarm 22,5; Unterarm 23; Hals 33; Exspiration 72; Inspiration 77,5; Leib 73 cm.

Knabe sieht vortrefflich aus. Subjektives Wohlbefinden. Nur bei starken Anstrengungen Herzklopfen; keine anderen Erscheinungen seitens des Herzens. Ernährungszustand gut, reichliches Fettpolster. Straffer Muskeltonus, insbesondere der Schenkel- und Armmuskulatur; auch die Erhöhung des Muskeltonus der Atmungsmuskulatur ist zu erwähnen.

Der Herzbefund entspricht im wesentlichen den Angaben unter dem 25.8.:

Im Liegen: 1. Ton an der Herzspitze unrein, klappend; 2. Ton rein. 2. Pulmonalton = 2. Aortenton. Pulsfrequenz 80, Rhythmus regelmässig; Radialrohr gut gefüllt. Nach Arbeit 100, indes die ersten Schläge weisen geringere Füllung des Radialrohres auf.

Im Stehen: Herzspitzenstoss kaum sichtbar, auch in der Regio epigastrica; 1. Ton an der Spitze nicht rein, klappend; 2. Pulmonalton wenig akzentuiert. Pulsfrequenz 84, Rhythmus regelmässig, Pulswelle gleichmässig, gute Füllung.

Herzgrenzen: Rechter Sternalrand, oberer Rand der 4. Rippe, 1 Querfinger ausserhalb der Mamillarlinie.

Berlin, 20. 10. Körpermaasse, Umfänge: 22,5; 23,0; 46,5; 33,0; 33,0; 72,0; 77,5; 68. Grösse 160,5 cm.

Aussehen und Befinden ausgezeichnet. Muskulatur von gutem Tonus.

Herzbefund: 1. Ton an der Spitze unrein, klappend; 2. Ton rein. 2. Pulmonalton im Liegen = 2. Aortenton. Geringe Pulsation im Epigastrium; im Stehen deutlicher. Rhythmus: im Liegen und im Stehen regelmässig.

Blutdruck 86, in einer zweiten Bestimmung 83.

Gewicht 45,700 kg (Nacktgewicht) (+ 5 Pfund = 5,8 pCt. des anfänglichen Körpergewichtes).

20. 11. Röntgenaufnahme. Zählung der roten Blutkörperchen 3960000.

Die Krankengeschichten der einzelnen herzkranken Kinder sollen nach dem Bericht der übrigen Ergebnisse in einer besonderen zusammenfassenden Epikrise auf Grund des gesamten Materials erörtert werden.

Dabei werden u. a. auch die Orthodiagramme, die Herr Professor Dr. Grumnach in dem röntgenologischen Institut der Kgl. Universität in Gemeinschaft mit Professor Bickel und mir vorgenommen hat, im Zusammenhang mit den Aufnahmen in Thüringen besprochen werden müssen.

In den folgenden beiden Kapiteln werden zunächst die während der Exkursion zur Anwendung gelangten speziellen Untersuchungsmethoden und deren Resultate von den Herren Kollegen Bieling und Spinak berichtet. Ferner werden die psychologischen Beobachtungen der herzkranken Kinder in einem grösseren Kapitel (VII) von E. Wienecke dargestellt werden. Es schien im Interesse des Verständnisses erwünscht, die gesamten Krankengeschichten erst nach dem Bericht der übrigen Resultate in einer zusammenfassenden Epikrise zu diskutieren.

H. Roeder.

Literatur.

Camerer sen., Untersuchungen über Massen- und Längenwachstum der Kinder. Jahrb. f. Kinderheilk. Bd. 36.

Camerer jun., Ueber Gewichts- und Längenwachstum. Handb. d. Kinderheilkunde von Pfaundler-Schlossmann. Leipzig, J. C. Vogel, 1906. Bd. 1. 1. Hälfte.

Frh. von Pirquet, Bestimmung von Wachstum und Ernährungszustand bei Kindern. Zeitschr. f. Kinderheilk. 1913.

Ascher, Versuch einer Konstitutions-Statistik. Planmässige Gesundheitsfürsorge für die Jugend bis zur Militärzeit. Bd. II. 1. Heft der Veröffentlichungen der Medizinalabteilung des Ministeriums des Innern.

Quételet, L'anthropométrie ou mesure des différentes facultés de l'homme. Brüssel 1871.

Gottstein, Disposition zur Anlage an Tuberkulose. Internationaler Kongress für Versicherungsmedizin. 1905. Diskussionsbemerkung. — Handbuch der Tuberkulose von Schroeder und Blumenfeld. Neuauflage. Teil II.

Pfaundler, Zur Beurteilung der Konstitution. Münchener med. Wochenschr. 1912. Nr. 19.

Pignet, Ein Verfahren zur Beurteilung der Körperkonstitution Wehrpflichtiger. Zitiert nach den Mitteilungen des Deutschen Vereins für Schulgesundheitspflege. 1912. 6.

Meinshausen, Weitere Beiträge zur Wertung des Pignet'schen Verfahrens. Arch. f. soziale Hygiene. Bd. 7. H. 3.

G. Simon, Untersuchungen an wehrpflichtigen jungen Badensern nach dem Pignet'schen Verfahren. Arch. f. soziale Hygiene. Bd. 7. H. 2.

H. Spiegelberg, Sanatoriumsbehandlung bei Kindern. Vortrag in der Münchener Gesellschaft für Kinderheilkunde am 20. Juni 1913. Aerztl. Rundschau. München, O. Gmelin.

G. Tugendreich, Fürsorge für das Kleinkinderalter. Handb. d. Hygiene von Prof. Dr. Th. Weyl. Leipzig, Ambrosius Barth, 1912.

J. Kaup, Die Ernährungsverhältnisse der Volksschulkinder. Tatsachen und Vorschläge. Schriften der Zentralstelle für Volkswohlfahrt. 1910. H. 4. C. Heymann.

K. Oppenheimer und W. Landauer, Ueber den Ernährungszustand von Münchener Volksschulkindern. Münch. med. Wochenschr. 1911. Nr. 42.

Pfaundler, Hungernde Kinder? Münchener med. Wochenschr. 1912. Nr. 5.
K. Oppenheimer und W. Landauer, Ueber den Ernährungszustand von Münchener Schulkindern. Münchener med. Wochenschr. 1912. Nr. 13.
Thiele, Zeitschrift für Schulgesundheitspflege. 1905.
L. Bernhard, Zur Kenntnis der Ernährungsverhältnisse Berliner Schulkinder. Beitr. z. Kinderforschung u. Heilerziehung. 1910. H. 71. — Jahresbericht der Vereinigung Berliner Schulärzte. Jahrg. 1911.
E. Grunmach, Ueber die Leistungen der Röntgenstrahlen zur Bestimmung der Lage und Grenzen des Herzens. Vortrag auf der Versammlung deutscher Naturforscher und Aerzte in Cassel 1903. — Ferner Deutsche med. Wochenschr. 1904. Nr. 13.
Henoch, Vorlesungen über Kinderkrankheiten. Die Entzündungen der Herzhäute und des Herzmuskels. 10. Aufl. S. 448—464. A. Hirschwald.
Baginsky, Diphtherie und diphtherischer Croup. Spezielle Pathologie und Therapie von Nothnagel. Bd. II. Wien, Hölder, 1898. — Archiv f. Kinderheilk. Bd. 33. H. 1 u. 2. 1901. — Lehrb. f. Kinderheilk. Leipzig, S. Hirzel, 1905. 8. Aufl.
Gerhardt, Handbuch der Kinderkrankheiten. Die Erkrankungen des Herzens. 1885.
C. Hochsinger, Die Krankheiten des Zirkulationsapparates. Handbuch der Kinderheilkunde von Pfaundler-Schlossmann. Leipzig, C. W. Vogel, 1906. Bd. II. 1.
Weill, Traité clinique des maladies du coeur chez les enfants. Paris 1895.
Cassel, Statistischer und ätiologischer Beitrag zur Kenntnis der Herzkrankheiten bei Kindern. Zentralbl. f. klin. Med. Bd. 148.

V.

Orthodiagraphische und elektrokardiographische Untersuchungen an den 12 herzkranken Kindern.

Die orthodiagraphischen und elektrokardiographischen Untersuchungen mussten, um daraus eine Veränderung des Zustandes infolge der geleisteten Arbeit erkennen zu können, zweimal, nämlich vor und nach dem Marsche vorgenommen werden, teils täglich, teils doch alle zwei Tage. Dass diese Untersuchungen neben allen anderen möglichst schnell beendet wurden, war deswegen notwendig, weil das Resultat sonst namentlich bei den immerhin unruhigen Kindern durch das erregende Moment des Wartens verschlechtert, teils aber durch die körperliche Ruhe nach der Bewegung zu günstig gestaltet werden konnte.

Aus diesen Gründen erschien eine Arbeitsteilung bei der grossen Zahl der verschiedenen ad hoc anzustellenden Beobachtungen notwendig, die in der Weise vorgenommen wurde, dass ein Untersucher die Puls- und Blutdruckkontrolle, ein anderer die orthodiagraphische und elektrokardiographische Untersuchung, ein dritter die Blut- und Urinuntersuchungen übernahm, während die notwendigen Wägungen einer zuverlässigen Hilfsperson überlassen waren.

Der Gang der Untersuchungen ergibt sich aus dem Kapitel IV.

Wenn ich mich nun den orthodiagraphischen und elektrokardiographischen Untersuchungen, die in Friedrichroda von mir an den Kindern vorgenommen wurden, zuwende, so muss ich kurz der theoretischen Grundlagen beider Methoden gedenken und die von mir angewandte Technik schildern.

Zu Gebote stand mir für die röntgenologische Untersuchung die Beobachtung an dem Leuchtschirm, die Orthodiagraphie, die Teleröntgenographie und die direkte Aufzeichnung in Fernstellung.

Ich habe unter diesen Methoden die Orthodiagraphie erwählt. Die direkte Beobachtung konnte uns wohl ein Bild der Herzarbeit liefern, nicht aber deren exakte Fixierung im Bilde, hätte auch gegenüber der grossen Zahl der zu Untersuchenden zu lange Zeit in Anspruch genommen. Die Teleröntgenographie wäre aus demselben Grunde zu umständlich und zeitraubend gewesen. Die Zeichnung auf dem Schirm ist nach meinen Erfahrungen ebenfalls mit der Einstellung und sonstigen Vorbereitungen zu umständlich, strengt auch die Röhre viel mehr an, weil sie infolge grösserer Entfernung mehr belastet werden muss.

Die Orthodiagraphie lässt sich — nachdem die Zentrierung der Röhre einmal vorgenommen ist — in kürzester Zeit ausführen; die Aufnahme des Herzens selbst erfordert etwa $^1/_2$ Minute Zeit, die Einzeichnung des Skeletts geht ebenfalls schnell vonstatten. Die Schnelligkeit der Reihenfolge der Untersuchungen hängt nur von der Rücksicht auf die allmählich eintretende Erwärmung der Röhre ab.

Ich schliesse mich in dieser Beziehung Groedel an, der, das Vorhandensein eines guten Orthodiagraphen und einer geschulten Hand vorausgesetzt, ebenfalls der Orthodiagraphie den Vorzug gibt.

In Anwendung gelangte der Groedel'sche Orthodiagraph und zwar wurden die Untersuchungen im Sitzen vorgenommen und die Aufzeichnung pneumatisch auf eine hinter dem zu Untersuchenden aufgespannte Papierfläche übertragen. Die Frage, ob im Liegen, Sitzen oder Stehen untersucht werden soll, hatte für uns keine Bedeutung, da es ja nur darauf ankam, die unter stets gleichbleibenden Bedingungen gewonnenen Resultate zu vergleichen. Selbstverständlich wurde für eine gute Fixierung der zu Untersuchenden Sorge getragen, und die Centrierung der Röhre unter sorgfältigster Kontrolle gehalten.

In die so gewonnenen Orthodiagramme wurden alsdann die zur Vergleichung nötigen Durchmesser eingetragen und zwar wurde der des rechten Herzrandes (= a), der des linken Herzrandes (= b) und der der Mitte des linken Vorhofsbogens (= c) bezeichnet. Die Mittellinie selbst wurde, da sich ergab, dass die Einzeichnung der meist hierfür benutzten Markierungspunkte (des Processus xiphoideus und des übrigen Sternums) oft nicht exakt genug war, vielmehr sich infolge der Bewegungen unserer kleinen unruhigen Versuchspersonen nach dem Ausschalten der Röhre während des Einsetzens des Zeichenhebels öfter Verschiebungen geltend machten, dadurch ermittelt, dass die seitlichen Thoraxgrenzen durch Uebereinanderlegen zur Deckung gebracht und das

Blatt in der Mitte durchbrochen wurde. Die Summe von a und b ist alsdann der Transversaldurchmesser des Herzens, wie Grödel sagt, „das wichtigste und sicherste Orthodiagrammaass“.

Für uns war es nun von grösster Wichtigkeit festzustellen, ob und in welcher Weise diese sämtlich pathologisch veränderten Herzen auf ein beträchtliches Maass von Arbeit reagierten und inwiefern etwa unter dem Einfluss der Uebung eine Aenderung in dieser Reaktion eintreten würde. Wenn solche Aenderungen eintraten, so konnten sie in der Kürze der Zeit nicht gut in einer Aenderung in der Masse des Herzens ihren Grund haben, sondern nur in wechselnden Füllungszuständen des Herzens und Tonusänderungen der Muskulatur, vorausgesetzt natürlich, dass bei gleicher Körperhaltung das Herz vor und nach dem Marsche die gleiche Lage behauptet. Ueber die bei körperlicher Bewegung auftretenden Aenderungen der Herzsilhouette liegen eine grosse Reihe von an Gesunden und Kranken angestellten Untersuchungen vor. Es sei hier, ohne näher darauf einzugehen, kurz angeführt, dass zunächst als Folge der Bewegung, namentlich bei forcierter Muskelarbeit, das Vorhandensein von Dilatationen angegeben wurde, dass andere Untersucher keine Veränderung fanden, endlich dass wieder von anderen Verkleinerungen der Herzhöhlen gefunden worden sind.

Moritz hat dabei festgestellt, dass das hypertrophische, an Arbeit gewöhnte Herz sich nicht verkleinert, bei jugendlichen und dilatierten Herzen aber eine starke Diminution zu konstatieren war. Heitler stellte eine Beziehung zwischen Pulsfrequenz und Herzgrösse fest, derart, dass bei steigender Frequenz die Grösse wächst, bei fallender abnimmt.

Groedel hält eine Abhängigkeit der Herzgrösse von der Pulsfrequenz zwar theoretisch für beweisbar, sieht es aber für unwahrscheinlich an, dass dieselbe stark genug wäre, um graphisch ihren Ausdruck zu finden.

Jedenfalls hält Groedel die Frage über die Wechselbeziehungen zwischen Herzgrösse und Körperarbeit für noch nicht genügend erklärt.

Auch Krehl sieht die Frage nach dem Auftreten der Dilatation oder Diminution noch für nicht vollkommen gelöst an und hält neue Untersuchungen für angebracht (vgl. auch die Ausführungen zu diesem Gegenstand auf S. 6).

Somit dürften immerhin unsere Untersuchungsergebnisse auch schon aus diesem Grunde von Interesse sein.

Tabelle I.

Resultate der orthodiagraphischen Untersuchungen in Friedrichroda in Thüringen.

Nr.	Name	Diagnose	Durchm.	26. 7. früh	26. 7. nachm.	28. 7. früh	28. 7. nachm.	31. 7. früh	31. 7. nachm.	Differenz R. K.	Differenz L. K.	Breite	Differenz Vorhof
1.	Barmann	Mitralinsuffizienz	a	*3,9*	3,3	3,3	3,3	3,4	*3,5*	— 0,4	.	.	.
			b	*6,0*	6,1	6,2	6,4	6,3	*6,0*	.	± 0,0	.	.
			a u. b	*9,9*	9,4	9,5	9,7	9,7	*9,5*	.	.	— 0,4	.
			c	**3,6**	2,9	2,8	2,8	3,0	**3,0**	.	.	.	— 0,6
2.	Thomas	Mitralinsuffizienz	a	*3,7*	4,0	3,5	3,7	4,2	*3,7*	± 0,0	.	.	.
			b	*8,4*	7,8	7,3	7,8	7,6	*7,8*	.	— 0,6	.	.
			a u. b	*12,1*	11,8	10,8	11,5	11,8	*11,5*	.	.	— 0,6	.
			c	**4,5**	3,0	3,4	3,2	3,2	**3,5**	.	.	.	— 1,0
3.	Ringhard	Mitralinsuffizienz	a	*3,3*	3,0	3,2	3,9	3,3	*3,2*	— 0,1	.	.	.
			b	*6,7*	6,4	6,8	6,2	6,7	*6,8*	.	+ 0,1	.	.
			a u. b	*10,0*	9,4	10,0	10,1	10,0	*10,0*	.	.	± 0,0	.
			c	**2,7**	2,8	2,8	2,6	2,8	**3,7**	.	.	.	+ *0,1*
4.	Schmidt	Mitralstenose leichten Grades	a	*4,0*	3,6	3,9	4,2	3,6	*4,0*	± 0,0	.	.	.
			b	*7,1*	7,5	6,8	7,0	7,7	*7,1*	.	± 0,0	.	.
			a u. b	*11,1*	11,1	10,7	11,2	11,3	*11,1*	.	.	± 0,0	.
			c	**3,5**	3,5	3,1	3,1	3,8	**3,7**	.	.	.	+ *0,5*
5.	Topel	Mitralinsuffizienz und Mitralstenose	a	*5,0*	4,9	5,1	5,0	4,7	*4,5*	— 0,5	.	.	.
			b	*6,2*	6,0	6,0	6,0	6,3	*6,4*	.	± 0,2	.	.
			a u. b	*11,2*	10,9	11,1	11,0	11,0	*10,9*	.	.	— 0,3	.
			c	**4,0**	3,2	3,4	3,0	3,3	**3,5**	.	.	.	— 0,5
6.	Helling	Mitralinsuffizienz und Aortenstenose	a	*4,4*	4,8	4,8	4,4	4,4	*4,4*	± 0,0	.	.	.
			b	*7,7*	7,5	7,0	7,5	7,5	*7,2*	.	— 0,5	.	.
			a u. b	*12,1*	12,3	11,8	11,9	11,9	*11,6*	.	.	— 0,5	.
			c	**3,3**					**2,8**	.	.	.	— 0,5
7.	Schröder	Mitralinsuffizienz	a	*4,1*	3,8	4,0	4,1	4,2	*4,1*	± 0,0	.	.	.
			b	*7,5*	7,6	7,2	6,9	6,7	*6,8*	.	— 0,7	.	.
			a u. b	*11,6*	11,4	11,2	11,0	10,9	*10,9*	.	.	— 0,7	.
			c	**3,8**	3,1	3,1	2,9	2,3	**3,0**	.	,	.	— 0,8
8.	Reichardt	Mitralinsuffizienz	a	*3,3*	3,6	3,3	4,0	3,8	*3,7*	+ 0,4	.	.	.
			b	*7,1*	6,6	7,2	6,3	7,3	*6,7*	.	— 0,4	.	.
			a u. b	*10,4*	10,2	10,5	10,3	11,1	*10,4*	.	.	± *0,0*	.
			c	**3,7**	3,1			3,3	**3,3**	.	.	.	— 0,4
9.	Goetze	Herzneurose (kompensiertes Vitium?)	a			4,0	4,2	4,0	*3,8*	— 0,2	.	.	.
			b	—	—	6,7	6,6	6,7	*6,8*	.	+ 0,1	.	.
			a u. b			10,7	10,8	10,7	*10,6*	.	.	— 0,1	.
			c			**3,2**	3,2	3,6	**3,6**	.	.	.	+ *0,4*
11.	Wierczejewski	Herzneurose	a					3,9	3,8	— 0,1	.	.	.
			b	—	—	—	—	5,4	5,6	.	+ 0,2	.	.
			a u. b					9,3	9,4	.	.	+ *0,1*	.
			c					2,5	3,2	.	.	.	± 0,0
12.	Caspar	Herzneurose	a			*4,5*	4,8	4,2	*5,0*	+ 0,5	.	.	.
			b	—	—	*7,4*	7,2	7,2	*7,1*	.	— 0,3	.	.
			a u. b			*11,9*	12,0	11,4	*12,1*	.	.	+ *0,2*	.
			c			**3,0**	3,2	3,2	**3,2**	.	.	.	+ *0,2*

Ich habe nun die Maasse, die ich auf Grund jener oben genannten Berechnung fand, tabellarisch zusammengestellt (s. vorstehende Tabelle I).

Fassen wir die zusammengehörigen Maasse nach der Tabelle I noch einmal zusammen, so findet sich folgendes:

Tabelle II.

Der Gesamtdurchmesser des Herzens = a + b = ist verkleinert um

0,7 cm	=	1 mal	Fall 7	Mitralinsuffizienz.
0,6 „	=	1 „	„ 2	Mitralinsuffizienz.
0,5 „	=	1 „	„ 6	Mitralinsuffizienz u. Aortenstenose.
0,4 „	=	1 „	„ 1	Mitralinsuffizienz.
0,3 „	=	1 „	„ 5	Mitralinsuffizienz und Stenose.
0,1 „	=	1 „	„ 9	Herzneurose (kompens. Vitium?)
Unverändert	=	3 „	„ 3	Mitralinsuffizienz.
			„ 4	Mitralstenose leichten Grades.
			„ 8	Mitralinsuffizienz.
Vergrössert				
0,2 cm	=	1 „	„ 12	Herzneurose.
0,1 „	=	1 „	„ 11	Herzneurose.

Die Differenzen um 1 und 2 mm dürfen wir unbedingt vernachlässigen, auch die Zahlendifferenzen von 0,3 und 0,4 innerhalb der Fehlergrenzen liegend ansehen. Immerhin erscheint charakteristisch, dass nicht ein einziges Mal eine wirklich einwandfreie Dilatation feststellbar ist, während beispielsweise bei der ausgesprochenen Verkleinerung um 0,7 cm die Herzweite fast von Untersuchung zu Untersuchung konstant zurückgeht, so dass gerade hier wohl ein Untersuchungsfehler ausgeschlossen erscheint.

Vergleichen wir die Volumschwankungen des rechten Ventrikels, so findet sich Folgendes:

Tabelle III.

Rechter Ventrikel (= a) verkleinert um

0,5 cm	=	1 mal	Fall 5	Mitralinsuffizienz und Stenose.
0,4 „	=	1 „	„ 1	Mitralinsuffizienz.
0,2 „	=	1 „	„ 9	Herzneurose (kompens. Vitium?)
0,1 „	=	2 „	„ 11	Herzneurose.
			„ 1	Mitralinsuffizienz.
Unverändert				
0,0 cm	=	4 „	„ 2	Mitralinsuffizienz.
			„ 4	Mitralstenose.
			„ 6	Mitralinsuffizienz u. Aortenstenose.
			„ 7	Mitralinsuffizienz.
Vergrössert				
0,5 cm	=	1 „	„ 12	Herzneurose.
0,4 „	=	1 „	„ 8	Mitralinsuffizienz.

Die Ausmessung des linken Ventrikels ergibt folgendes Resultat:

Tabelle IV.

Linker Ventrikel (= b)

Verkleinert				
0,7 cm	=	1 mal	Fall 7	Mitralinsuffizienz.
0,6 „	=	1 „	„ 2	Mitralinsuffizienz.
0,5 „	=	1 „	„ 6	Mitralinsuffizienz u. Aortenstenose.
0,4 „	=	1 „	„ 8	Mitralinsuffizienz.
0,3 „	=	1 „	„ 12	Herzneurose.
Unverändert	=	2 „	„ 1	Mitralinsuffizienz.
			„ 4	Mitralstenose.
Vergrössert				
0,2 cm	=	2 „	„ 5	Mitralinsuffizienz u. Stenose.
			„ 11	Herzneurose.
0,1 „	=	2 „	„ 3	Mitralinsuffizienz.
			„ 9	Herzneurose (kompens. Vitium?)

Von besonderem Werte erscheint, dass die bedeutsamsten Grössenveränderungen um 0,7:0,6:04 mm, die jedenfalls zuerst als jenseits der Fehlergrenze stehend angenommen werden können, nur in einer Maassänderung eines Ventrikels ihren Ausdruck finden, was ihren Wert erhöht, während bei jenen Zahlen, die sich als gegenseitige Grössenverschiebungen der Ventrikel darstellen, viel eher mit Einstellungs-, Zeichenfehlern oder Lageveränderungen zu rechnen ist.

Endlich ergibt der Vergleich der Vorhofsmaasse folgendes:

Tabelle V.

Verkleinerung		
1,0 cm	=	1 mal
0,8 „	=	1 „
0,6 „	=	1 „
0,5 „	=	2 „
0,4 „	=	1 „
Unverändert		
0,0 cm	=	1 „
Vergrössert		
0,5 cm	=	1 „
0,4 „	=	1 „
0,2 „	=	1 „
0,1 „	=	1 „

Auch hier findet sich, dass die grössten Maasse (1,0:0,8:0,6) wieder identisch sind mit jenen oben drei genannten. Somit ist es wohl angezeigt, in diesen Fällen eine reichliche Diminution des Herzens anzunehmen und als Resultat der Untersuchung festzustellen, dass sich als Folge unserer Bewegungsbehandlung eine Diminution des Herzens in 3:11 = ca. 27 pCt. der Fälle hat feststellen lassen.

Eine zweifellose Dilatation hat sich in keinem der Fälle feststellen lassen, vielmehr blieb in den meisten derselben die Herzgrösse unverändert.

Die zweite der von uns vorzugsweise nur für die Beurteilung der zur Diskussion stehenden Frage herangezogenen neuen Methoden ist die Elektrokardiographie, eine Methode, von der Krehl sagt, dass man sie nicht mehr entbehren könne, „indem sie andere Untersuchungsarten auf der einen Seite erweitert und ergänzt, auf der anderen uns völlig neue Einsichten verschafft“.

Kraus spricht sich dahin aus, dass für die funktionelle Diagnostik, für die Erkennung der Leistungsfähigkeit des Herzens die Elektrokardiographie besonders wertvoll sei, weil sie eine Kontrolle der subjektiven Sinneswahrnehmungen des Arztes ermögliche und die Erkennung bisher nicht untersuchter Aktionen und somit auch unbekannter Krankheitsäusserungen des Herzmuskels ermögliche. Während auch die Röntgenuntersuchung nur eine Untersuchung der anatomischen Formveränderung des Herzens selbst möglich macht, dringt die Elektrokardiographie in das geheimnisvolle Getriebe des Herzens selbst ein, sucht ein Urteil über den Ablauf der Erregung des Herzens selbst zu ermöglichen.

Da meine ganze Fragestellung nun aber eine rein funktionelle ist, nicht die Feststellung des anatomischen Charakters der Erkrankung unserer untersuchten Kinder interessiert, sondern eigentlich nur die nach der Beschaffenheit des Herzmuskels, nach seiner Leistungsfähigkeit und der Aenderung derselben nach der guten oder schlechten Seite, so war es besonders wertvoll gerade auch mit Hilfe dieser objektiven diagnostischen Methode Beobachtungen anzustellen, zumal ja diese wieder bei der eigenartigen Versuchsanordnung wohl geeignet sein konnten, eventuell sogar mancherlei wertvolle Gesichtspunkte auch für die Klinik des Elektrokardiogramms zu ergeben.

Bekanntlich basiert die Methode darauf, die Aktionsvorgänge im Herzmuskel dadurch sichtbar und registrierbar zu machen, dass man die Aktionsströme erkennbar und registrierbar macht, die bei den Lebensvorgängen des Herzens selbst hervorgerufen werden, hervorgerufen dadurch, dass der in Aktion befindliche Teil des Herzmuskels einen veränderten Zustand elektrischer Spannung gegenüber dem ruhenden einnimmt, so dass damit elektrische Ströme, eben jene Aktionsströme entstehen, die nicht nur im Herzen selbst verlaufen, sondern auch in die Peripherie des Körpers gelangen und von hier aus abgeleitet durch feine Messinstrumente sichtbar und registrierbar gemacht werden können und nun, wie Nicolai sagt, einen Indikator abgeben, von dem aus wir Rückschlüsse auf die Funktionsvorgänge des Herzens selbst machen.

Die Sichtbarmachung jenes Aktionsstromes geschieht mittels der sogenannten Saitengalvanometer von Einthoven. Der Konstruktion desselben liegt die physikalische Erscheinung zugrunde, dass ein elektrischer Strom von einem Magnetfeld abgelenkt wird, und zwar um so stärker, je stärker der Strom ist. Lässt man also den sehr schwachen Aktionsstrom, den man vom Körper ableitet, durch eine fein gespannte aber schwingungsfähige Saite fliessen, so gerät dies bei den physiologischen Stromschwankungen des Aktionsstromes, also parallel den Lebensäusserungen des Muskels in Schwingungen. Diese Schwingungen der Saite können vergrössert durch ein Mikroskop mittels eines Projektionsapparates sichtbar gemacht werden, und der Schatten der schwingenden Saite kann, mittels eines photographischen Repetitionswerkes fortlaufend durch einen Schlitz auf ein lichtempfindliches Papier geworfen, eine Kurve zeichnen, die gewisse Gesetzmässigkeit aufweist.

Ich benutzte bei meinen Untersuchungen ein Instrumentarium der Firma Engelmann-München, das bei grosser Kompendiosität ein leichtes Arbeiten ermöglicht und die Aufnahme eines Elektrokardiogramms ausserordentlich einfach gestaltet, so dass die jedesmalige Untersuchung der 12 Knaben überraschend schnell ausgeführt werden konnte.

Die Ableitung geschah von beiden Armen aus, also in Form der sogenannten queren Ableitung, weil sie die bequemste ist, und zwar durch Einlegen der Arme in mit Salzwasser gefüllte Metallwannen, die mit dem Saitengalvanometer verbunden sind, eine Ableitungsart, bei der im wesentlichen die von der rechten Basis zur Herzspitze laufenden Ströme abgefangen werden.

Die Analyse der erhaltenen Elektrokardiogramme wurde nun auf folgende Weise vorgenommen:

Zunächst wurde die absolute Höhe der a-, I- und F-Zacke sowie der auf I folgenden negativen kleinen Ip-Zacke festgestellt, und zwar der Mittelwert aus jeder einzelnen Kurve.

Ausserdem wurde die absolute Länge der gesamten Herzphase wie auch der Herzpause bestimmt.

Alsdann wurde, um einen Vergleich zu ermöglichen, die Initialzacke = 100 gesetzt und nunmehr berechnet, zu welch relativem Verhältnis dazu die übrigen Zahlen für die Zacken einer Kurve stehen. Auf diese Weise lassen sich zwei zu verschiedenen Zeiten aufgenommene Kurven in ein Vergleichsverhältnis bringen.

In den nachstehenden Tabellen VI und VII finden sich nun die Resultate verzeichnet.

Für die Beurteilung ist hauptsächlich die Tabelle VI maassgebend, denn sie zeigt, wie im Einzelfalle nach der jeweiligen Leistung die elektrokardiographische Kurve beeinflusst worden ist.

Unverändert blieb die Kurve vor und nach dem Marsche in folgenden Fällen:

Ip: 4b, 5b, 6b, 7b, 9b, 10a, 10b, 12a.*)
a: 2a, 2b, 3a, 3b, 4a, 4b, 5a, 5b, 6a, 6b, 7b, 8a, 9a, 9b, 10a, 11a, 12a, 12b.
F: 1b, 2a, 2b, 4a, 4b, 5a, 7b, 8a, 10a, 11a, 12b.

*) a bedeutet vor, b nach dem Marsche.

Tabelle VI.

(Unter Herzphase ist der Abstand vom Beginn der a-Zacke bis zum Ende der F-Zacke, unter Herzpause derjenige vom Ende der F-Zacke bis zum Anfang der a-Zacke verstanden. Die eingeklammerten Zahlen beziehen sich auf eine am 1. August mit den Kindern vorgenommene Nachuntersuchung am Vormittage alsbald nachdem die Kinder aus dem Bett aufgestanden waren.)

Nummer	Datum	Name und Diagnose	I in mm vor d. Marsche (berechnet)	I in mm nach d. Marsche (berechnet)	Ip in mm vor d. Marsche (berechnet)	Ip in mm nach d. Marsche (berechnet)	a in mm vor d. Marsche (berechnet)	a in mm nach d. Marsche (berechnet)	F in mm vor d. Marsche (berechnet)	F in mm nach d. Marsche (berechnet)	Phase in mm vor d. Marsche (direkt)	Phase in mm nach d. Marsche (direkt)	Pause in mm vor d. Marsche (direkt)	Pause in mm nach d. Marsche (direkt)
I.	27. 7.	Barmann, Mitralinsuffizienz	100	100	61,5	78	46,1	27	76	50	15,5	19,0	4	9
	29. 7.	do.	100	100	78,5	42,5	24,3	70	43,4	50	18,5	20,0	5,5	6
	(1. 8.)		(100)		(64)		(50)		(75)					
II.	27. 7.	Thomas, Mitralinsuffizienz	100	100	18,1	133,3	45,4	50,0	90,9	100,0	18,0	19,5	10,5	11,0
	29. 7.	do.	100	100	130,0	116,6	50,0	50,0	82,0	83,3	18,0	18,0	7,0	12,0
	(1. 8.)		(100)		(86,6)		(28,8)		(57,6)					
III.	27. 7.	Ringhardt, Mitralinsuffizienz	100	100	99,1	42,8	33,3	35,7	50,0	85,6	21,0	17,0	8,5	11,0
	29. 7.	do.	100	100	80,0	53,8	50,0	46,1	60,0	35,7	18,0	17,0	10,0	20,0
IV.	27. 7.	Schmidt, Mitralstenose leichten Grades	100	100	21,4	15,0	35,7	25,0	42,8	40,0	14,0	17,0	7	8
	29. 7.	do.	100	100	28,0	23,5	28	23,5	50	47	15,0	17,0	9	10
	(1. 8.)		(100)		(28,8)		(21,3)		(32,1)					
V.	27. 7.	Topel, Mitralinsuffizienz und Stenose	100	100	11,1	46,6	27,7	25	38,8	46,6	17	17	10	9,5
	29. 7.	do.	100	100	32,6	42,8	21,5	28,5	47,3	71,4	17	17	8	10
	(1. 8.)		(100)		(40)		(20)		(35)					
VI.	27. 7.	Helling, Mitralinsuffizienz und Aortenstenose	100	100	42,8	27,2	28,5	27,2	42,8	63,6	18	17	9	12
	29. 7.	do.	100	100	42,8	45,7	35,7	27,2	71,4	50	15	18	6,5	8
	(1. 8.)		(100)		(50)		(33,3)		(50)					
VII.	27. 7.	Schröder, Mitralinsuffizienz	100	100	85,4	24,2	42,7	18,4	92,8	48,4	15	16	4,5	4,0
	29. 7.	do.	100	100	24,2	20,0	21,2	20	55,2	53,5	18	18	10	10
VIII.	27. 7.	Reichardt, Mitralinsuffizienz	100	100	83,3	40	46,6	40	83,3	90	17	16	7,0	5,5
	29. 7.	do.	100	100	88,8	18,1	50,5	27,2	100	54,4	17	15	9,0	9,0
	(1. 8.)		(100)		(75)		(112,5)		(125)					
IX.	27. 7.	Goetze, Herzneurose (kompensiertes Vitium?)	100	100	44,4	90,9	44,4	45,5	111,1	72,7	18	16	12	6
	29. 7.	do.	100	100	26,6	22,2	26,6	33,3	60,0	77,7	15	16	12	16
	(1. 8.)		(100)		(30,7)		(15,3)		(34,6)					
X.	27. 7.	Wanery, Herzneurose	100	100	9,5	12,5	28,5	37,5	32,1	37,5	16	16	6	5
	29. 7.	do.	100	100	20	28,5	30	42,8	40	57,0	16	16	6	7
	(1. 8.)		(100)		(37,5)		(25,0)		(37,5)					
XI.	27. 7.	Wierczejewski, Herzneurose	100	100	0	0	66,6	60,2	83,3	75,0	16	14	7	9
	29. 7.	do.	100	100	0	—	60,2	—	100	—	14	—	9	—
XII.	27. 7.	Caspar, Herzneurose	100	100	46,1	44,4	30,7	33,3	53,8	38,8	18	18	11	12
	29. 7.	do.	100	100	50	33,3	50	50	58,3	58,3	17	18	19	15

Tabelle VII.

Nr.	Datum	Name und Diagnose	J in mm (berechnet)	Jp in mm (berechnet)	a in mm (berechnet)	F in mm (berechnet)	Phase in mm (direkt)	Pause in mm (direkt)
α)	21. 7.	Barmann, Mitralinsuffizienz	100	45,4	23,1	36,3	17,5	5,5
I.	1. 8.	do.	100	64,0	50,0	75,0	—	—
β)	21. 7.	Thomas, Mitralinsuffizienz .	100	64,5	41,5	36,3	18,0	5,5
II.	1. 8.	do.	100	86,6	28,8	57,6	—	—
γ)	21. 7.	Ringhardt, Mitralinsuffizienz	100	73,0	40,8	24,3	20,0	5,0
δ)	21. 7.	Schmidt, Mitralstenose leichten Grades . . .	100	36,4	55,0	73,9	15,5	5,0
IV.	1. 8.	do.	100	28,8	21,3	32,1	—	—
ε)	21. 7.	Topel, Mitralinsuffizienz u. Stenose	100	139,5	22,1	47,9	18,5	8,5
V.	1. 8.	do.	100	40,0	20,0	35,0	—	—
ς)	21. 7.	Helling, Mitralinsuffizienz u. Aortenstenose	100	93,0	14,2	39,2	17,0	7,5
VI.	1. 8.	do.	100	50,0	33,3	50,0	—	—
VII.	1. 8.	Schröder, Mitralinsuffizienz	100	50,0	33,3	55,5	—	—
VIII.	1. 8.	Reichardt, Mitralinsuffizienz	100	75,0	112,5	125,0	—	—
IX.	1. 8.	Goetze, Herzneurose (kompensiertes Vitium?) . .	100	30,7	15,3	34,6	—	—
X.	1. 8.	Warney, Herzneurose . .	100	37,5	25,0	37,5	—	—

Grösser nach der Wanderung wurde die Kurve in folgenden Fällen:

Ip: 1a, 2a, 3a, 3b, 5a, 9a.
a: 1b, 10b.
F: 3a, 5b, 6a, 9b, 10b.

Kleiner nach der Wanderung wurde die Kurve in folgenden Fällen:

Ip: 1b, 2b, 4a, 6a, 7a, 8a, 8b, 12b.
a: 1a, 7a, 8b.
F: 1a, 3b, 6b, 7a, 8b, 9a, 12a.

Unter 23 Doppelelektrokardiogrammen vor und nach dem Marsche war nach dem Marsche

Ip: unverändert: 8 mal
grösser: 6 „
kleiner: 8 „
a: unverändert: 18 „
grösser: 2 „
kleiner: 3 „ (3 Fälle von Mitralinsuffizienz).
F: unverändert: 11 „
grösser: 5 „
kleiner: 7 „ (4 Fälle von Mitralinsuffizienz, 1 Fall „ „ und Aortenstenose, 2 Fälle von Herzneurose.)

Aus alledem geht hervor, dass weitaus in der grössten Zahl unserer organischen und funktionellen Herzkranken die Zackenhöhe durch die Wanderung unbeeinflusst blieb. Eine Verkleinerung der a- und F-Zacken sahen wir bei einigen Fällen von Mitralinsuffizienz und auffällig besonders ein Kleinerwerden der F-Zacken in zwei Fällen von Herzneurose auftreten. Andererseits beobachteten wir auch mehrfach Vergrösserungen der a- und F-Zacken. Bemerkt sei endlich noch, dass die Zackenveränderung auch bei demselben Fall nicht an allen Tagen nach dem Marsche die nämliche war.

Im übrigen verweise ich hinsichtlich der weiteren Schlussfolgerungen aus den elektrokardiographischen Kurven auf das Kapitel VIII, in dem die gesamte Epikrise sich findet.

Interessant ist ein Vergleich unserer Beobachtungen mit denjenigen von Lipschitz an gesunden Herzen. Er fand nach Körperanstrengungen: a in 26 Fällen grösser, in 9 kleiner und in 5 unverändert; F in 23 Fällen grösser, in 12 kleiner und in 5 unverändert. Auch aus den Strubell'schen Beobachtungen geht hervor, dass beim Gesunden körperliche Anstrengung eine Neigung zum Grösserwerden der a- und F-Zacken bewirkt, dass speziell ein Kleinerwerden der F-Zacke auf ein krankes Herz hindeutet.

Nach unseren eigenen Beobachtungen ist bei den kranken Herzen nach Anstrengungen die Neigung zum Grösserwerden der a- und F-Zacken ungleich geringer, als bei den gesunden Herzen. In der Mehrzahl der Fälle blieben die Zacken, wie gesagt, unverändert, in wenigen wurden sie grösser bzw. kleiner.

Die Abbildungen zu diesem Kapitel finden sich am Schlusse des Buches.

C. Bieling.

Literatur.

Kraus und Nicolai, Das Elektrokardiogramm. Leipzig 1910.

Hoffmann, Funktionelle Diagnostik. Wiesbaden 1911. — Pathologie und Therapie der Herzneurosen. Wiesbaden 1901.

Lipschitz, Das Verhalten des Herzens bei sportlichen Maximalleistungen. Inaug.-Diss. Berlin 1912.

Strubell, Der Einfluss des Sports und der Leibesübungen auf das Elektrokardiogramm. In: Der Thüringer Wald und seine Heilfaktoren, l. c.

Fernere Literatur siehe Kapitel IX.

VI.

Untersuchung des Blutdruckes, des Pulses, des Blutes und des Urins bei den 12 herzkranken Kindern.

Bekanntlich wird die Leistungsfähigkeit des Herzens objektiv an Veränderungen des Pulses und der Atmung beurteilt und ausserdem pflegt man aus dem Verhalten des Blutdruckes gewisse Schlüsse auf den Zustand des Herzens zu ziehen.

Wir haben deswegen bei unseren Kindern neben den elektrokardiographischen und orthodiagraphischen Untersuchungen täglich vor und nach dem Marsche den Puls, mehrmals den Blutdruck bestimmt, Urin, Hämoglobin und Erythrozytengehalt des Blutes kontrolliert. Wir haben, wie früher schon erwähnt, die Kinder auch weiter im Auge behalten und 4 Monate nach der Wanderung nochmals die früheren Werte nachgeprüft.

Wir haben den maximalen Blutdruck mit dem Riva-Rocci und der breiten Recklinghausen'schen Manschette bestimmt, den Puls im Sitzen, Liegen und Stehen an der Radialis, sowie am Herzen selbst kontrolliert.

Das Hämoglobin wurde nach Sahli bestimmt und die Erythrozyten mittels der Zeiss-Thoma'schen Kammer gezählt.

Die Resultate dieser Untersuchungen, auf die auch schon bei der Mitteilung der Krankengeschichten hingewiesen wurde, sollen hier noch einmal zusammenfassend dargestellt werden und so schicken wir zur leichteren Orientierung hier einige der wichtigeren Tabellen voran.

Sehr interessant sind die Blutdruckbefunde. Wir wissen vor allem aus den Untersuchungen von Oertel, dass die Folge einer längerdauernden Körperbewegung und damit verbundener erhöhter Herztätigkeit sich stets in Zunahme des arteriellen Blutdrucks äussern soll, dass aber diese Blutdrucksteigerung durch die Abnahme des Tonus der Gefässwand und die Erweiterung der Arterien eine weitgehende Kompensation erfahren kann. Wenn der Blutdruck jedoch bei Beginn einer anstrengenden Körperbewegung nicht zunimmt, sondern im Gegenteil sinkt, so deutet das nach Oertel auf eine Herzschwäche hin, die um so grösser ist, je tiefer der Druck sinkt.

Auch andere Autoren, die sich mit dieser Frage beschäftigen, wie Krehl, Albu, Rosenbach, Hoffmann, bestätigen, wenn auch zum Teil mit gewisser Einschränkung, dieses Oertel'sche Gesetz.

Nun sehen wir aus den Untersuchungen von Albu, dass bei länger dauernden Körperanstrengungen öfters Blutdrucksenkungen vorkommen und es wird die Blutdruckerniederung von Albu als geradezu pathognomonisch für alle länger dauernden heftigen Körperanstrengungen bezeichnet. Auch dieser Forscher, der eine Reihe von Untersuchungen bei Ringkämpfern und Dauerläufern vorgenommen hat, deutet derartige Blutdrucksenkungen, wenn auch solche ohne subjektive Störungen des Allgemeinbefindens einhergehen, als Zeichen einer sich entwickelnden Herzschwäche. Er nimmt ebenfalls mit anderen Autoren an, dass in allen Fällen der Muskeltätigkeit, wenn das Herz nicht ganz insuffizient ist, zuerst eine Blutdrucksteigerung eintritt, bis dann durch die allmählich eintretende Erlahmung des Herzens sich eine Blutdrucksenkung einstellt. Graupner und Siegel haben dagegen festgestellt, dass der Blutdruck durch mässige Arbeit nicht erhöht wird, dass bei fortgesetzter Steigerung derselben zunächst eine Blutdrucksenkung, dann eine Blutdruckerhöhung und schliesslich ein langsames Absinken zur Norm zustande kommt.

Auch aus den Untersuchungen von Rieder und Maximowitzsch geht hervor, dass der Blutdruck zuweilen nach Muskelarbeit fällt und die genannten Autoren haben das bei einigen herzkranken Kindern nach der Arbeit am Ergostaten beobachtet. Nach den Untersuchungen von Karrenstein soll Muskelarbeit den Blutdruck erniedrigen. Hingegen fand Löhe bei Soldaten nach der Arbeit den Blutdruck stets erhöht, und zwar bis zu 30 mm Hg Druckzunahme. Löhe glaubt, dass die Verschiedenheit des Befundes dadurch bedingt sei, dass die von Karrenstein nach einer Marschleistung untersuchten Soldaten eine gewohnte Arbeit ausführten, während seine Soldaten eine einmal verlangte ungewohnte Arbeit leisten mussten.

In den von uns untersuchten Fällen finden wir den Blutdruck schon vor der Wanderung niedrig, zwischen 88 und 105 schwankend. Nach jedem Ausfluge zeigt sich bei sämtlichen Kindern eine mehr oder weniger starke Blutdrucksenkung (zwischen 2 und 25 mm Hg), dabei waren aber die Blutdruckschwankungen im grossen ganzen an den letzten Beobachtungstagen geringer als an den ersten. Nur in einem Falle von ziemlich schwerer Mitralinsuffizienz und Stenose war der Blutdruck nach einem etwa $4^1/_2$ Stunden dauernden Marsche um 4 mm Hg erhöht (Fall Topel), aber auch bei diesem Kinde war an den anderen Untersuchungstagen eine Blutdrucksenkung zwischen 10 und 20 mm Hg zu verzeichnen.

Ein Blick auf die oben angeführten Tabellen zeigt uns, dass der Blutdruck auch zwischen dem einen und dem anderen Marsche nach etwa 20 stündiger Ruhepause nur langsam und oft nur sehr wenig in die Höhe geht, ja wir haben ihn sogar manchmal nach der grossen Ruhepause niedriger als sofort nach einem ziemlich anstrengenden Marsche gefunden. Auch jetzt, wo nach der Wanderung bereits 4 Monate verstrichen sind, ist der Blutdruck niedrig und in keinem Falle übersteigt er die am ersten Beobachtungstage gefundenen Werte.

Wir konnten trotz der Blutdrucksenkung bei den Untersuchungen die äusserst interessante Beobachtung machen, dass fast sämtliche Kinder nach den Märschen frisch aussahen, dauernd in guter heiterer Stimmung waren, gutes Allgemeinbefinden zeigten, sofort nach den Märschen einen geradezu enormen Appetit entwickelten und dass, mit Ausnahme von 2 Fällen, wo wir kühle Hautdecken fanden, wir überhaupt keine subjektiven Zeichen einer eingetretenen Herzinsuffizienz, die doch bei der manchmal ziemlich starken Blutdrucksenkung nach den Angaben aus der Literatur zu erwarten gewesen wäre, festzustellen vermochten.

Wichtig war nun zu beobachten, wie sich der Puls bei diesen für die meisten unserer Herzkranken ungewohnten und ziemlich hohen Anforderungen verhielt.

Wir müssen hier zuerst bemerken, dass fast in allen unseren Fällen der Puls schon in der Ruhe etwas beschleunigt war, indem er sich zwischen 84 und 96 Schlägen in der Minute bewegte. Ausserdem war er bei sämtlichen Knaben labil, oft irregulär und inäqual. Wir waren auch hier angenehm überrascht, den Puls, wie wir das aus den Tabellen ersehen, nach den Wanderungen in verhältnismässig normalem Rahmen zu finden.

Wir haben den Puls auch sofort nach einer grösseren Steigung von etwa 100 m Höhe kontrolliert und auch dann nie über 24 gezählt; nach jeder Exkursion ist er meistens schon im Laufe von

Nr. 3. Ringhardt, 12 Jahre alt.

	20. 7.	26. 7. früh	26. 7. nach dem Marsche	27. 7.
Puls	Im Liegen . . . . 96 im Stehen . . . 96 nach 7 Kniebeugen . . 108—100 nach $1^1/_2$ Minuten . . 108—100 (unregelmässig)	Im Stehen 108, klein, arhythmisch nach einigen Minut. voller aber unregelmässig.	Im Stehen 120, unregelmässig.	Unmittelbar nach der 2. Steigung 108, unregelmässig.
Hämoglobin . .	—	—	70	—
Erythrozyten .	4 780 000	—	—	—
Blutdruck . .	92	98	92	—
Urin	Frei von Eiweiss und Zucker.			

Nr. 4. Schmidt, $14^3/_4$ Jahre alt.

	20. 7.	26. 7. früh	26. 7. nach dem Marsche	27. 7.
Puls	—	80 unregelmässig, gut gefüllt.	96	Sofort nach der 2. Steigung 108, regelmässiger.
Blutdruck. . .	85	104	85	—
Erythrozyten .	5 572 000	—	—	—
Hämoglobin . .	—	—	—	—
Urin	Frei von Eiweiss und Zucker.			

Nr. 5. Topel, 11 Jahre alt.

	20. 7.	26. 7. früh	26. 7. nach dem Marsche	27. 7. nach dem Marsche
Puls	Im Liegen . . . 96 im Stehen . . 96 nach 7 Kniebeugen . . . 84 nach 3 Minuten 96 (unregelm. klein)	Im Stehen 80, unregelmässig.	Im Stehen 84, unregelmässig.	104.
Erythrozyten .	4 074 000	—	—	—
Bludruck . . .	110	112	96	—
Hämoglobin . .	—	—	80	—
Urin	Frei von Eiweiss und Zucker.			

Mitralinsuffizienz.

28. 7.		29. 7.		30. 7.		29. 10.	20. 11.
früh	nach dem Marsche	früh	nach dem Marsche	früh	nach dem Marsche		
Um 9 Uhr 108, unregelmäss., klein; um 11 Uhr unmittelbar nach dem Steigen 88 unregelm., klein.	96, unregelmässig, klein.	Im Liegen 90 klein, irregul. inäqual; im Stehen 90, sehr klein, arhythmisch, inäqual.	84, klein, regelmässig, im Stehen 96, klein, inäqual.	102, arhythmisch.	116	—	—
—	—	—	—	—	—	—	—
—	—	—	—	—	—	—	5 000 000
88	80	—	—	97	94	90	—

Mitralstenose.

28. 7.		29. 7.		30. 7.		26. 10.	20. 11.
früh	nach dem Marsche	früh	nach dem Marsche	früh	nach dem Marsche		
78, regelmäss., sofort nach der 2. Steigung 96, kräftig, regelmässig.	90, regelmässig, kräftig.	Im Liegen 90 etwas klein, regelmässig, nach mehreren Kniebeugen 116, nach 1 Minute 84.	90, regelmässsig, im Stehen 96.	84, etwas labil.	84, etwas labil.	—	—
104	75	—	—	102	95	84	—
—	—	—	—	3 510 000	3 600 000	—	4 760 000
—	—	—	—	82	82	—	—

Insufficientia et Stenosis valvulae mitralis.

28. 7.		29. 7.		30. 7.		1. 8.	28. 9.	20. 11.
früh	nach dem Marsche	früh	nach dem Marsche	früh	nach dem Marsche			
108, klein, unregelmässig.	84, klein, regelmässiger als früh.	Im Liegen 108 klein, inäqual, im Stehen nach einigen Kniebeugen 114, etwas kräftiger.	102, klein, inäqual, irregulär, im Stehen 108, klein, unregelmässig.	108, unregelmässig.	100, unregelmässig.	96, unregelmässig.	—	—
—	—	—	—	3 120 000	2 920 000	—	—	5 000 000
88	68	—	—	100	104	94	88	—
—	—	—	—	78	77	—	—	—

Nr. 6. Helling, 13 Jahre alt.

	20. 7.	26. 7. früh	26. 7. nach dem Marsche	27. 7.
Puls	Im Liegen . . . . . 64 im Stehen . . . . 96 nach 7 Kniebeugen . 108 und Bewegung nach $1^1/_2$ Minuten . . . 96	Im Stehen 84, unregelmässig.	Im Stehen 110, unregelmässig.	Nach der 1. Steigung 100, nach der 2. Steigung 108. } unregelmässig
Erythrozyten	5 100 000	—	—	—
Blutdruck in mm Hg	92	92	80	—
Hämoglobin	—	—	75	—
Urin	Frei von Eiweiss und Zucker.			

Nr. 10. Warney, 13 Jahre alt.

	20. 7.	26. 7. früh	26. 7. nach dem Marsche	27. 7.
Puls	Im Stehen . 84 } regel- im Liegen . 84 } mässig nach lebhafter Bewegung . . . . . 108 nach $^1/_2$ Minute . . 96	Im Stehen 96, klein, regelmässig.	Im Stehen 102, regelmässig.	Sofort nach der 1. Steigung 108, voll kräftig.
Blutdruck	—	94	88	—
Hämoglobin	—	—	65	—
Erythrozyten	—	—	—	3 480 000
Urin	Frei von Eiweiss und Zucker.			

etwa einer halben Stunde wieder zu der anfänglichen Norm zurückgekehrt und war sogar in einigen Fällen weniger frequent als des Morgens vor dem Marsche.

Er war zwar oft irregulär, inäqual, manchmal auch weich und wenig gespannt; wir müssen aber berücksichtigen, dass es sich hier zum Teil um, wenn auch kompensierte, aber doch in den meisten Fällen eben um manifeste Herzfehler handelte, bei denen der Puls, wie oben erwähnt, bereits vor der Wanderung sehr labil, oft irregulär und inäqual war.

Zu bemerken ist auch, dass wir es mit Individuen zu tun haben, die sich sämtlich in den Jahren der körperlichen Entwicklung befinden, wo der Puls überhaupt erstens frequenter und zweitens

Mitralinsuffizienz und Aortenstenose.

28. 7.		29. 7.		30. 7.		26. 10.	20. 11.
früh	nach dem Marsche	früh	nach dem Marsche	früh	nach dem Marsche		
90, unregelmässig, um 12 Uhr 30 Min. 102, arhythmisch.	78, unregelmässig.	Im Liegen 84, regelmässig, klein, im Stehen kräftiger, regelmässig 102.	72, unregelmässig, klein, im Stehen 112, klein, regelmässig.	92, labil.	96, labil.	—	—
—	—	—	—	—	—	—	5 000 000
108	76	—	—	100	88	82	—
—	—	—	—	—	—	—	—

Herzneurose.

28. 7.		29. 7.		30. 7.		26. 10.	20. 11.
früh	nach dem Marsche	früh	nach dem Marsche	früh	nach dem Marsche		
80, etwas arhythmisch, mässig gefüllt, um 11 Uhr 84, etwas arhythmisch.	78, etwas arhythmisch.	Im Liegen 80, arhythmisch, klein, im Stehen 120, arhythmisch, nach 3 Minut. 100, inäqual, weich.	Im Liegen 78, regelmässig, klein, im Stehen 90, regelmässig.	80, regelmässig.	82, regelmässig.	—	—
86	82	—	—	103	90	88	—
—	—	—	—	—	—	—	—
—	—	—	—	—	—	—	4 320 000

labiler ist; dass die Wanderung an sehr warmen Tagen geschah; dass die Kinder durch die Naturschönheiten und ungewohnte Lebensweise angeregt waren; dass die Untersuchungen nach den Märschen auf die Nachmittagsstunden fielen; — dass alle diese Momente und schliesslich noch der Gedanke an die von mehreren Aerzten ausgeführten Untersuchungen auf die Erhöhung der Pulsfrequenz wirken.

Wenn wir alle diese Momente berücksichtigen, so können wir die gefundenen Pulswerte, besonders auch die Qualität des Pulses, bei unseren Kindern keinesfalls als Zeichen einer durch die Wanderung eingetretenen Herzschwäche ansehen.

Ausser den Herzfehlerkranken haben wir noch 4 Kinder mit Neurosis cordis beobachtet und dabei im grossen ganzen dieselben

Resultate wie bei den mit organischen Herzfehlern behafteten Kindern erhalten. Nur der Puls war hier nach den Wanderungen oft voller, kräftiger und äqualer, als bei den anderen Kindern.

Gegen die Annahme einer Ueberanstrengung und vor allem einer akuten Herzinsuffizienz spricht ausser dem guten Allgemeinbefinden der Kinder noch der Umstand, dass wir niemals Oedeme bei den Kindern beobachtet haben und in dem sorgfältig kontrollierten Urin weder Eiweiss noch andere pathologische Bestandteile vor wie auch nach der Wanderung zu finden waren.

Albu hat nach Ueberanstrengung des Herzenz schon bei sonst gesunden Menschen fast immer Albuminurie von Spuren bis 3 pCt. gefunden und wir hätten, glaube ich, bei unseren Herzkranken erst recht Albumen festgestellt, falls nur eine, wenn auch nur geringe Herzschwäche und damit verbundene Stauung im Kreislauf eingetreten wäre.

Wenn die Blutdrucksenkung bei unseren Kindern als ungünstiges Zeichen aufzufassen wäre und eine Herzschwäche bedeutet hätte, so müsste man auch nach dem Studium der Literatur und Erfahrungen bei Gesunden erwarten, dass, je grösser die Blutdrucksenkung, desto schlechter, frequenter und labiler der Puls ist.

In der Mehrzahl unserer Fälle konnten wir aber diesen Befund nicht erheben. Wir sahen z. B. beim Kind Warney am 30. Juli den Blutdruck von 103 vor dem Spaziergang auf 90 nach dem Spaziergange fallen. Der Puls ist dabei nur von 80 auf 82 gestiegen, war regelmässig, ziemlich gut gespannt und gefüllt.

Im Falle Schroeder (Mitralinsuffizienz) beobachteten wir an einem Tage eine Blutdrucksenkung um 26 mm (von 102 auf 76), dabei ist der Puls, der vor der Steigung 96 Schläge zeigte und etwas irregulär war, auch nach dem Marsche auf 96 stehen geblieben und war nicht unregelmässiger wie früher.

In einem Falle von Herzneurose (Fall Caspar) haben wir nach dem Marsche eine Blutdrucksenkung um 6 mm gefunden und hat sich der Puls dabei, was sehr auffallend ist, weniger frequent und von derselben Qualität wie des Morgens vor der Wanderung gezeigt. Am anderen Tage fanden wir bei demselben Jungen eine Blutdrucksenkung von 20 mm Hg bei gleichzeitiger Erhöhung der Pulsfrequenz um 6 Schläge in der Minute (Puls vor und nach der Wanderung regelmässig).

In einem schwereren Falle von Mitralinsuffizienz und Stenose (Kind Topel), der einen kleinen irregulären und inäqualen Puls zeigte, fanden wir nach dem Marsche bei einer Blutdrucksenkung von 88 auf 68 mm den Puls bedeutend ruhiger (von 108 auf 84 zurückgegangen), auch war der Puls kräftiger und gleichmässiger wie des morgens vor der Wanderung.

Wir geben noch einige andere bemerkenswerte Ergebnisse dieser Untersuchungen hier wieder.

Name	Blutdrucksenkung mm Hg	Pulsschwankung	Diagnose	Datum
Wierczejewski	10 (98—88)	± 0 (96) vor u. nach regelmässig, kräftig	Neurosis cordis	28. 7.
Barmann	3 (83—80)	— 6 (96—90) vor u. nach der Wanderung irregulär klein	Mitralinsuffizienz	28. 7.
Schmidt	**29** (104—75)	+ 12 (78—90) vor u. nach d. Marsche regelmässig, kräftig	Mitralstenose	28. 7.
Ringhardt	8 (88—80)	— 12 (108—96) vor u. nach d. Marsche labil, unregelmässig, klein	Mitralinsuffizienz	28. 7.
do.	8 (88—80)	— 6 (90—84) nach d. Marsche regelmässiger als vorher	do.	29. 7.
Helling	**32** (108—76)	— 12 (90—78) vor u. nach d. Marsche unregelmässig	Aortenstenose	27. 7.
do.	15 (100—85)	+ 4 (92—96) vor u. nach d. Marsche labil	do.	30. 7.

Die ersten Werte bedeuten in jeder Rubrik die absoluten Zahlen der Blutdruck- bzw. Pulsschwankungen; (+) bedeutet Zunahme der Pulsfrequenz, (—) die Abnahme derselben. Von den in den Klammern eingeschlossenen Zahlen bedeuten die ersten die Befunde vor dem und die folgenden die Befunde nach dem Marsche.

Zur Vervollständigung unserer Untersuchungen haben wir auch das Blut der Kinder vor, während und nach der Wanderungszeit auf Hämoglobin- und Erythrozytengehalt kontrolliert (Hämoglobinuntersuchungen konnten nach der Wanderungszeit nicht mehr vorgenommen werden, weil uns derselbe Hämoglobinometer nicht mehr zur Verfügung stand).

Wir haben bei sämtlichen Kindern vor und während der Wanderungszeit einen zu niedrigen Gehalt an Hämoglobin festgestellt, und zwar schwankte die Höhe desselben zwischen 65 und 85. Die meisten Kinder haben etwa 70 Hämoglobin gezeigt, und es ist der Hämoglobingehalt des Blutes während des hiesigen Aufenthaltes der Kinder im wesentlichen unverändert geblieben.

Diese an sich niedrigen Hämoglobinzahlen nehmen bei den Berliner Kindern aus dem Volke nicht weiter Wunder. Ob der geringe Hämoglobingehalt auch zum Teil durch die Erkrankung des Herzens bedingt wird, was in derartigen Fällen von einigen Forschern, wie Oertel u. a., vermutet und durch Vermehrung des Wasserreichtums im Blute erklärt wird, ist schwer zu entscheiden. Wie oben schon erwähnt, haben wir in keinem Falle Stauungszustände beobachtet und glauben daher, dass es sich hier einfach um eine bei herzkranken Kindern häufig vorkommende Chlorose bzw. Anämie handelt.

Die Erythrozytenzahl bewegte sich vor und während des hiesigen Aufenthalts in etwa der Hälfte der Fälle zwischen $3^1/_2$ und 4 Millionen; einige Kinder wiesen $4^1/_2$ Millionen, 1 Junge 5 Millionen und ein Kind $5^1/_2$ Millionen auf. Nur in dem letztgenannten und noch einem Falle zeigte sich während des Aufenthalts in Friedrichroda eine grössere Verschiebung der Erythrozyten. Es handelt sich hier um einen $14^3/_4$ jährigen Knaben mit Mitralstenose, der bei der ersten Zählung 5572000 Erythrozyten zeigte. Diese Zahl ging dann am vorletzten Untersuchungstage (30. 7.) auf 3500000 herunter, um am 20. 11. auf 4760000 wieder zu steigen.

Aehnlich war der Befund bei einem 11 jährigen Kinde mit Mitralinsuffizienz und Stenose. Wir fanden hier am 20. 7. (also vor der Wanderung) 4074000, am vorletzten Untersuchungstage (30. 7.) 3000000 und am 20. 11. wiederum 5000000 Erythrozyten.

Die Mehrzahl der übrigen Kinder zeigte 4 Monate nach der Wanderung eine, wenn auch nicht beträchtliche, Vermehrung der roten Blutkörperchen. Meistens haben wir hier annähernd normale Werte zwischen 4 und 5 Millionen gefunden. Dabei ist noch zu bemerken, dass die Befunde bei den herzfehlerkranken Kindern auch hier im grossen ganzen dieselben wie bei den übrigen Knaben waren.

Wir haben oben die zwei Fälle mit Hyperglobulie etwas ausführlicher geschildert, ohne aber für diesen Befund irgendwelche befriedigende Erklärung zu finden. Eine venöse Stauung, wie sie Krehl, Oertel und Toenissen bei Hyperglobulie beobachtet haben, haben wir, wie oben bereits erwähnt, nicht gesehen; auch ist es nicht anzunehmen, dass es sich hier um eine Eindickung des Blutes durch vermehrte Wasserverluste, wie Romberg bei derartigen Fällen vermutet, handelt (wir hätten dann auch höhere Hämoglobinwerte gefunden).

Résumé.

Wenn wir die Ergebnisse unserer Untersuchungen kurz zusammenfassen, so sehen wir:

1. Dass bei unseren sämtlichen herzkranken Kindern schon nach dem ersten Marsche eine mehr oder weniger starke Blutdrucksenkung eingetreten ist.

2. Dass die Erniedrigung des Blutdruckes auch bei den späteren Märschen fast regelmässig zu verzeichnen war, wenn auch die Blutdruckdifferenz an den weiteren Wanderungstagen in mehreren Fällen geringer war.

3. Dass der Blutdruck auch nach mehrstündiger Ruhe nur langsam in die Höhe ging und in einigen Fällen überhaupt nicht bis zu der anfänglichen Norm zurückkehrte.

4. Der Puls, der bereits vor der Wanderung in den meisten Fällen beschleunigt, labil, oft irregulär und inäqual war, hielt sich während und nach den Märschen in durchaus mässigen Grenzen, zwischen 90 und 120, wobei seine Qualität im wesentlichen dieselbe wie zu Anfang der Wanderung geblieben ist.

5. Einen bestimmten Zusammenhang zwischen den Puls- und Blutdruckschwankungen haben wir in unseren Fällen nicht finden können. Wir haben den für Gesunde geltenden Satz: „Je grösser die Blutdrucksenkung, desto frequenter und schlechter der Puls“ bei den herzkranken Kindern nicht bestätigen können. Wir haben, wie aus den oben angegebenen Tabellen zu ersehen ist, sogar manchmal beobachtet, dass die Blutdrucksenkung mit einer Verminderung der Pulsfrequenz einherging.

6. Wir haben niemals Anzeichen von venöser Stauung beobachtet; im Urin sind bei keinem der Kinder vor sowie nach der Wanderung Eiweiss sowie andere pathologische Bestandteile gefunden worden.

Wir können daher aus den oben erwähnten Befunden der Blutdrucksenkung nicht dieselbe Rolle, die sie bei gesunden Erwachsenen spielt, beimessen. Wir konnten die Beobachtung, die speziell Oertel und Albu, hauptsächlich allerdings bei Gesunden, gemacht haben über ein Parallelgehen von Blutdrucksenkung und Verschlechterung der Herzkraft, bei unseren kranken Kindern nicht feststellen. Wir können die Blutdrucksenkung in unseren Fällen nicht als Zeichen einer Ueberanstrengung des Herzens, als Symptom einer jedesmal eingetretenen Herzschwäche ansehen, um so mehr, als die Kinder nach den sogar an heissen Tagen vorgenommenen Wanderungen von ca. 15000 Schritt und Steigungen bis 200 m Höhe über keine Beschwerden zu klagen hatten, keine abnorm starke Ermüdung zeigten, im Gegenteil sich eher von Tag zu Tag sämtlich sichtlich erholten, eine Gewichtszunahme zwischen $1^1/_2$ und $3^1/_2$ kg und ein Längenwachstum bis 4 cm in etwa vier Monaten aufwiesen.

Die Tatsache, dass die Blutdruckdifferenz an den letzten Beobachtungstagen oft geringer war, ist wohl so aufzufassen, dass das kranke Herz sich allmählich den veränderten Verhältnissen angepasst hat.

Würde die schon am ersten Wanderungstage 20—25 mm Hg betragende Blutdrucksenkung eine Herzschwäche bedeuten, so müsste bei unserem Herzkranken-Material die Blutdruckdifferenz infolge der immer grösseren Anstrengungen an den weiteren Beobachtungstagen immer mehr steigen. Wir sehen aber, dass das nicht der Fall war, dass im Gegenteil die Blutdruckdifferenz an den letzten Tagen oft geringer war als an den ersten. Wir hätten aber dann auch sicher die unternommenen Wanderungen mit unseren Kindern nicht vornehmen können und jedenfalls dabei stärkere Störungen des Allgemeinbefindens erlebt.

7. Ferner ersehen wir aus den Untersuchungen, dass man speziell bei herzkranken Kindern bei Beurteilung der Muskelanstrengung und bei Prüfung der Leistungsfähigkeit des Herzens aus den Befunden am Puls und besonders am Blutdruck allein, wie schon Krehl und Romberg betonen, keine Schlüsse auf den Zustand des Herzens ziehen kann, und vor allem auf den allgemeinen Zustand, „ob der Betreffende erschöpft, kurzatmig, zyanotisch ist“, achten muss.

8. Da aber das Allgemeinbefinden in unseren Fällen ein über Erwarten gutes war, so glauben wir, in Verbindung mit unseren oben erwähnten Befunden, schliessen zu können, dass die Geländebehandlung den sämtlichen Kindern keine Ueberanstrengung des Herzens, in der Mehrzahl der Fälle sicherlich eine Kräftigung der Herztätigkeit oder jedenfalls eine Besserung der Kreislaufsverhältnisse gebracht hat.

B. Spinak.

Literatur.

Albu, Beiträge zur pathologischen Physiologie des Sports. Zeitschr. f. klin. Med. Bd. 78. H. 1 u. 2.

August Hoffmann, Pathologie und Therapie der Herzneurosen. — Funktionelle Diagnostik und Therapie der Erkrankungen des Herzens. 1895.

Krehl, Erkrankung der Herzmuskel und die nervösen Herzkrankheiten. 1913. A. Hölder. Leipzig u. Wien.

Romberg, Krankheiten des Herzens und der Blutgefässe. Handb. von Ebstein und Schwalbe. Bd. 1.

Karrenstein, Blutdruck und Körperarbeit. Zeitschr. f. klin. Med. 1903. Bd. 20.

Löhe, Ueber den Einfluss körperlicher Bewegung auf Pulsfrequenz und Blutdruck beim Soldaten. Deutsche militärärztl. Zeitschr. 1907. Heft 4.

Rosenbach, Grundriss der Pathologie und Therapie der Herzkrankheiten. 1897.

Oertel, Handbuch der allgemeinen Therapie der Kreislaufsstörungen. 1891. F. C. W. Vogel. Leipzig.

Maximowitsch und Rieder, Arch. f. klin. Med. Bd. 46.

Sittmann, Erkrankungen des Herzens und der Gefässe. Physikalische Therapie. F. Enke. 1910. Heft 10.

VII.

Psychologische Untersuchungen über das Verhalten herzkranker Kinder im Pubertätsalter im allgemeinen, wie speziell die dahinzielenden Beobachtungen bei der Exkursion mit diesen Kindern im Sommer 1913.

Die kindliche Psyche ist eine Entwicklungsphase der menschlichen Psyche, in ihrem Wesen dem vollentwickelten Ich allerdings nahe verwandt, jedoch nicht etwa wie eine photographische Verkleinerung zu denken; denn die seelischen Kräfte stehen nicht etwa in einer unter sich gleichmässigen Entwicklung, sondern diese ist zeitlich durchaus differenziert, d. h. je nach den physischen Entwicklungsstufen ändert sich auch der Schritt, in dem die Geisteskräfte untereinander sich ihrer Vervollkommnung nähern.

Hier liegt ein Grundfehler unserer Pädagogik und Erziehung, der in dem Kinde den Erwachsenen en miniature sieht. Es lehrt schon die Erfahrung, dass die Prophezeihung der Schulbank nicht immer durch die weitere Entwicklung gerechtfertigt wird. Aus trägen Kindern werden oft arbeitsame Menschen, aus unzuverlässigen Schülern zuverlässige Männer. Das „ich hätte niemals erwartet“ der Eltern in späteren Tagen deutet immer auf solche Täuschung hin.

Die Psyche des Kindes macht in den weitaus meisten Fällen eine Wandlung durch, die oft zu recht beträchtlichen Gegensätzen führt und uns Pädagogen mahnt, doch ja recht ernstlich in sie einzudringen, d. h. uns zu bemühen, in gewissem Sinne Kind zu werden und die Dinge der Umwelt so auf uns wirken zu lassen, wie sie das Kind anschaut.

Meine Beobachtungen an herzkranken Kindern haben nun festgestellt, dass diese Kinder, je nach dem Stand des Leidens zwar recht verschieden, aber doch immer hinter jener Normalleistung zurückbleiben. Der Grund liegt einmal in der fast stets vorhandenen Körperschwäche, die sich als Unterernährung erweist. Zum anderen ist sie aber auch begründet in der Psyche, und zwar in dem beeinflussten Gefühls- und Willensleben[1]). Die Aufmerksamkeit des herzkranken Kindes ist also weit mehr der Ablenkung ausgesetzt als beim normalen Kinde, weil sich auf Grund der Erkrankung eine verzerrte Wertschätzung der Umwelt und des Ichs herausbildet, die durch die Entfesselung der Phantasie wieder von starkem Einfluss auf das Willensleben ist, wie später noch gezeigt werden wird.

Inwieweit das Gedächtnis des herzkranken Kindes abweicht von dem des gesunden, konnte ich nicht ermitteln; nur allgemein lässt sich sagen, dass mit der Frische der Kinder die gedächtnismässige Aneignung von Unterrichtsstoffen ohne auffallende Abweichungen vonstatten geht. Für diese Untersuchungen ist die Volksschule ein wenig geeigneter Platz, viel mehr noch sind das die höheren Schulen, wie Czerny hervorhebt, wenn er sagt: „In der Mehrzahl aller Mittelschulen (süddeutsch = höheren Schulen) wird die Leistung der Kinder fast ausschliesslich nach ihrer Gedächtnisarbeit beurteilt."

Auch in bezug auf Intelligenz, wie ich hier bemerken möchte, habe ich bei den herzkranken Schülern kein Zurückbleiben bemerkt. Wenn das Gedächtnis des herzkranken Kindes nicht auffällig abweicht von dem des normalen, so gilt das nicht zugleich auch für die Tätigkeit der Psyche auf dem Gebiete der Apperzeption.

Bei den auffälligen Abweichungen in bezug auf die Feststellung des Begriffes dieser psychischen Kraftform kann ich nicht umhin, meine Auffassung hier kurz festzulegen. Im allgemeinen kann ich wohl, in weitgehender Uebereinstimmung mit den bekannten Psychologen, die Apperzeption als die Mitwirkung des Erlebten bei Auffassung des Neuen bezeichnen oder Deutung und Aneignung des Neuen mit Hilfe des Erlebten. Und so sehe ich denn in der Apperzeption nicht bloss eine Aneignung von Vorstellungen, sondern zugleich eine Verknüpfung des Neuen mit den reproduzierten Vorstellungsmassen.

Als hierhergehörende Literatur verweise ich auf die Arbeiten von Herbart, Wundt und Zühlsdorff und sehe mit letzterem,

1) Vgl. auch ganz besonders Th. Benda, Ueber den Zusammenhang von Herz- und Geisteskrankheiten. Inaug.-Diss. Berlin 1881.

im Gegensatz zu Wundt, die Apperzeption nicht an als gleichbedeutend mit Aufmerksamkeit. Wenn ich Aufmerksamkeit und Apperzeption in Beziehung setze, so geschieht das in der Weise, dass ich die Aufmerksamkeit als das Vorangehende, die Apperzeption aber als das Folgende ansehe oder, um mich eines Bildes zu bedienen, die Aufmerksamkeit bedeutet das Schliessen des elektrischen Stromes in den sensorischeu Nerven, die Apperzeption aber ist schon die Wirkung dieses Stromes.

Die eigenartige Doppelwirkung von Reproduktionsfaktoren, den Einzelerlebnissen einerseits und den die sensorische Region des Gehirns spannenden oder, um in dem Bilde zu bleiben, einschaltenden Reizen der Dinge der Aussenwelt andererseits, bedingt zunächst, dass das Ruhende mit dem Eintretenden in einem innerlich verwandten Verhältnis steht, dass also Anknüpfungspunkte zwischen beiden bestehen. Der Unterricht muss es nun, um die Apperzeption zur möglichst vollkommenen Wirkung gelangen zu lassen, als seine Aufgabe betrachten, beide Faktoren kulminieren zu lassen, nämlich das Eintretende zur klaren sinnlichen Wirkung zu bringen und das Ruhende, das bereits Aufgenommene vollkommen zu reproduzieren. Die Aufmerksamkeit, das Richten der Sinne (Schliessen des sensorischen Stromkreises) hat nun zu wachen, dass eine vollkommene als auch energische Verknüpfung der sensoriellen und reproduktiven Faktoren stattfindet.

Aus der Darlegung des Apperzeptionsprozesses lässt sich nun leicht ersehen, wo die Psyche des herzkranken Kindes seine apperzeptive Tätigkeit mangelhaft werden lässt; nämlich in der Mitwirkung der sensorischen Nerven, die, wenn auch nicht direkt, so doch indirekt unter dem Einfluss des durch die Ueberarbeit des Herzens mitleidenden vasomotorischen Nervensystems geschwächt werden. Bis hierher wäre also die mangelhafte Apperzeption physiologisch begründet. Aber bei diesem zusammengesetzten psychischen Akt spielt auch das dunkle Gebiet des Gefühls- und Willenslebens, das bei Herzkranken leider so oft eine herrschende Stellung beansprucht, eine bedeutende und bestimmende Rolle.

Einen breiteren Raum in meinen Darlegungen nimmt das Gefühlsleben des herzkranken Kindes ein. Zur allgemeinen Feststellung der hier gebrauchten Begriffe möchte ich vorweg bemerken, dass ich mit Wundt unter Empfindung das Bewusstwerdens eines Reizes verstehe. In dem Gefühl aber — ich beziehe mich auf das einfache Gefühl — sehe ich das Empfinden zur Aktivität gesteigert, indem es unserer Psyche eine bestimmte Richtung gibt, und zwar nach der Seite der Lust oder Unlust. Die Aktivität besteht aber auch darin, dass es eine Reihe aufgenommener Vorstellungen weckt, die umso klarer auf die Schwelle des Bewusstseins treten, je stärker das veranlassende sinnliche Empfinden ist. So weckt z. B. bei einem Frühlingsspaziergange der Duft des versteckt blühenden Veilchens ein Lustgefühl in uns, zugleich aber auch die Vorstellung seiner lieblichen blauen Blüte, dass wir uns suchend danach umschauen, und weckt endlich all die Vorstellungen vom lachenden Frühling.

Es kann nicht behauptet werden, dass dieses oder jenes Gefühl einen besonderen Lebensgenuss biete, der rechte Lebensgenuss liegt vielmehr in dem rhythmisch ausgleichenden Wechsel der Gefühlsrichtungen, eine Erkenntnis, die bei der Erziehung der herzkranken Kinder eine wichtige Rolle spielt, wie im folgenden Kapitel gezeigt wird.

Ich habe dargelegt, dass die (einfachen) Gefühle subjektive Rückwirkungen aufgenommener Empfindungen sind, d. h. ein und dieselbe Empfindung hat bei den verschiedenen Menschen verschiedene Rückwirkungen. Diese sind besonders bei den Herzkranken eigenartig, weil sie in ursächlichem Zusammenhang mit dem Herzen stehen.

Es ist experimentell nachgewiesen, dass das Zentralorgan, und zwar das verlängerte Mark, mit dem Herzen in doppelter Verbindung steht, nämlich durch die Erregungsnerven einerseits und durch die im Vagus verlaufenden Hemmungsnerven andererseits. Somit sind also die Gefühle, die ja im wesentlichen erregender und hemmender Natur sind, ihre Reize durch jene Nerven fortpflanzen, von direktem Einflusse auf die Herztätigkeit. Dieser bekundet sich in der Abhängigkeit des Pulses von Gefühlszuständen (Wundt), indem Gefühle der Lust den Puls beschleunigen, die der Unlust aber verlangsamen. Der experimentelle Nachweis steht hier in offensichtlicher Uebereinstimmung mit der Empirik, die längst feststellen konnte, dass freudige Gefühle (Lust) „unsere Pulse schneller schlagen lassen". Unlustgefühle, die hemmender Natur sind, z. B. Schreck, „das Blut in den Adern stocken lassen".

Genau wie einfache Gefühle, verhalten sich auch die zusammengesetzten (Gemütsbewegungen). Wundt drückt diese Abhängigkeit aus: „Jede Zunahme und jede Abnahme der Herzenergie lässt daher im allgemeinen eine doppelte Deutung zu: jene kann von Zunahme der Erregungs-, oder Abnahme der Hemmungsinnervation, diese von Abnahme der Erregungs-, oder Zunahme der Hemmungsinnervation herrühren."

Obwohl diese Abhängigkeit feststeht, kann man doch nicht aus dem Verhalten des Pulses auf die eine oder die andere Ursache schliessen, weil ja jeder der beiden Vorgänge zweierlei Deutung fähig ist.

Sind schon die einfachen sowohl als auch die zusammengesetzten Gefühle von Einfluss auf die Herztätigkeit und somit auf die Lebensenergie, so gilt dies von einer Reihe von äusserst starken Gefühlszuständen, die die Psychologie zusammenfassend mit „Affekt" bezeichnet.

Ueber den Begriff „Affekt" gehen Psychologen wie Wundt, Kant, Herbart, Nahlowsky u. a. auseinander.

Zühlsdorff z. B. (S. 181) erläutert: „Der Kern des Affektes ist also ein sehr intensives, plötzlich aufwallendes und das Bewusstsein momentan beherrschendes Gefühl", und zwar wählt er dazu als Beispiel das Erschrecken Belsazars (Gedicht von Heinrich Heine) beim Erscheinen der Flammenschrift. Er übersieht dabei, dass nicht nur ein Gefühl (Furcht), sondern auch eine Vorstellung (das Drohen finsterer Mächte) die Affektwirkung bedingen. Wundt (S. 204) sagt: „Wo sich eine zeitliche Folge von Gefühlen zu einem zusammenhängenden Verlaufe verbindet, der sich gegenüber den vorausgegangenen und nachfolgenden Vorgängen als ein eigenartiges Ganzes aussondert, das im allgemeinen zugleich intensivere Wirkungen auf das Subjekt ausübt als ein einzelnes Gefühl, da nennen wir einen solchen Verlauf einen Affekt." Während also Zühlsdorff mehr der gebräuchlichen Auffassung von Affekt nahekommt, erweitert Wundt diesen so sehr, dass er jede Gefühlsfolge, die zu einem Willensvorgang führt, als Affekt auffasst. Ich muss das hier hervorheben, weil ich darauf beim Willensleben zurückkomme. Ob es praktisch ist, einen landläufigen Begriff wie „Affekt" so zu erweitern, dass die allgemein mit dem Begriff verbundenen Vorstellungen vom Plötzlichen, Gewaltigen hinfällig werden, möchte ich bezweifeln, zumal, wenn die innere Notwendigkeit hierzu fehlt, da er selbst sagt, dass sich feste Grenzen zwischen Gefühl und Affekt nicht ziehen lassen.

Wenn ich hier von „Affekt" spreche, so verbinde ich damit eine zweifache Beziehung. Einmal ist es meist ein Einzelgefühl, das sich mit seiner Stärke aus der Reihe der rhythmisch wechselnden Gefühle abhebt, zum andern aber die unmittelbare Beziehung zu einem ganz eng begrenzten Vorstellungsinhalt. Ich möchte diese Wechselwirkung vergleichen: wie Strom und Magnetismus in der anlaufenden Dynamomaschine sich gegenseitig verstärken und zu einer vereinigten Kraftwirkung gelangen, so werden Gefühl und erregter Vorstellungsinhalt in ihrem Wechseleinfluss zu einem psychischen Motor, der die Arbeitsmaschine, den physischen Menschen, mit unwiderstehlicher Kraft beherrscht.

Das grosse Heer der Affekte, wie Schreck, Aerger, Freude, Hoffnungslosigkeit, Trauer, Angst, Sorge und all die vielen Verwandten, sie spielen im Leben des nerven- und muskelkräftigen Menschen eine untergeordnete Rolle, d. h. sie beherrschen Handlung und Stimmung nur ausnahmsweise. Im Leben des herzkranken Kindes, wo die rhythmische Tätigkeit des Herzens einen Teil der Kraft nutzlos vergeudet, der also dem eigentlichen Lebenszweck verloren geht, spielen Affekte eine weit grössere Rolle als man vielleicht annimmt. Erregungs- und Hemmungsnerven arbeiten hier mit beschleunigter, fast fieberhafter Tätigkeit. Die einfache Empirik hat hier durch Beobachtung längst ein Beweismaterial geschaffen, das vielleicht nicht immer genügend beachtet wird. Wie oft hatte ich bei der Wanderung Gelegenheit, zu bemerken, wie unsere herzkranken Jungen ein reizbares Wesen zeigten, das mit ihrem sonstigen Verhalten nicht in Einklang zu bringen war. Dementsprechend machte sich auch eine vermehrte Neigung zum Affekt bemerkbar. Zweimal beobachtete ich, wie wegen ganz geringfügiger Ursachen ein heftiges Erschrecken eintrat, noch häufiger aber Zornausbrüche, bei denen meist sogar Rückwirkungen auf die Bewegungsorgane bemerkbar waren (Erheben der Arme, Bewegung der Gesichtsmuskeln, Zittern). Auffällig war auch hier der Zusammenhang mit dem jeweiligen Kraftzustande. Alle diese Gemütsbewegungen bis zum Affekt beobachtete ich mehr am Schluss der Tagesleistung, wenn also ein merklicher Erschöpfungszustand eingetreten war, weniger am Anfang, wo die Jungen durchaus normal reagierend erschienen.

Zühlsdorff weist hin auf die affektive Wirkung der Prüfung, die ja jedem Schulmanne bekannt ist; denn eine grosse Zahl der Examinanden steht mehr oder weniger unter ihrem störenden Einfluss, der sich in verminderter Aufmerksamkeit sowohl als auch mangelhafter Treue des Gedächtnisses auszeichnet. Die Psyche wird eben von einem Affekt beherrscht: Furcht.

Was hier von gesunden Schülern gesagt wird, gilt noch mehr von den herzkranken. Vor 3 Jahren musste ich bei der Versetzung nach der 1. Klasse zwei Schülerinnen mehrmals an die frische Luft schicken, wo sie sich bald erholten, wie denn die frische Luft Lebens- und Heilungsbedingung des jugendlichen Herzmuskels ist.

Ueber das abweichende Verhalten herzkranker Kinder in bezug auf Gemütsbewegungen im allgemeinen möchte ich einiges aus meiner Beobachtung im Unterricht hinzufügen.

Gemütsbewegungen stellen Spannungsverhältnisse in der Tätigkeit der Erregungsnerven dar, stehen also in direktem Zusammenhang mit der Herztätigkeit. Die Natur hat dem Menschen eine Entladungsmöglichkeit namentlich in den Tränen gegeben; das Weinen ist also für das gesamte System der Erregungsnerven ein natürliches Mittel zum Abebben der Bewegung. Je nach der individuellen Veranlagung tritt diese Entladung schneller oder zögernder ein. „Wer schnell zu Tränen kommt, hat bald vergessen“, bezeichnet in der Tat den psychischen und physischen Zusammenhang zwischen Gemütsbewegung und Tränen durchaus treffend. „Kindertränen sitzen lose, Kinderleid darum nicht tief“. „Wein' dich nur aus“, rät man dem Betrübten. Von diesem Standpunkt aus muss der Erzieher die Tränen ansehen; es ist also verkehrt, herrisch zu verlangen, unter allen Umständen die Tränen sofort zu bekämpfen, weil dadurch innere Spannungen im Nervensystem verbleiben. Tränen sind zwar unbequem für die Umgebung, der Weinende aber wird durch sie freigemacht. Ich bin durchaus dafür, Kinder durch verständige Belehrung von ihrem tränenfeuchten Wesen zu befreien, also zur Festigkeit zu erziehen; aber im Augenblick der Tränenentladung mit einem herrischen Verbot Einhalt zu gebieten, ist gänzlich verkehrt; es bedeutet nichts weiter als die Forderung, ein natürliches Bedürfnis zu unterbrechen.

Gilt das für Gesunde, so noch mehr für Herzkranke. Ich möchte die Eltern solcher Kinder warnen, die anormalen Spannungsverhältnisse in den Erregungs- und ihre indirekte Einwirkung auf die vasomotorischen Nerven durch Nichtbeachtung der Vorschrift der Natur zu steigern. Tränen befriedigen ein natürliches Bedürfnis; unter diesem Gesichtspunkt sind sie zu beachten.

Hierbei möchte ich auf eine Eigenart hinweisen. Ein nicht verschwindender Teil unserer herzkranken Jugend verschliesst seine Innenwelt gegen die Aussenwelt, selbst den Eltern gegenüber; es ist, als ob sie sich fürchteten, ein ihnen innewohnendes, unbestimmtes Gefühl der Furcht anderen zu verraten. So wenig dazu eine Veranlassung vorliegt, ist es mir auf Grund meiner Beobachtungen zur Gewissheit geworden, dass viele Kinder solch törichtes Verhalten zeigen. Das sind die Kinder, die still für sich mit sorgender Miene dasitzen, teilnehmenden Fragen gegenüber ein „ach, nichts" haben, um dann mit grösserem Eifer ihren sorgenden Gedanken nachzuhängen. Kinder dieser Art sind schwer zu erziehen; es ist, als ob kaum eine Saite in ihrem Innern wäre, die man erklingen lassen könnte. Ich weiss, dass derartige Eigenarten auch bei nichtherzkranken Kindern vorkommen, wo sie als Charakterfehler gelten, meist aber psychopathisch zu bewerten sind. Aber die mir bekannten Fälle bei Herzkranken zeigten soviel Uebereinstimmung, dass ich annehmen darf, sie werden auch anderen Pädagogen, sicher aber Eltern und Aerzten nicht entgangen sein.

Ebenso wie das Furchtgefühl gibt sich meistens eine mehr oder weniger hervortretende Verdrossenheit zu erkennen. Die Ursache ist hier wie dort in der gestörten Herztätigkeit, das heisst in ihrer verminderten Kraftleistung zu suchen, wodurch das vasomotorische Nervensystem direkt (Lange) und damit das System der Erregungs- und Hemmungsnerven indirekt beeinflusst wird. Die theoretisch wichtige Frage, ob ein besonderes Gefühlszentrum anzunehmen sei oder nicht, welche Richtungen durch Bergemann und Lehmann andererseits vertreten werden, spielt für eine mehr auf das Praktische gerichtete Arbeit keine wesentliche Rolle. Ich will nur bemerken, dass die experimentelle Gefühlsforschung zu aufklärenden Ergebnissen nicht gekommen ist, weshalb ich Abstand nehme, die vorliegenden Arbeiten hier weiter zu berücksichtigen.

Auch inbezug auf die Willensvorgänge stehen die Psychologen auf verschiedenem Standpunkt. Wundt erläutert: „Der Willensvorgang schliesst sich . . . in ähnlicher Weise an den Affekt wie dieser an das Gefühl, als ein Prozess höherer Stufe an; die Willenshandlung aber bezeichnet bloss einen bestimmten, und zwar den für die Unterscheidung von dem Affekt charakteristischen Teil dieses Prozesses". Diese Erläuterung ergibt sich aus der erweiterten Auffassung Wundt's vom „Affekt"-Begriff. Nach im besteht die

Willenshandlung in einer durch den Affekt vorbereiteten und ihn plötzlich beendenden Veränderung der Vorstellungs- und Gefühlslage (vgl. Witasek). Weiter sagt Wundt auf S. 221: „In diesem Sinne kann das Gefühl ebenso gut als der Anfang einer Willenshandlung wie umgekehrt das Wollen als ein zusammengesetzter Gefühlsprozess und der Affekt als ein Uebergang zwischen beiden betrachtet werden“. Diese angeführten Stellen zeigen deutlich, wie Wundt den Affekt auffasst und ihn in den Willensvorgang einordnet.

In dem Bestreben nach einheitlicher Auffassung haben andere Psychologen, wie Külpe und Ebbinghaus, eine ähnliche Zurückführung des Begehrens auf Vorstellung und Gefühl versucht. Sully hingegen scheidet scharf Gefühl und Begehren; er nennt letzteres „ein geistiges Greifen nach dem Gegenstand“. Wie Vorstellungen Gefühle erzeugen, die eine Bewertung der Vorstellungsobjekte darstellen, so erwecken Gefühle Willensäusserungen, die in ihrer einfachsten Form „Haben“ oder „Nichthaben“ enthalten. Man nennt beim kindlichen Individuum diese Aeusserungen Begehren und sieht sie als Wirkungen des psychischen Mechanismus an, während man die bewussten Aeusserungen des Individuums als Wollen (im engeren Sinne) auffasst. Begehren und Wollen klingen aus im Handeln. So ist denn die psychische Wirkung eines Objekts auf uns eine vierfache, und zwar in folgender Anordnung: Vorstellen, Gefühl (Bewertung), Wollen, Handlung. Dies Vierfache stellt die Reaktion unserer Psyche auf die Umwelt dar.

Die neuere Psychologie unterscheidet Triebhandlungen und Wahlhandlungen. „Der einfachste Fall einer Willenshandlung liegt dann vor, wenn innerhalb eines Affekts von geeigneter Beschaffenheit ein einziges Gefühl mit begleitender Vorstellung zum Motiv wird und mit einer ihm entsprechenden äusseren Bewegung den Vorgang zum Abschluss bringt. Solche von einem Motiv bestimmte Willensvorgänge können wir einfache Willenshandlungen nennen. Die Bewegungen, in denen sie endigen, werden auch als Triebhandlungen bezeichnet“ (Wundt). Hierbei will ich bemerken, dass Wundt das Wort „Trieb“ in gebräuchlicher landläufiger Bezeichnung nicht anwendet.

Dementsprechend sieht er die Willkürhandlung an als den Ausgang eines Affektes, in dem nicht ein einziges, sondern eine Mehrheit von Gefühlen in äussere Handlungen überzugehen bestrebt ist. Demnach entstehen Triebhandlungen auf Grund unmittelbarer

Wirkungen von Gefühlselementen und Vorstellungen; Willkürhandlungen hingegen erst nach der Wahl, welchen Gefühlszwang man in Handlungen umsetzen solle. Willkürhandlungen setzen also eine Entschliessung voraus. Durch häufige Wiederholung der Willkürhandlung mit vorangehender Entscheidung in immer demselben Sinne wird aus der Willkürhandlung in gewissem Sinne eine Triebhandlung, die schliesslich zu einer automatisch sich vollziehenden Handlung werden kann. Die bewusste, erzieherische Einwirkung, durch welche die Willkürhandlung zu einer automatischen wird, nennt man Gewöhnung. Sie ist das wichtigste Mittel in der Willensbildung.

Physiologisch erklärt sich dieser Vorgang nach den neuesten psycho-physiologischen Forschungen als eine funktionelle und strukturelle Umwandlung des Nervensystems; hiermit wäre also „die Macht der Gewohnheit" hinreichend erklärt. Wundt sagt hierzu: „Diese allmähliche Mechanisierung der Vorgänge, die im wesentlichen aus einer Elimination aller zwischen dem Anfangs- und Endpunkt gelegenen psychischen Mittelglieder besteht, kann aber ebensowohl bei den ursprünglichen wie bei vielen der sekundären, durch Verdichtung von Willkürhandlungen entstandenen Triebbewegungen eintreten". Nicht als unmöglich erscheint es also, dass alle Reflexbewegungen ähnlichen Ursprung haben.

Diese kurzen Vorbemerkungen wollen die nachfolgenden Darlegungen vom neueren Standpunkt der Psychologie aus beleuchten.

Die Tatsache nun, dass das Individuum bei Erkrankungen gewisse psychische Eigentümlichkeiten zeigt, weist darauf hin, dass organische Störungen psychische nach sich ziehen. Diese liegen oft begründet in der Schnelligkeit, mit der das Individuum reagiert. Die bei normalen Gesundheitsverhältnissen gemessenen Reaktionszeiten sind bei sensorieller Reaktion 0,120—0,250 Sek., bei muskulärer 0,100—0,180 Sek. (Wundt). Diese Normalzone wird aber bei Herzkranken nicht innegehalten, d. h. die Zeit zwischen Impuls und Handlung verändert sich wesentlich, meistens wird sie nach meinen (ungefähren) Feststellungen grösser sein (Depressionstyp). Hier liegt ein fruchtbares Gebiet der experimentellen Psychologie, nämlich festzustellen, inwieweit körperliche Erkrankungen, namentlich aber organische Störungen die sensorielle als auch muskuläre Reaktionszeit verändern.

Es haben mir die Beobachtungen an unseren herzkranken Wanderern wieder nur bestätigen können, was ich bei meinen herzkranken Schülern und Schülerinnen im Laufe der Zeit meist bemerkt habe, nämlich dass bei ihnen eine Störung des Willenslebens vorliegt. Die Energielosigkeit einerseits und das impulsive Entschliessen andererseits sind mir der untrügliche Beweis für die ausgesprochene Behauptung. Wenn ich in bezug auf die apperzeptionelle Tätigkeit, die Aufmerksamkeit und das Gefühlsleben, namentlich in der Neigung zu Affekten, einen Typ des herzkranken Kindes zeichnen konnte, so gilt dies nicht in gleichem Maasse vom Willensleben. Die Erscheinungen sind hier so different, so vielgestaltig, dass man nur von einer Anomalie des Willenslebens im allgemeinen sprechen kann.

Wo die Einwirkung auf das Willensleben zu suchen ist, ergibt sich aus physiologischen Verhältnissen des herzkranken Kindes. Wie schon angedeutet, beeinflusst das nicht normal arbeitende Herz in diesem Sinne die vasomotorischen Nerven, wodurch eine Rückwirkung auf das Gesamtnervensystem bedingt ist. Im weiteren bewirkt die gestörte Blutzirkulation einen Mangel an allgemeiner Lebensenergie, die sich in schneller eintretender Erschöpfung kundgibt. Das sind, in groben Umrissen gezeichnet, die physiologischen Ursachen. Sie sind unzweifelhaft auch die Quellen der psychischen Störungen, die, mögen sie auch noch so different sein, eine Uebereinstimmung zeigen: die Wandelbarkeit der jeweiligen Erscheinungen.

Aerzte sowohl als auch Pädagogen wissen, dass es eingehender Beobachtungen bedarf, um aus den psychischen Aeusserungen auf ein vorliegendes Herzleiden schliessen zu können. Bei der Vielgestaltigkeit der Ursachen ein und derselben Erscheinung ist die Deutung immer nur eine unsichere. Es ist ja auch nicht Aufgabe der Psychologen, das Herzleiden zu erkennen, das ist Aufgabe des mit so reichen und sicheren Mitteln ausgestatteten Arztes. Der Pädagoge als Psychologe hat vielmehr die Aufgabe, das ihm vom Arzt als herzkrank bezeichnete Kind in seinen psychischen Anomalien zu beobachten und dementsprechend zu behandeln.

Aus der Tatsache, dass das Willensleben ein unmittelbarer Ausfluss des Gefühlslebens oder, wie Wundt es will, ein Prozess höherer Stufe ist, ergibt sich, dass ich das Willensleben des herzkranken Kindes nicht für sich allein behandeln kann, sondern immer gezwungen bin, das Gefühlsleben mit heranzuziehen.

Die meisten der von mir beobachteten Fälle zeigten eine offenbare Verlangsamung des Willensprozesses. Es mag auffallen, dass ich diese Behauptung ausspreche, ohne ihr eine Reihe von wissenschaftlichen Reaktionsversuchen zugrunde legen zu können. Jedem Psychologen ist ja bekannt, dass die experimentelle Psychologie die Reaktionsversuche zu den schwierigsten Arbeiten zählt, nicht zum wenigsten schon wegen der unendlich feinen Apparate zur Messung. Und doch stelle ich jene Behauptung, weil ich fest überzeugt bin, dass ein wissenschaftliches Experiment sie noch bestätigen werde. Die Innervationswirkungen treten nämlich bei den meisten Kindern verzögert auf. Jene Verzögerung habe ich nicht mit dem feinsten Messinstrument gemessen, ich bin aber überzeugt, dass ein geübter Beobachter die kleinsten Zeitdifferenzen merkt. Nur die Grösse der Abweichung unterliegt der Täuschung. Uebrigens lassen sich nach meinen langjährigen Beobachtungen die herzleidenden Kinder in zwei Gruppen teilen:

1. der Depressionstyp mit verlangsamter Reaktion, gedrücktem Wesen;
2. der Exaltationstyp mit beschleunigter Reaktion, hastigem Wesen.

Nach meinen Beobachtungen, um deren weitere Prüfung ich bitte, gehören zum Depressionstyp vorwiegend Kinder mit organischen Herzerkrankungen, während der Exaltationstyp bei funktionellen Störungen der meist vertretene ist. Ausnahmen sind von mir allerdings auch beobachtet worden.

Das meiste Interesse für den Psychologen dürfte das Phantasieleben des herzkranken Kindes beanspruchen.

Von Aristoteles bis zur Neuzeit hat es die denkenden Menschen bewegt, der Phantasie den hüllenden Schleier zu nehmen. Bald sah man in ihr ein Seelenvermögen (Kant), bald keins, vielmehr nur den Inbegriff von in unseren Vorstellungen liegenden Kräften (Volkmann), den Inbegriff der Vorstellungsvorgänge (Erdmann), das schöpferische Wirken des Bewusstseins (Behmke), und der hier vielfach angezogene Wundt sieht in ihr die bildende Tätigkeit der Seele, ein in den seelischen Funktionen mit enthaltenes Wirksames, das einen „nie fehlenden Einschlag“ der seelischen Vorgänge bildet. Wundt vergleicht: „Phantasie und Verstand bezeichnen nicht einheitliche Kräfte oder Vermögen, sondern komplexe Erscheinungsformen elementarer psychischer Vorgänge, nicht von spezifischer, sondern von allgemein gültiger Art. Wie das Gedächtnis ein Allgemeinbegriff für die Erinnerungsvorgänge, so sind Phantasie und Verstand Allgemeinbegriffe für bestimmte Richtungen apperzeptiver Funktionen".

Es ist hier nicht der Ort, über den Begriff „Phantasie" zu streiten; aber unmöglich ist er durch Wundt's Ausführungen erschöpfend gekennzeichnet. Ich möchte in Kürze aus meiner in Arbeit stehenden Schrift „Die Phantasie" einiges andeuten. Der Grundfehler bei der Bestimmung des Phantasiebegriffs ist der immer wieder hervortretende Versuch, die Tätigkeit der Phantasie in die Aufnahmereihe des äusseren Eindrucks bis zu einer Umsetzung in psychische Vorgänge mit ihren Reaktionswirkungen einzuordnen. Die Phantasie ist für mich sowohl die individuelle Reaktion des Ichs auf die Gesamteinwirkung der Aussenwelt, als auch die freie individuell gestaltende Kraft der Psyche.

Individuelle Reaktion, ausgleichende Tätigkeit der Seele zwischen Wunsch und Wirklichkeit, ist die Phantasie so recht der Ausdruck des Individuums. So fliessen denn das physische und psychische Leben als eine Einheit aus in dem Phantasieleben des Menschen.

Es liegt auf der Hand, dass der gesunde und der kranke Körper in der unmittelbaren Beziehung zur Phantasie ihr ein eigenartiges Gepräge geben, das die Erziehung, die Einwirkung der Umwelt, fast machtlos erscheinen lässt; damit ist zugleich erklärlich, dass das Phantasieleben des herzkranken Kindes ein eigenartiges Gepräge haben muss, bedingt durch die durch Störungen erzeugten Hemmungen im Gefässsystem.

Aus den vorangehenden Ausführungen ergibt sich, dass die Phantasie dem Individuum zu einem stillen Weltwinkel wird, in dem es sich nach ureigenstem Behagen einrichtet, in den es nur selten einen Besucher schauen lässt. Und dies ist der Grund, weshalb das Werden des Ichs sich nur zu einem kleinen Teile nach der beabsichtigten Einwirkung von aussen her richtet, in viel höherem Maasse der bestimmenden Macht des Ichs selbst folgt. Daher oft unsere Ohnmacht, dem Verirrten abzuhelfen; denn er findet stets ein besseres Verständnis für seine Abwege in jenem stillen Weltwinkel. Die Phantasie ist unser Freund, er kann uns aber auch ein gefährlicher werden.

Und das wird er beim herzkranken Kinde nur zu leicht, und zwar in beiden typischen Fällen, bei dem Depressionstyp sowohl, als auch bei dem Exaltationstyp, womit hier die beiden Gruppen der herzkranken Kinder bezeichnet werden, die zu asthenischen oder sthenischen Affekten neigen. Schon bei normalen, gesunden

Menschen lassen sich diese Gegensätze beobachten, sie zeigen sich nur verstärkt beim Herzleidenden.

Es darf wohl in ärztlichen Kreisen als allgemein bekannt gelten, dass herzkranke Kinder zur Masturbation neigen, was physiologisch durch Hemmungserscheinungen zu erklären wäre, wie dementsprechend denn der Exaltationstyp weniger dazu neigt. Allgemeine, durch Zahlenwerte unterstützte Beobachtungen gibt es meines Wissens hierüber nicht. Und selbst wenn Zahlenwerte da wären, hätten sie nur bedingten Wert, einesteils, weil die Gegenwerte fehlen, dargestellt durch die geschlechtlichen Verhältnisse bei gesunden Kindern, die dem Arzt nicht zur Beobachtung stehen; anderenteils, weil die Scham einen Schleier über diese Dinge deckt. Für den in der Entwickelung stehenden Körper ist Selbstzucht eine ernste Notwendigkeit, soll er nicht der Zerrüttung anheimfallen. Ob sexuelle Aufklärung das Kind bewahrt, ist mir sehr zweifelhaft. Nach meiner Erfahrung gibt es nur ein Mittel: das wachsame Auge des Erziehers, der das unter seiner sich entwickelnden Sinnlichkeit leidende Kind in vertraulichem, hilfeversprechendem Ton zu einem Geständnis führt. Die Verfehlung, die das Kind gesteht, hat mit dem Augenblick des Geständnisses an seiner individuellen Macht verloren, weil nun ein anderes Auge mitgeschaut hat in das Land der Phantasie. Es ist daher eine der ersten Aufgaben des Erziehers, dem gefährdeten Kinde durch freundlichen Ernst, aus dem es immer wieder das Helfenwollen, nicht das Richten herausfühlen muss, zu nahen. Deshalb gehe man mit den Ausdrücken „sittliche Verkommenheit", „schmutzige Verirrung" in den Ermahnungen vorsichtig um, sie verschliessen dem Kinde, das ja unter seiner Verirrung leidet, den Mund zum Geständnis. Die Erziehung stelle sich daher nicht so sehr auf den Ton sittlicher Entrüstung, wenn sie das sexuelle Gebiet berührt, damit kann der Erzieher allenfalls seine eigene sittliche Höhe verraten. Das ist aber doch in diesem Falle wohl wirklich Nebensache. Das Wenige, was bei der Erklärung gesagt werden kann, gehe vielmehr dahin, die Kinder anzuweisen, bei Neigungen zu Verirrungen dies der Mutter oder dem Vater zu gestehen, weil mit dem Geständnis die Versuchung zurücktritt. Man baue keine Sittlichkeit vor den Kindern auf, die ohne Anfechtungen erwächst, man zeichne die Sittlichkeit eher als einen Kampf gegen die Versuchungen, die insofern etwas Natürliches sind, als sie aus unserem Triebleben kommen, aber aus diesem Grunde der Herrschaft des Willens bedürfen. Jugendnaturen neigen zum Kampf, haben Kampflust, diese psychologische Tatsache benntze man bei der Erziehung der Jugend zur Enthaltsamkeit.

Mit der Voranstellung dieser mehr in das ärztliche Gebiet fallenden Eigenart der herzkranken Kinder verbinden sich aber noch viele andere, die zu erziehlichen sowohl, als auch unterrichtlichen Hemmungen erwachsen, namentlich bei dem Depressionstyp.

Schon der normale, gesunde Mensch sieht vermöge seiner Individualanlage, die ihren tätigen Ausdruck in der Phantasie findet, die Welt unter dem färbenden Licht seiner Stimmung an; der Sonnenschein draussen und der jubilierende Vogelsang erscheinen ihm umflort, wenn seine Stimmung trauert, wie er denn auch wieder in der trübsten Novemberstimmung der Natur lachen kann, wenn seine Pulse in Freude höher schlagen.

So steht denn der Depressionstyp immer unter dem Einfluss seiner gedrückten Stimmung, die zur psychischen Hemmung bei allen psychischen Vorgängen wird, zum anderen aber all den Erinnerungsbildern eine eigenartige trübe Färbung gibt, dass die gesamte Innenwelt unter der Herrschaft einer trüben Unterstimmung steht, die das Kind selbst nicht erklären kann. Da es nicht jugendfrohe Stimmung kennt, weiss das Kind oft auch nicht, dass es trüb gestimmt ist. Die sorgenden Fragen der Eltern oder des Erziehers werden dann, ärgerlich oder doch belästigt klingend, beantwortet mit „nichts!“. Subjektiv ist die Antwort einwandfrei; denn die Kinder kennen ja ihren Depressionszustand nicht als solchen.

Es war bei der Wanderung geradezu auffällig, wie mit dem erfrischenden, stärkenden Marsch, wie mit der günstigen Beeinflussung des Herzens und damit des vasomotorischen Nervensystems, also mit der Erhöhung der körperlichen Energie, sich die Stimmung änderte; der verdrossene, niedergedrückte Gesichtsausdruck, der unkindliche Ernst verschwand am Schlusse der Wandertage und machte dann und wann einer fröhlichen Miene Platz.

Der hier angedeutete Ton der Unterstimmung beim herzkranken Kinde ist auch erzieherisch zu beeinflussen, wie am anderen Ort nachgewiesen werden soll. Aber in erster Linie ist diese Frage doch mehr von dem gesundheitlichen Standpunkt mit rechtem Erfolg anzufassen, und der ist: durch Bewegung in frischer Luft, und zwar mit mässiger, aber doch immerhin merklicher körperlicher Anstrengung wird das herzleidende Kind in seiner Gesundung am schnellsten gefördert. Und damit das möglich wird, entlaste man das Kind merklich vom Unterricht und häuslicher Schularbeit. Diesen körperlich stark gefährdeten Kindern die gleiche Arbeit wie den gesunden zuzumuten, heisst ihnen die Möglichkeit rauben, jemals zu gesunden.

Eugen Guglin schreibt: „Ich weiss nicht, was die Psychologen als das eigentliche Merkmal der Kindheit ansehen, für den Laien ist es wohl das, dass ihr Dasein zum grössten Teil einer anderen Welt angehört, als die ist, in der die Erwachsenen leben und weben: dem Spiel." Hiermit berührt er einen wichtigen Punkt, der hier nicht übersehen werden darf; wenigstens nicht in bezug auf den Depressionstyp, der verhältnismässig wenig Neigung zum Spiel zeigt, wenigstens zu den frohen Bewegungsspielen. Der Grund liegt ja sicher in physischer Unmöglichkeit, den Körper längere Zeit in flotter Bewegung zu halten. Aber es tritt noch ein zweites hinzu: nach einer von mir gemachten Beobachtung, und zwar an einer grösseren Zahl 13—14 jähriger Kinder (unter den 32 Kindern meiner letzten 1. Klasse waren 7 herzleidende Mädchen), tritt das Phantasieleben in seiner gestaltenden, aufbauenden Kraft mehr zurück. Ich konnte dementsprechend feststellen, dass wenige von ihnen sich sogenannte „Luftschlösser" bauten, also in einsamen Stunden einmal ausdachten: Was ich wohl möchte? Offenbar fehlte dazu der fröhliche Unterton der Stimmung, wie ihn ein gesundes Kind hat. Hierin, also in einer Unlust zur Phantasiearbeit, liegt auch wohl begründet, warum der Depressionstyp im allgemeinen den unterrichtlichen Anforderungen nach Unterstützung des Unterrichts durch Phantasietätigkeit wenig entspricht.

Um so lebhafter ist der Exaltationstyp in der Phantasietätigkeit, beim Spiel sowohl, als auch beim Unterricht. Sein Fehler liegt mehr in dem unvollkommenen Ausbau des Phantasiebildes, weil es ihm an der nötigen Ruhe fehlt.

Diese hier niedergelegten Beobachtungen bitte ich weiter zu prüfen, ob und inwieweit es sich dabei um Zufälligkeiten handelt. Es wäre auch ferner zu prüfen, ob, wie ich beobachtete, der Exaltationstyp bei funktionellen Störungen, der Depressionstyp aber bei organischen Erkrankungen vorwiegend ist.

Ich komme nun zu der Schilderung der speziellen Beobachtungen, die ich an den herzkranken Kindern auf unseren Wanderungen habe anstellen können.

Der im Jahre 1912 zunächst probeweise ausgeführte Versuch, 10 Kinder mit leichten Herzaffektionen auf ebenem Terrain wandern zu lassen, hatte in bezug auf den körperlichen und geistigen Zustand der Kinder ein so überraschend günstiges Resultat, dass wir sofort eine Exkursion für 1913 in Aussicht nahmen. Sie sollte umfassender sein in der ärztlichen Beobachtung sowohl als auch der psychischen. Aus diesem Grunde entschlossen Herr Dr. Roeder und ich mich, die Gruppe während der achttägigen Wanderzeit zu begleiten, um so ein genaueres Gesamtbild von dem Verhalten der Kinder unter dem Einflusse der Terrainkur zu bekommen. Wie im Vorjahre, war auch in diesem Jahre Herr Lehrer Palm der umsichtige Führer, der seine spezielle Aufgabe, die Führung der Gruppe, Beaufsichtigung der Knaben in ihren Quartieren sowohl als auch die psychologische Beobachtung, in der er mir eine wertvolle Stütze, ein sehr willkommener Korrektor war, in glänzender Weise gelöst hat. Ich verdanke ihm manchen Hinweis, was ich hiermit gerne anerkenne.

Herzkranke Kinder sind nervös, wie denn viele organische Leiden zu nervösen Zuständen führen, also zu einer sekundären Nervosität. Sie äussert sich in dem gestörten Gleichmaass zwischen dem psychischen Reiz einerseits und der psychischen Reaktion, so dass sich bei den nervösen Kindern sehr häufig Erregungs- und Ermüdungszustände einstellen, die zu einer unrichtigen Beurteilung der Möglichkeit dieser oder jener Leistung führen. Die Schule bietet dazu täglich Beispiele. So kommt es häufig vor, dass ein nervöses Kind heute irgend eine Rechenoperation nicht ausführen kann, die ihm am nächsten Tage glatt gelingt, am darauffolgenden Tage vielleicht wieder nicht. Diesem starken Wechsel untersteht der Depressionstyp, nicht so sehr der Exaltationstyp.

Beim Wandern war es mir interessant, beobachten zu können, wie stark diese Eigenart bei unsern herzkranken Kindern in die Erscheinung trat. Unsere Märsche, wenn auch mässig bemessen, so doch immerhin eine gewisse Anstrengung erfordernd, machten die Knaben müde, träge, unlustig. Nun trat die Reizbarkeit hervor; verständige und verträgliche Jungen wurden zueinander unfreundlich. Bald kam der eine oder der andere zu mir und klagte, dass die andern ihn ärgerten. Ich nahm alle ihre kleinen Klagen auf. Ich hatte mich nämlich durch allerlei kleine Freundlichkeiten an die Herzen der Jungen herangepirscht, so dass sie mir möglichst rückhaltlos ihre Leiden klagten. Mir war es ja darum zu tun, in die Seelen der Jungen zu schauen. So erfuhr ich denn mancherlei, was mir im anderen Falle verborgen geblieben wäre.

Ich muss gestehen, dass mich dieser starke Wechsel der Stimmung, nachweislich meist abhängig von Ermüdungszuständen, auch wohl Zuständen der Langeweile, wenn der Nachhauseweg denselben Pfad ging, überraschte. So war Thomas einer der verständigsten und freundwilligsten Kameraden, gefällig, wo er es nur sein konnte. Dies galt aber nur für den Morgen, wenn die Knaben frisch aus den Quartieren kamen. Gings wieder nach Hause mit müden Beinen und hungrigen Mägen, dann konnte ich bei diesem Jungen, der übrigens zu den schwerer Erkrankten gehörte, oft genug sehen, wie die natürliche gute Charakteranlage durch die Störungen des Gleichgewichts zwischen Reiz und Reaktion, und zwar infolge Ermüdung, ganz ausser Erscheinung traten. Thomas war unfreundlich und mürrisch. Als ihm ein lustiger Junge den Hut vom Kopfe stiess, ging Thomas weinend weiter, ohne sich um seinen Hut zu kümmern. Der Täter trug ihn nach und musste quälen, ehe ihn Thomas aufsetzte. Sicherlich ein dummes Benehmen, das derselbe Junge am Morgen niemals gezeigt hätte. Ich möchte hier gleich im voraus bemerken, dass diese und in der Folge besprochenen Erscheinungen am Schlusse der Wandertage mehr zurücktraten. So sehr nun auch die Ermüdung sich bemerkbar machte, kaum hatten wir Halt gemacht, begannen die Jungen wieder sich zu tummeln. Ich habe auf meinen Wanderungen mit den gesunden Kindern derartiges nicht bemerkt. Dort wurde gerastet, d. h. eine längere Zeit liegend oder sitzend verbracht, abgesehen von einigen unruhigen Kindern. Hier aber, bei unseren Herzkranken war es typisch, dass die kaum begonnene Rast wieder unterbrochen wurde. So boten denn unsere Wanderer mehr das Bild nervöser Kinder, deren Leiden sich ja bekanntlich am ehesten in einer erhöhten Beweglichkeit, „Quecksilbrigkeit" zeigt.

Sowie es dem Pädagogen schwer wird, ein richtiges Bild von der Leistungsfähigkeit des herzkranken Kindes zu finden, weil die Kinder so viel Sprunghaftes zeigen, wechselnd zwischen erhöhten Kraft- und Ermüdungszuständen, so wird es dem Kinde auch selbst schwer, das rechte Maass zu halten; es fehlt ihnen das natürliche Gefühl für die wirklich vorhandene Kraftmenge des

Körpers. So steht dann das herzkranke Kind oft zagend vor den leichtesten Arbeiten, als ob man Grosses von ihm verlangte, und umgekehrt traut es sich oft, meist unter dem Einfluss psychischer Anreize, Kraftleistungen zu, die den in seinem Blutkreislauf gestörten Körper schnell zu starken Ermüdungszuständen führen. Wie oft konnte man diese Dinge bei unseren Wanderkindern bemerken. Erweckte irgend etwas oben auf einem Berge ihr Interesse, so wollten sie den Berg hinanstürmen. Trotzdem die Knaben alle wussten, dass sie namentlich Steigungen in sehr mässigem Tempo nehmen sollten, übten sie selber oft scherzend des Bergsteigers Wanderregel: „Lange Schritte, krumme Knie, kommst du rauf, du weisst nicht wie.“ Die ganze Behandlung der Knaben hielt sie immer in einer Vorsichtsatmosphäre, die sie selber für berechtigt erkannten, und doch wären sie, den sprunghaften Einfällen folgend, zu Ueberanstrengungen gekommen, hätten wir sie nicht zurückgehalten. Auch aus meinen Erfahrungen im Unterricht kann ich nur immer wieder darauf hinweisen, dass die Reaktionsfähigkeit herzkranker Kinder auf die Reize der Sinnenwelt, noch aber mehr auf die Reize der verborgenen Welt des dunklen Gefühls- und Willenslebens auffällig erhöht erscheint, ja noch mehr, dass mit der Schwere des Leidens eine Steigerung derselben statthat.

Uebrigens erfuhr ich aus den Plaudereien der Jungen, wie sie geschlafen hatten; daraus ergab sich, dass je nach dem Maasse des Leidens das Schlafbedürfnis grösser oder kleiner war. Von den vier schwerleidenden Knaben wachte kein einziger rechtzeitig auf, sie mussten gegen 8 Uhr noch geweckt werden, obwohl sie um 9 Uhr ins Bett kamen. Doch schien dieser tiefe Erschöpfungszustand sich mit der Erkräftigung des Körpers zu heben.

Von meiner Sommerwohnung in Georgenthal traf ich täglich früh zur Untersuchung und darauf folgenden Wanderung ein. Es war mir stets eine Freude, zu bemerken, dass die 12 Jungen in rechter Kinderfröhlichkeit angestürmt kamen und mir „Guten Morgen“ sagten. Dann nahmen wir irgendwo im Garten des Sanatoriums Platz, und ich konnte nun bemerken, mit welch lebhaftem Interesse die Knaben mir von gestern berichteten oder sich an einer Plauderei mit mir beteiligten. Dies fiel mir umsomehr auf, als des Nachmittags, nach dem Marsch, wenn die Knaben in Ruhe waren, kaum irgend welches Interesse für Unterhaltung zu merken war. Dieses differenzierte Interesse stach sehr ab von dem der Knaben und Mädchen in den Gruppen der Gesunden, die ich früher begleitet hatte. Hier wurde es freudig begrüsst, wenn ich nach dem Marsch, vor dem Essen, wo doch sicher der Hunger ein Störenfried hätte sein können, mit den Ermüdeten plauderte. Sie scharten sich dann um mich und hingen an meinen Lippen. Hier bei den Herzleidenden schien der wirkliche oder eingebildete Erschöpfungszustand einen so starken psychischen Einfluss zu üben, der Apperzeption und vor allem Erregung der Phantasie vollkommen ausschloss. Der Führer, Herr Lehrer Palm, bestätigte meine Beobachtung; er berichtete, dass auch später bei einem kleinen Bummel nach dem Essen die Knaben mehr oder weniger apathisch erschienen. Der Schlaf erst brachte eine wesentliche Erfrischung und Hebung der psychischen Funktionen auf ein Normalmaass. Aus diesen und auch aus gelegentlichen Feststellungen bei den Eltern meiner herzkranken Schülerinnen komme ich zu der Feststellung, dass der Schlaf den herzkranken Kindern in erhöhtem Maasse nötig ist.

Typisch erscheint mir ein gewisser Grad von Energielosigkeit bei herzkranken Kindern (namentlich beim Depressionstyp), wie ich im Unterricht, bei unsern Schulausflügen sowie auch jetzt bei der Wanderung feststellen konnte. Ich wies einem der Jungen eine nahe Höhe und fragte ihn, ob er nicht Lust habe, den Berg zu erklettern, da erwiderte er: „Ach, das ist ja hier ebenso schön.“ Diese Antwort verriet mir wieder das psychisch veränderte Verhalten; denn bei meinen Wanderungen mit gesunden Kindern hatte ich immer gefunden, dass es sie reizte, die Höhen zu ersteigen.

Das möchte ich psychisch begründen. Der Bewohner einer Ebene verlässt sich bei einer Orientierung ganz allein aufs Auge; der „Richtsinn“, wie ihn der Wald- und Bergbewohner hat, vermittels dessen er sich in den Bergen und Tälern und grossen Waldgebieten zurechtfindet, scheint ihm zu fehlen oder aber bei ihm nicht entwickelt zu sein. Der Bewohner des Gebirges orientiert sich mit dem Richtsinn, er braucht nicht auf den Berg zu steigen, um Umschau zu halten, wie es der Bewohner der Ebene gewohnt ist. Kommt dieser ins Gebirge, so treibt ihn ein natürliches Gefühl auf die Höhe, damit er sich von dort oben in seiner gewohnten Weise orientieren könne. Der Junge, der die Höhen achtlos liegen liess, empfand nichts von dem allem, es reizte ihn nicht, sich den gewohnten Maassstab zur Orientierung zu verschaffen. Für dies sonderliche Verhalten kamen zwei Gründe in Frage, nämlich einmal die durch die Psyche gebotene Vorsicht, das Befürchten übler Folgen, oder zum anderen ein augenblicklicher Zustand der Interesselosigkeit auf Grund einer sich bereits bemerkbar machenden Ermüdung.

In den nächsten Tagen machte ich noch einmal den Versuch, mit dem Unterschied, dass wir am Anfang der Wanderung standen. Jetzt war der Wunsch vorhanden. Ich schliesse daraus, dass das herzkranke Kind eine durch die Psyche dirigierte Abneigung vor dem forzierten Bergsteigen hat.

Interessante Beobachtungen konnte ich über das Verhalten herzkranker Kinder machen, wenn sie unter dem Einfluss eines Affekts standen. Es ist ein beliebtes Spiel der Kinder, andern einen „Schreck“ einzujagen; obwohl die Eltern solche Dinge verbieten, geschiehts doch noch recht oft hinter ihrem Rücken. Gesunden Kindern wird es wohl nicht in dem Maasse schaden, wie man annimmt. Kinder wollen sehen, ob das andere kopflos ist oder nicht, etwa wie es spielende Füchslein tun. Bei herzkranken Kindern wirkt es aber geradezu gefährlich, denn sie neigen zu einer starken Schreckhaftigkeit, die ihren Grund wohl in einem Vorstellungskomplex im Unterbewusstsein hat, nämlich Vorstellungen von Gefahren. Daher sind herzkranke Kinder immer ängstlich, sie suchen sich vor physischen Gefahren (Ansteckung, Sturz u. dgl.) zu bewahren, ebenso auch vor psychischen, z. B. vor Affekten. Unter diesen sind besonders gefährlich die einvorstelligen Affekte, wie Schreck, Todesfurcht, bei denen eine und nur eine Vorstellung im Bewusstsein steht: Es geht an dein Leben, während die häufenden Affekte, bei denen eine Summe von gleich starken Vorstellungen aktiv ist, etwa wie bei der Freude über den kommenden Frühling, linde Luft, Drosselsang, Bienensummen, Märzveilchenduft u. a. anregend wirken.

Besonders stark ausgeprägt ist beim herzleidenden Kinde das Stimmungsleben, das ist die Zusammenfassung der dunklen, aber sehr starken Lust- oder Unlustgefühle, die das typische Gesamtbild des herzleidenden Kindes bestimmen. Ich habe selbst beobachtet, dass es unter den herzkranken Kindern sehr fröhliche gibt (Exaltationstyp); aber sie sind seltener, meist wiegen Unlustgefühle vor, daher vorwiegende Neigung zu Missstimmungen. Gleichviel, ob fröhlich oder nicht, in einem sind sie sich ähnlich, beide zeigen eine starke Neigung zum Ursprung von einem Stimmungsgebiet zum andern.

Die seelische Depression, ohne dass eine bestimmte Vorstellung im Bewusstsein sie dirigiert, ist eine bemerkenswerte Eigenart des herzleidenden Kindes (Depressionstyp). Und aus dieser Niedergeschlagenheit springen sie leicht weiter nach der negativen Seite, zu Aerger, Zorn oder zum mindesten zur Unfreundlichkeit.

Auch über das ästhetische Empfinden unserer Jugend konnte ich Beobachtungen machen. Die Tatsache, dass Kinder und Erwachsene vor demselben Objekt mit recht verschiedenem ästhetischem Empfinden stehen, ist zunächst ein Beweis, dass die Jugend anders wertet, als der Erwachsene. Im allgemeinen lässt sich wohl sagen, dass die Jugend sich einfacheren Objekten zuwendet, also das Volkslied der Symphonie vorzieht, eine packende Ballade dem Drama; dass aber der Jugend das ästhetische Empfinden abzusprechen wäre, wie man so oft meint, ist falsch. Meine zahlreichen Beobachtungen — die Objekte waren vorwiegend landschaftlicher Natur — haben allerdings erwiesen, dass das 13- bis 14jährige Mädchen ein weit entwickelteres ästhetisches Empfinden zeigt, als der gleichaltrige Knabe. Das ist aber nicht, wie man gern deutet, auf Rechnung einer stärkeren Veranlagung des weiblichen Geschlechts, ästhetisch zu empfinden, zu setzen, sondern hat einen anderen Grund. Bei jenen finden wir meistens in dem fraglichen Alter eine deutliche Pubertätsentwicklung, während sie bei den Knaben sehr oft noch aussteht. Dazu kommt, dass diese Entwicklungsperiode beim Weibe sich viel schneller und intensiver vollzieht als beim Manne. Meine jahrelangen Beobachtungen haben in Uebereinstimmung mit denen anderer Pädagogen ergeben, dass das ästhetische Empfinden, das ich für dieses Alter gern mit „Freude an der Umwelt“ übersetzen möchte, genau in dem Zeitmaass der geschlechtlichen Entwicklung in die allgemeine Lebensauffassung der Jugendlichen eintritt, ja, dass es sogar mit einer gewissen Gewalt die Wertschätzung der Umwelt beherrscht. Die geschlechtliche Reife bringt in das rein kindliche, naiv ästhetische Empfinden einen Zug zur Reflexion, wodurch uns Erwachsenen dasselbe reicher erscheint, weil es unserem eigenen Empfinden näherkommt.

Auf meinen Wanderungen im Anschluss an die von mir hinausgesandten Knaben- und Mädchengruppen habe ich eingehende Beobachtungen über die Wirkung der Umwelt auf die Jugendlichen angestellt.

Dabei fand ich immer wieder die ausgesprochene Behauptung bestätigt, dass nämlich die 13—14jährigen Mädchen bereits reflektierend geniessen, das Schöne da draussen zu sich, zu ihren Wünschen in Beziehung setzen, während die Knaben vor dem Landschaftsbild schauend stehen, dann aber, ohne ein Wort darüber zu verlieren, sich wieder ihren Knabenspielen zuwenden. Nur das Groteske, Gewaltige, Grausige packt sie stärker, lässt ihren Mund überfliessen von dem, was sie empfinden. Hieraus hat man, und ich bin seinerzeit in denselben Fehler verfallen, mit Recht zu schliessen vermeint, ein Junge habe überhaupt noch kein ästhetisches Empfinden. Das ist falsch; eine Freude am Schönen, ein Sichwohlfühlen in lauschiger, heimlicher Umgebung erregt auch das Empfinden des Knaben, es hebt seine Stimmung; aber er verliert selten darüber ein Wort; denn er geniesst naiv, ohne Reflexion.

Dass eine Einwirkung der Oertlichkeit, des Klimas auf die Psyche vorhanden ist, bestätigt die eigene Erfahrung. Neuerdings sind wissenschaftliche Versuche von Bernh. Berliner angestellt worden, welche diese Abhängigkeit bestätigen. Diese sehr wertvolle Schrift, die wichtige Feststellungen über Steigerung der Aufmerksamsleistung (S. 27), Herabminderung apperzeptiver Tätigkeit durch erhöhte Muskelarbeit (S. 24) und dergleichen enthält, bietet eine Fülle von Anregungen sowie ein sorgfältig durchgearbeitetes Zahlenmaterial. Ferner erwähne ich hier einen Artikel des Professors Carl Neuberg, „Das Sonnenlicht des Thüringer Waldes“, in welchem er die physischen Einwirkungen des Sonnenlichts sowohl als auch der psychischen wissenschaftlich begründet, wie denn auch die Empirie längst dahingehende Beobachtungen festgelegt hat. Die interessanten Darlegungen, die meistens die physikalischen und chemischen Wirkungen betonen, dürften noch bereichert werden durch die Erforschung der individuellen Wirkung Thüringer Licht- und Luftverhältnisse nach der psychologischen Seite, ausgehend von dem Gedanken, dass die Bestrahlung in ihrer Wirkung abhängig sein dürfte von der Thüringen eigenen Luftschicht, die sicher einen mitbeeinflussenden Faktor darstellt. Da Ozon einen psychischen Erregungsfaktor darstellt, dürfte hier ein Ausgangspunkt gegeben sein. „Seine Bildung vollzieht sich zum Teil jedenfalls unter dem Einflusse ultravioletter Samenbestrahlung. Vielleicht entsteht Ozon auch bei der photochemischen Autoxydation von Pflanzenbestandteilen, die zugleich den aromatischen Duft unserer Wälder bedingen“. Das letztere scheint mir nahezuliegen, begründet durch die Tatsache, dass Harze, in Zersetzung begriffen, Ozon erzeugen.

Auch bei dieser Gruppe herzkranker Jungen konnte ich bemerken, dass sie Thüringens liebliche Landschaftsbilder knabenhaft genossen, hier und da wohl auch einmal reifer. So fiel mir eine treffende Bemerkung eines unserer Knaben auf, als wir durch den „Ungeheuren Grund" bei Friedrichroda wanderten. Wir gingen unten, und rechts drüben erhob sich steil ansteigend der Berg, ganz bedeckt von reifendem, bläulichgrauem Grase, über das leichter Mittagswind wandernde Wellen legte. „Das sieht aus, als wenn der Berg brennt", sagte einer der Jungen zu mir, ein munterer, geweckter Knabe. Ich muss gestehen, dass dieser Vergleich so treffend war und wir, die Erwachsenen, dem Bilde nachgingen, ja es war, wie wenn leichter Rauch den Berg hinankröche. Aber immerhin, ein derartiges Umfassen eines Naturbildes habe ich nur ganz selten beobachtet. Es war mir vielmehr auffällig, dass ich die Knaben, namentlich die Schwerkranken, mit verdrossenen Mienen durch die liebliche Landschaft wandern sah. Ab und zu zog ich denn den einen oder den andern in ein Gespräch und erfuhr dann auch, dass ganz andere Gedanken sie festgehalten hatten. Meist sagte man: „Ich habe gar nichts gedacht". Es bedurfte einer weitgehenden Annäherung, um rückhaltlose Geständnisse zu erlangen. Bald war es die Frage, was es wohl für ein Mittagsgericht geben würde, oder ob der Marsch bald beendet sein würde und dergleichen, aber deutliche Anzeichen von ästhetischer Naturbetrachtung fand ich verhältnismässig selten. Der Grund kann nur in dem Leiden zu suchen sein, das das Stimmungsbild niederhielt.

Und trotzdem möchte ich behaupten, dass die liebliche Oertlichkeit nicht ohne Einfluss auf die Gemütsstimmung der herzkranken Knaben war. Das Lauschige, Heimliche in Thüringens Wäldern mit den grünen Waldwiesen und rinnenden Bächlein, das wir so angenehm empfinden, ein stilles Liebeswerben um unser arbeitsmüdes Herz, entlockte doch hin und wieder den ernsten Jungen einen Frohblick. Und dieser seelische Auftrieb löste ein weiteres Gefühl aus: die Spiellust. Jeder Vater, jede Mutter weiss, nur das gesunde Kind spielt, und es gilt immer als Zeichen der Gesundheit, wenn das Kind nach dem Spiel, des Kindes Arbeit verlangt. Und so konnte ich denn auch in den letzten Tagen der Wanderung bemerken, dass die Jungen anfingen zu spielen. Sie schleppten beim Rastplatz Tannenzweige zusammen und bauten sich Tannenburgen, Festungen; oder wenn sie unterwegs bei einer Bank ein Spielgärtchen fanden, das vielleicht gestern Mädchenhände niedlich und sorglich erbaut, dann stürzten unsere Jungen darauf zu und betrachteten mit grossem Interesse das Kunstwerk, deuteten, was dies und jenes sein solle und waren mit ganzer Seele beim Spiel. Ich bin der festen Ueberzeugung, dass Thüringens liebliche Landschaftsbilder in erster Linie geeignet sind, beruhigend auf Kranke zu wirken, dass etwa grausige Felspartien, Steilabhänge und dergleichen nicht geeignet wären, ein Stimmungsmilieu für die Genesung zu schaffen.

Die Knaben waren zu zweien nahe bei dem Sanatorium des Herrn Dr. Bieling untergebracht, wo sie nach dessen Anweisungen gepflegt und beaufsichtigt wurden. Der Führer, Herr Lehrer Palm, hat mit der grössten Sorgfalt die Befolgung der Anweisungen überwacht. Es war in den Plaudereien der Jungen die Verpflegung ein Lieblingsthema. Mit grösster Genauigkeit wurden die Genüsse des vorigen Tages aufgezählt und wohl auch gegeneinander ausgespielt. Daraus erfuhr ich denn zu meiner Freude, dass meine Wanderkinder geradezu glänzend behandelt wurden. Wenn ich hier von Thüringens Heilfaktoren spreche, so möchte ich dies als etwas Wesentliches von meinem Standpunkt aus nicht unerwähnt lassen.

Soweit mir Nachrichten über die Beeinflussung der Psyche durch die Wanderung in den folgenden Wochen des Schulbesuchs zugingen, will ich sie mit den Worten der Herren Klassenlehrer wiedergeben.

Patient Caspar. „Ich habe mich von Anfang an für den Fall interessiert, da ich eine Wanderung mit . . . herzkranken Kindern für ein Wagnis hielt. Gleich am 1. Schultage nach den Ferien habe ich Caspar ziemlich genau ausgefragt, um mir von ihm Bericht erstatten zu lassen. Das Laufen ist ihm gut bekommen. Er hat in den Wandertagen keine Stiche bekommen . . . Auch die Leistungen lassen eine Besserung erkennen.

Aufsatzfehler	vor	den	Ferien:	6, 6, $^1/_2$, $2^1/_2$,
	nach	„	„ :	1, 2,
Diktatfehler	vor	„	„ :	1 bis 4,
	nach	„	„ :	0, 0, 0.

Eine Besserung ist ohne weiteres zu erkennen, wenn auch die Wanderung nur 8 Tage gedauert hat“. (Kurze Notizen aus Herrn Lehrer Bombe's interessanten Bericht.)

Patient Ringhardt: Bei ihm haben sich nach Aussage des Klassenlehrers wesentliche Unterschiede nicht gezeigt.

Patient Barmann „zeigt in seinen schriftlichen Leistungen keine Unterschiede gegen früher. Dagegen war die Aufmerksamkeit des Knaben reger geworden. Bei der Lösung geometrischer Konstruktionsaufgaben zeigte er grössere Kombinationsgabe als früher".

Patient Helling „blieb in seinen schriftlichen Arbeiten gleich, aber im Memorieren ist er unzweifelhaft erstarkt. Die gedächtnismässige Auffassung vollzog sich bei ihm leichter als vorher . . . Auf diesen Umstand möchte ich besonders hinweisen, weil erfahrungsgemäss im letzten Schuljahre im allgemeinen ein Nachlassen (bei Knaben) im Memorieren festgestellt werden kann".

Patient Reichardt „zeigte in den ersten Wochen nach den Ferien eine wesentliche Erstarkung seiner Energie, die sich besonders beim Sprechen bemerkbar macht. (Der Knabe hatte eine furchtbar schlappe Aussprache.) Seine Sprache, die bisher trotz aller Ermahnungen undeutlich, verschwommen klang, wurde deutlicher, kräftiger, eine Erscheinung, die meines Erachtens mit der allgemeinen physiologischen Erstarkung im Zusammenhang steht. Er litt früher sehr häufig an Ohnmachtsanfällen. Diese blieben nun 2 Monate ganz aus, den ersten erlitt er am 16. September, am Schluss des Sommersemesters, während sich sonst diese Anfälle ca. alle 14 Tage wiederholten".

Nach dieser Zeit sind jene Ohnmachtsanfälle bis über den Winter, bis Anfang Februar 1914, nicht wieder aufgetreten.

Patient Goetze, „seit seinem 8tägigen Aufenthalt in Friedrichroda hat seine Regsamkeit entschieden zugenommen".

Die Knaben gehören zur 78., 140., 229. Gemeindeschule.

E. Wienecke.

Literatur.

Lay, Experimentelle Didaktik. 3. Aufl. S. 298.
Seyfert, Deutsche Schulpraxis. 1898. Nr. 47.
Ziehen, Leitfaden der physiologischen Psychologie. Jena 1908.
Witasek, Grundlinien der Psychologie. Leipzig 1908.
Ziegler, Das Gefühl. 2. Aufl. 1847.
Ribot, Psychologie der Aufmerksamkeit. Leipzig 1908.
Ziehen, Das Gedächtnis. Berlin 1908.
Neumann, Oekonomie und Technik des Gedächtnisses. Leipzig 1908.
Pohlmann, Experimentelle Beiträge zur Lehre vom Gedächtnis. Berlin 1906.

Zühlsdorff, Die Psychologie usw. 2. Aufl. 1912. Carl Meyer (Prior).
Czerzny, Der Arzt als Erzieher. Leipzig. S. 82. Deuticke.
Wundt, Grundriss der Psychologie.
Herbart, Lehrbuch der Psychologie. Königsberg.
Zühlsdorff, Die Wundt'sche Apperzeptionstheorie. (Päd. Warte 1908. No. 4 und 6).
Lange, Ueber Gemütsbewegungen. Leipzig 1887.
Lehmann, A., Die Hauptgesetze des menschlichen Gefühlslebens. Leipzig 1892.
Meumann, Intelligenz und Wille. Leipzig 1908.
Külpe, Grundriss der Psychologie. Leipzig 1893.
Ebbinghaus, Grundriss der Psychologie. Bd. I. Leipzig 1902.
Sully, Handbuch der Psychologie. Leipzig 1898. S. 392.
Schöppa, Die Phantasie. Leipzig.
Höffding, Psychologie in Umrissen. 3. Aufl. Leipzig. S. 241—249.
Guglin, Eugen, „Knaben". Berlin W., Meyer u. Jesse.
Berliner, B., Beiträge zur Physiologie der Klimawirkungen (in Veröffentl. d. Zentralstelle f. Balneologie. Berlin NW. 7). Bd. II. H. 1.
Der Thüringer Wald und seine Heilfaktoren. Gotha 1913. Perthes.
Hellpach, Die geopsychischen Erscheinungen. Leipzig 1911. Engelmann.

VIII.

Zusammenfassende Darstellung der Ergebnisse aus dem gesamten Material.

Es ist nun unsere Aufgabe, das in den Kapiteln IV, V, VI und VII niedergelegte Beobachtungsmaterial zusammenzufassen und zuzusehen, welche Schlüsse sich aus den Ergebnissen der Exkursion ziehen lassen und wieweit die gewonnenen Erfahrungen uns berechtigen, eine Geländetherapie herzkranker Kinder, insbesondere im Pubertätsalter, in grösserem Maassstabe zur Durchführung zu empfehlen, wie überhaupt für die Fürsorge und Hygiene herzkranker Kinder bestimmte Gesichtspunkte aufzustellen. Selbstverständlich wird, was vorerst die öffentliche Fürsorge betrifft, für diese Kategorie von Kindern niemals die Einrichtung von kurzfristigen Wanderungen in dem Sinne in Frage kommen, wie sie für blutarme, schwachkonstituierte, im übrigen gesunde Kinder von dem „Zentralverein für Schülerwanderungen“ in Berlin (cf. Kap. III) mit so grossem Erfolg organisiert worden sind. Wir möchten nicht den Irrtum aufkommen lassen, als hätten wir die Exkursion mit den herzkranken Kindern nur arrangiert mit der speziellen Absicht, sie an jenen mehrtägigen Wanderungen blutarmer und unterernährter Kinder teilnehmen zu lassen. Nichts lag uns ferner als das. Es hatte sich für uns vielmehr darum gehandelt, zu beweisen, dass es überhaupt Mittel und Wege gibt, eine Fürsorge für herzkranke Kinder ins Leben zu rufen, und dass eine unter anderen Voraussetzungen durchgeführte Bewegungskur vielleicht als eine geeignete Maassnahme hierzu anzusehen ist. Nach unseren Erfahrungen wäre die erste Voraussetzung, dass solche in der Ernährung zurückgebliebenen herzkranken Kinder in einem Standquartier untergebracht werden und während der Zeit einer Geländebehandlung dauernd unter ärztlicher Ueberwachung bleiben, und dass auch die täglichen Spaziergänge von diesem Standort aus unter ärztlicher Leitung vorgenommen werden. Als Standquartier kommen, wie wir es bei unserer Exkursion machten, in erster Linie die Sommerfrischen unserer Mittelgebirge in Frage, in denen vielleicht ein am Orte ansässiger Arzt die Ueberwachung übernehmen kann. Da aber die bisher eingerichteten Ferienkolonien an der See oder im Binnenlande ohne Berücksichtigung der Terrainverhältnisse angelegt sind, so muss man doch die Forderung erheben, dass in Zukunft bei der Anlage von Ferienkolonien bzw. Walderholungsstätten auch an herzkranke Kinder gedacht wird, und dass diese Erholungsstätten, um auch herzkranken Kindern nützlich sein zu können, in unseren deutschen Mittelgebirgen eingerichtet werden. Es lässt sich dann die Fürsorge speziell für die herzkranken Kinder in ungezwungener Weise in die bestehenden Organisationen der Ferienkolonien und Walderholungsstätten einreihen, und es wird auch durch eine Bevorzugung der Mittelgebirge bei der Neuanlage der Bedeutung dieser Erholungsstätten für fürsorgebedürftige Kinder anderer Art nicht der mindeste Abbruch getan.

Es ist daher zu hoffen, dass die mit der Auswahl der Kinder für die Ferienkolonien betrauten Aerzte nach den Ergebnissen unserer Beobachtungen der Ausführbarkeit dieser Fürsorgemaassnahme für herzkranke Kinder sich nicht mehr verschliessen und sich bereitfinden werden, um der von dem Zentralkomitee der Ferienkolonien längst aufgestellten Forderung einer Berücksichtigung der leichteren organisch herzkranken Kinder nachzukommen.

Sodann aber werden wir aus den klinisch-experimentellen wie aus den psychologischen Beobachtungen unserer Exkursion auch gewisse Schlussfolgerungen zu ziehen haben hinsichtlich der Hygiene herzkranker Kinder. Aus den Darlegungen der vorangehenden Kapitel ergibt sich mit voller Klarheit, dass die bisherige Scheu und allzu ängstliche Behütung herzkranker Kinder nicht angebracht ist und sowohl Aerzte wie auch Pädagogen allen Grund haben, die Hygiene des herzkranken Kindes von einem etwas anderen Gesichtspunkt aus zu betrachten. Wie für die Behandlung dieser Kinder im Unterricht eine Reihe wertvoller Vorschläge von E. Wienecke bereits angedeutet sind, so hätten wir auch vom ärztlichen Standpunkt aus in diesem Zusammenhang mancherlei zu sagen. Nur kurz aber möchten wir das eine hervorheben, dass gerade wir Aerzte die bisherige Scheu betreffs der

Zulassung herzkranker Kinder zu den Freiübungen oder zu leichten Spielen in der Schule getrost ablegen können und statt generell alle diese Kinder, wie es häufig geschieht, vom gesamten Turnunterricht fernzuhalten, wir ganz individuell von Fall zu Fall auch diesen Kindern Gelegenheit bieten sollen, sich in angemessener Weise körperlich zu betätigen. Die herzkranken Kinder wären neben anderen schonungsbedürftigen Kindern so recht geeignet für das Unterrichtsverfahren der Waldschule, wie es in der Charlottenburger Waldschule von Bendix, in der Waldschule von Steinhaus-Dortmund, ferner in der Freiluftschule Hohenlychen von Pannwitz und endlich auch in dem Erziehungsheim von Trüper-Jena in vorbildlicher Weise geschaffen worden ist, wo geistige Beschäftigung mit körperlicher Bewegung in heilsamer Weise miteinander abwechseln. Haben andere Autoren, wie Lorinser, Pistor, Cramer, Dickhoff und Czerny, die Gefahren einer unzulänglichen körperlichen Betätigung und Ausbildung der schulpflichtigen Jugend überhaupt mit Nachdruck geltend gemacht, so muss der Zwang zu mehrstündigem Stillsitzen in wenig durchlüfteten Räumen und die direkte Missachtung der Körperpflege bei herzkranken Kindern die Gesamtentwicklung schädigen und ihrem organischen Leiden besonders grosse Gefahren bringen. Die Anordnung einer absolut ruhigen Lebensweise ist bei diesen Kindern, die man dadurch von ihren Spielgenossen trennen muss, nicht zweckmässig, sondern nachteilig. Schon Gerhardt hat einst vor dieser Anordnung dringend gewarnt mit den Worten: „Man kann sich der Ueberzeugung nicht verschliessen, dass ausgeglichene Herzklappenfehler bei einiger körperlicher Anstrengung länger einen friedlichen, ziemlich beschwerdefreien Verlauf nehmen als bei völliger Schonung und Körperruhe.“ Wie auch G. Nikolai jüngst in einem Vortrage „Sport und Herz“ ausführte: „Das kranke Herz kann durch den Sport, d. h. maassvolle gesundheitsgemässe Bewegung gesunden, das gesunde erstarken.“

Gilt es schon in den Reihen maassgebender Autoren auf dem Gebiete der Sporthygiene, wie Zuntz, Schott, Schulthess, Albu, Nikolai, Spitzy u. a., als eine ausgemachte Tatsache, dass unzweckmässig betriebener Sport und exzessive Anforderungen bei Leibesübungen gerade in dem Entwicklungsalter auch schwere Schädigungen, namentlich des Herzens, herbeiführen können, und auch die allerseits bestätigte Zunahme der Herzerkrankungen zu einem Teil auf die Wiederholung maximaler Leistungen zu beziehen ist, so werden wir bei herzkranken Kindern in der Dosierung der Anforderungen besonders sorgfältig vorgehen und die Prinzipien unserer Geländebehandlung in der schonendsten Weise zur Anwendung bringen. Gerade da das Herz nach Spitzy „auf erhöhte Inanspruchnahme am empfindlichsten zur Zeit der Körperkrise reagiert", ist es hier unsere besondere Aufgabe, durch die Wahl geeigneter Spiele und körperlicher Uebungen eine bessere Durchblutung der Organe und des Herzens zu erstreben und das Triebmittel der Bewegung zu einem Heilmittel der Gesundung zu erheben. Es kann die Berücksichtigung der herzkranken Kinder keine Schwierigkeiten bereiten, seitdem durch die Verfügung des Königlich Preussischen Kultusministeriums[1]) der schulpflichtigen Jugend eine dritte Stunde für die körperliche Ausbildung und die Einführung methodischer täglicher Atemgymnastik beschert worden ist. Es werden also für das herzkranke Kind Spiele, namentlich im Freien, leichte Ballspiele, Laufspiele, methodische Atemübungen und andere Freiübungen, wie sie namentlich von F. A. Schmidt in Bonn, A. Hartmann und neuerdings von J. Cassel in Berlin auch für schwachkonstituierte Kinder vorgeschlagen worden sind, ohne Bedenken zu erlauben sein und den herzkranken Kindern Nutzen bringen. Sie werden uns vielleicht auch im Sinne einer prophylaktischen Maassnahme einen grossen Dienst erweisen können.

So werden wir mit dem frühzeitigen Beginn einer planmässigen Therapie und Hygiene des herzkranken Kindes auch der von namhaften Autoren, besonders von Militärhygienikern, wie von v. Schjerning, Schwiening, Bischoff, Bussenius u. a. geltend gemachten Steigerung des Vorkommens der Kreislaufstörungen im Jugendalter, namentlich im militärpflichtigen Alter vielleicht mit Erfolg vorbeugen können.

Wir stellen diese Ausführungen an die Spitze dieses Kapitels, weil sie einmal unseren Standpunkt in der Frage: „Ferienwanderung oder Ferienkolonie?" präzisieren, und weil sie zugleich zeigen, dass man eigentlich eine scharfe Trennung der letzteren Fragestellung garnicht vornehmen darf, als ob die eine hygienische

---

1) Auf Grund der Ministerialverfügung Sr. Exzellenz des Kultusministers Dr. von Trott zu Solz vom 2. 8. 1910 ist die Vermehrung des Turnunterricht von zwei auf drei wöchentliche Stunden und die Einführung täglicher Frei- und Atmungsübungen angeordnet werden.

Maassnahme die andere ausschlösse, sondern weil sie im Gegenteil dartun, dass sich beide Fürsorgearten nicht nur miteinander vereinigen lassen, sondern dass sie gerade im Hinblick auf die herzkranken unterernährten Kinder vereinigt werden sollen und in der Frage der Hygiene des herzkranken Kindes neue Direktiven zu geben geeignet sind.

Wieweit nun die bei der Exkursion gesammelten Erfahrungen uns berechtigen, die Geländebehandlung in die allgemeine Therapie der Kreislaufstörungen des Kindesalters einzureihen und den Aerzten zur Durchführung zu empfehlen, werden wir um so klarer ersehen, wenn wir uns nach diesen Vorbemerkungen einer spezielleren Betrachtung des Gesamtmaterials der 12 herzkranken Kinder zuwenden. Hierbei scheint es zunächst zweckmässig, eine Gruppierung und eine möglichst scharfe diagnostische Trennung der Krankheitsfälle vorzunehmen. Sichergestellte Fälle einer reinen Herzneurose haben wir nur drei: Fall 10, 11 und 12. Zu dieser Gruppe kann vielleicht auch noch der Fall 9 gerechnet werden, bei dem die Erscheinungen einer Neurose im Vordergrunde standen, bei dem es aber nicht sicher war, ob nicht ein abgelaufenes kompensiertes Vitium der eigentliche Träger der Funktionsstörungen gewesen ist. Wir schliessen diese 4 Fälle 9—12 zu der Gruppe I als Fälle von Herzneurose zusammen. Die Gruppe II umfasse die Fälle, bei denen ein manifester Herzklappenfehler nachweisbar ist. Darunter finden sich 5 Fälle reiner Mitralinsuffizienz, nämlich Fall 1, 2, 3, 7 und 8. Ausserdem hätten wir einen Fall einer leichten, reinen Mitralstenose, Fall 4, und endlich war in 2 Fällen, 5 und 6, die Mitralinsuffizienz mit einer Mitralstenose (5) bzw. mit einer Aortenstenose (6) verbunden.

Wenn wir von der allgemeinen klinischen Beurteilung ausgehen, so können wir von den Fällen der Gruppe II folgende als leichte Herzfehler ansehen, nämlich zwei der Fälle von Mitralinsuffizienz (Fall 3 und 7). Mittelschwere Fälle waren die anderen, und zwar deshalb, weil das Vitium als solches einen beträchtlicheren Grad hatte, wie Fall 2 (Mitralinsuffizienz), Fall 5 (Mitralinsuffizienz und Stenose) und Fall 6 (Mitralinsuffizienz und Aortenstenose) oder weil die gesamte körperliche Entwicklung der Betreffenden eine ausserordentlich dürftige war und mit weit unternormaler Gewichts- und Körpergrösse unter dem Einfluss besonders starker Wachstumshemmungen stand, wie die Fälle von Mitralinsuffizienz, 1 und 3, oder weil endlich drittens besonders klinische Begleiterscheinungen dem Krankheitszustand einen ernsteren Charakter gaben, wie in dem Falle 8 (Mitralinsuffizienz), in dem das Leiden durch häufig auftretende Ohnmachtsanfälle kompliziert war.

Fassen wir zunächst die leichteren Fälle unserer Exkursion ins Auge, Fall 9—12, dann können wir feststellen, dass bei dem Fall 9 (Herzneurose) auf der Grundlage eines abgelaufenen kompensierten Vitiums die Anforderungen, die an den Knaben durch die Wanderungen in steigendem Terrain an den ersten Tagen gestellt wurden, gerade an die Grenze dessen reichten, was man einem solchen Knaben beim Beginn einer Terrainkur zumuten kann. Denn der Puls war hier nach den Spaziergängen der ersten Tage zweifellos schlechter als vor den Wanderungen, aber es war bemerkenswert, dass im Verlauf der späteren Wanderungen Störungen des Pulses und schliesslich auch in der Folgezeit die Arhythmie so gut wie ganz aufhörten. Die orthodiagraphischen Untersuchungen zeigten, dass in diesem Falle sowohl der rechte wie der linke Ventrikel in ihren grössten Durchmessern durch die Marschleistungen nicht verändert wurden. Die elektrokardiographische Untersuchung dieses Falles ergab, dass die a-Zacke vor und nach dem Marsche am 27. und 29. Juli gleich gross war, dass nach dem Marsche am 27. Juli dagegen wohl in Uebereinstimmung mit der Verschlechterung des Pulses die F-Zacke sich etwas verkleinerte, während schon am 29. Juli, im Anschluss an eine Tour mit einer grösseren Steigung (300 m), die F-Zacke deutlich grösser geworden war. In einem gewissen Gegensatz zu den Störungen des Pulses und dem Kleinerwerden der F-Zacke am zweiten Tage steht das günstige subjektive Befinden des Knaben, der, wie aus dem Krankenberichte zu ersehen, bereits an diesem Tage sich subjektiv besser fühlte, und dessen Körpergewicht während der weiteren Tage der Exkursion und insbesondere in der Nachperiode eine steil ansteigende Kurve erkennen liess. Bei den anderen Fällen von Herzneurose, Fall 10, 11 und 12, liess sich durchgängig ebenfalls ein durchaus günstiger Einfluss der Geländebehandlung feststellen. Durch die Wanderungen wurden keine Veränderungen des Herzdurchmessers herbeigeführt. Die a-Zacke zeigte bei Fall 10 am 27. Juli eine leichte Vergrösserung nach der Rückkehr, ebenso die F-Zacke, während bei Fall 12 an diesem Tage die a- und F-Zacke vorher und nachher sich gleich blieben, mit Ausnahme einer geringen Abnahme der letzteren am Schlusse des ersten Tages (den 26. Juli). Auch die Herzphase war ziemlich unverändert bei allen Fällen 9—12; so hatte sich im Falle 9 die Herzphase nach der Wanderung des zweiten Tages ein wenig verkürzt, während sie schon am 29. Juli unbeeinflusst blieb. Die Herzpause hatte dagegen bei eben diesem Knaben nach der Tour am 27. Juli den halben Wert als vorher (Tachykardie), während am 29. Juli nach der Wanderung sogar eine leichte Verlängerung der Pause (Verlangsamung des Pulses) nachweisbar war. Bei den anderen Fällen funktioneller Herzstörung (Fall 10, 11, 12) ist in dieser Beziehung nichts zu bemerken. Bei diesem Fall 9 sehen wir nach allem ein gutes Zusammengehen zwischen der klinischen Beobachtung des Pulses und der elektrokardiographischen Kurve. Der Blutdruck war bei diesem Knaben nach der ersten Wanderung trotz der Veränderungen am Puls nicht nennenswert durch die Marschleistung beeinflusst. Allen Fällen dieser Gruppe I ist der schliesslich günstige Einfluss auf die subjektiven Beschwerden und auf die bestehende Arhythmie gemeinsam, die zum Teil während des Aufenthalts in Thüringen oder in der Folgezeit so gut wie ganz geschwunden waren. Gemeinsam ist allen 4 Kindern dieser Gruppe die rapide Zunahme des Körpergewichts und die Befreiung von den vorher nachweisbar gewesenen allgemeinen Entwicklungshemmungen.

Die Beobachtung dieser 4 Fälle stützt gerade die auch von A. Bickel in einer Arbeit „Ueber die Pathologie und Therapie der reflektorischen Herzstörungen bei Verdauungskrankheiten" bereits 1908 vertretene Auffassung, dass systematische kräftigere Inanspruchnahme des Herzens oft die besten therapeutischen Erfolge in der Behandlung der nervösen Herzstörungen bietet.

Aber gerade der Fall 9, bei dem wir als Ursache der vorhandenen Neurose ein kompensiertes Vitium oder eine frühere abgelaufene organische Erkrankung des Herzens vermuteten, beweist, dass man auch bei den Herzneurotikern eine Geländetherapie nicht ohne sorgfältige ärztliche Ueberwachung einleiten soll, welche die durch die Marschleistungen gegebenen Anforderungen an das Herz in sorgsamster Weise individuell abstuft.

Wenden wir uns nunmehr zu der Gruppe II, nämlich zu denjenigen Patienten, die eine manifeste organische Herzerkrankung hatten. Auch hier mögen zunächst die leichteren Fälle besprochen werden: Fall 3 und 7. Bei dem Fall 3, Ringhardt, war besonders auffallend die Pulsarhythmie und die vor Antritt der Spaziergänge schon bestehende Pulsbeschleunigung.

Nach dem Marsch trat besonders dann eine auch längere Zeit fortbestehende Erhöhung der Pulsfrequenz um 12 bis 16 Schläge in der Minute ein, wenn stärkere Steigungen von 200 bis 300 m verlangt wurden. So war es am 27. und 30. Juli der Fall. An den Zwischentagen, an denen die Steigungen geringer waren, zeigte der Puls nach der erstmaligen Steigung am ersten Tage sogar eine kleine Verringerung seiner Frequenz und speziell war bei dem Versuch am 28. Juli bei einer geringeren Steigung von 100 m (in 2 Etappen à 30 und 70 m), nach deren Beendigung der Puls sofort gezählt wurde, eine Verringerung der Pulsfrequenz von 108 auf 88 nachweisbar. Der Blutdruck zeigte jedes Mal nach der Marschleistung eine leichte Verringerung, z. B. von 98 auf 92, 88 auf 80, 97 auf 94. Die Durchmesser der Herzsilhouette blieben, wie aus obiger Tabelle zu ersehen, unverändert. Das Elektrokardiogramm zeigte bei diesem Kranken keine Veränderung in der a-Zacke, dagegen nach der relativ starken Steigung, am 27. Juli, eine deutliche Vergrösserung der F-Zacke, dagegen am 29. Juli bei weiterer Steigerung der Anforderungen und grösserer Steigung des Geländes eine leichte Verkleinerung dieser Zacke. Bemerkenswert ist vielleicht noch, dass die Ip-Zacke, die bei dem Knaben sehr ausgesprochen war, sich allemal nach den Märschen deutlich verkleinerte. Als Beispiel aus unserem reichlichen Material sei hier die Kurve eines Elektrokardiogramms angeführt. Die Herzphase (vgl. Erklärung S. 94) verkürzte sich nach dem Spazier-

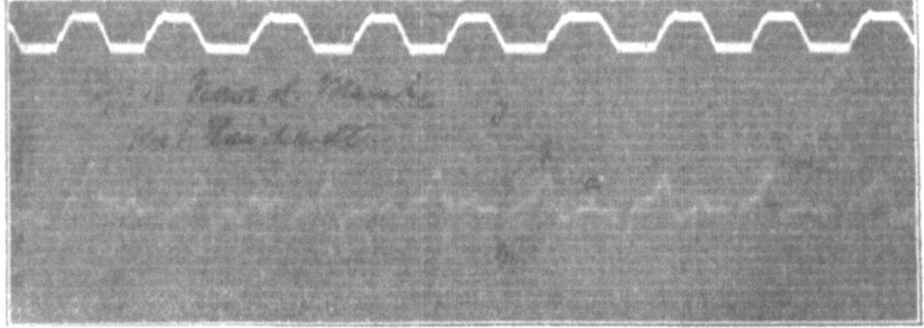

gang am 27. Juni um 4 mm, am 29. Juli nur um 1 mm, während die Herzpause im Durchschnitt beide Male, besonders am 29. Juli, eine deutliche Verlängerung erkennen liess. Nach alledem erscheint es, dass durch die täglichen Spaziergänge das Herz dieses Patienten am Ende der Tour vielleicht ein wenig ermüdet war (29. Juli), jedenfalls am Ende der Touren nicht ganz so günstig mehr auf die körperlichen Anstrengungen reagierte, als vorher. Aber wenn wir die Nachwirkung der Wanderungen in den folgenden Monaten berücksichtigen, dann können wir auch bei diesem Knaben feststellen, dass die Arhythmie sich besserte, ferner die subjektiven Beschwerden, über die er geklagt hatte, so gut wie ganz geschwunden waren, und dass die allgemeine körperliche Entwickelung hinsichtlich des Gewichts, sowie der nach Ascher bestimmten Körpermaasse einen sehr guten Verlauf genommen hat.

Bei dem, wie in dem Krankenbericht erwähnt, um 12 Pfund unter dem Sollgewicht stehenden Knaben muss eine Gewichtszunahme von 2 Pfund und 50 g bis einige Tage nach der Rückkehr, und in Summa um 4 Pfund 250 g bis Ende September als ein erfreuliches Resultat der Geländetherapie und ihrer Nachwirkung angesehen werden.

Bei dem zweiten leichten Fall von Mitralinsuffizienz (Fall 7) sehen wir in der Herzsilhouette im Anschluss an die Wanderungen eine beträchtliche Verkleinerung eintreten, die ausschliesslich den linken Ventrikel betraf. Diese Verkleinerung bildete sich allmählich aus im Laufe der täglichen Wanderungen. Die elektrokardiographische Untersuchung zeigt hier nach der Wanderung des dritten Tages (27. Juli) eine Verkleinerung der a- und F-Zacke, dagegen nach der Wanderung am 29. Juli ein Gleichbleiben derselben. Puls- und Blutdruckdifferenzen bewegten sich in mässigen Grenzen. Bei diesem Knaben dürften im Hinblick auf die Verkleinerung der a- und F-Zacke die ersten Wanderungen vielleicht eine etwas zu starke Anforderung gewesen sein. Indes sehen wir, dass sich das Herz sehr bald adaptiert. Ferner zeigte sich ein ausserordentlich günstiger Einfluss auf die physische Entwickelung in der Nachperiode. Sein Anfangsgewicht von 83 Pfund, das bereits während der Geländebehandlung im Thüringerwald auf 85 Pfund 400 g gestiegen war, stieg in der Folgezeit bis 20. November auf 48,7 kg = 97 Pfund 200 g, d. h. die Gesamtzunahme betrug 14 Pfund 200 g (16 pCt. seines ursprünglichen Körpergewichts), gewissermaassen unter den 12 herzkranken Knaben der Rekord der unmittelbaren Einwirkung der Geländebehandlung und ihrer Nachwirkung auch auf Energieumsatz und auf die Gesamtentwicklung. Da der Knabe in seiner allgemeinen Entwicklung und auch in der Pubertätsentwicklung gegenüber den anderen Knaben weiter vorgeschritten zu sein schien, darf diese ungewöhnliche Gewichtszunahme unsere besondere Aufmerksamkeit in Anspruch nehmen. Nach den früheren Untersuchungen von H. Roeder und E. Wienecke, die eine der wichtigeren Unterlagen für die Vorbereitung der Exkursion mit herzkranken Kindern nach dem Mittelgebirge gewesen, war in jedem Sommer immer wieder ein Unterschied des Einflusses der Bewegung auf die beiden Geschlechter konstatiert worden; und zwar hatten die Mädchen der gleichen Altersstufe, von 12 bis 14 Jahren, durch kurzfristige Wanderungen direkt und in der Nachperiode einen wesentlich grösseren Anstoss erhalten, als die Knaben des gleichen Alters. Der Unterschied in dem Verhalten beider Geschlechter wurde vermutet in der Verschiedenheit der physiologischen Entwickelung und in dem früheren Eintritt der Pubertätsentwickelung bei den Mädchen. Nur ganz vereinzelte Knaben, die mit einem hohen Anfangsgewicht auf die Wanderung gingen und in der Pubertätsentwickelung weiter vorgeschritten waren, hatten lebhafter auf die Einflüsse der Bewegung reagiert und ausserordentliche Gewichtszahlen erreicht.

So würden wir vielleicht bei diesem Knaben (Fall 7, Mitralinsuffizienz) die ungewöhnliche Gewichtszunahme von 14 Pfund innerhalb $3^1/_2$ Monaten, die dem 3 bis 4 fachen des physiologischen Gewichtsansatzes für die gleiche Zeit dieser Altersstufe entspricht (Vierordt, Camerer sen. und jun. und A. Rietz), auf das höhere Anfangsgewicht sowie auf die vorgeschrittene Pubertätsentwicklung zu beziehen haben. Hier sei die eine Bemerkung eingefügt, dass wir analog der lebhafteren Beeinflussung der Mädchen auch von der Geländebehandlung bei herzkranken Mädchen dieses Alters entsprechend günstige Erfolge zu erwarten hätten.

Also auch bei diesen klinisch leichten Fällen eines Vitiums sehen wir, dass man bei den leichteren Fällen von Mitralinsuffizienz in der Dosierung der Marschleistung behutsam wird vorgehen müssen, um auch die anfänglichen oder durch Kumulation der Anforderungen sich erst im Verlauf der folgenden Tage einstellenden leichten Ermüdungserscheinungen zu vermeiden, Erscheinungen, die wir allerdings zum Teil nur mit Hilfe der verfeinerten physikalischen Diagnostik und nicht schon mittels der üblichen klinischen Methoden nachweisen konnten. Dass aber auch bei diesen Fällen von organischen Herzveränderungen (reine Mitralinsuffizienz) der schliessliche Effekt der von uns vorgenommenen Geländebehandlung ein günstiger war, das beweist in evidenter Weise die genannte physische Entwickelung, sowie auch das psychische Verhalten dieser beiden Fälle in der Nachperiode.

Fig. 1.

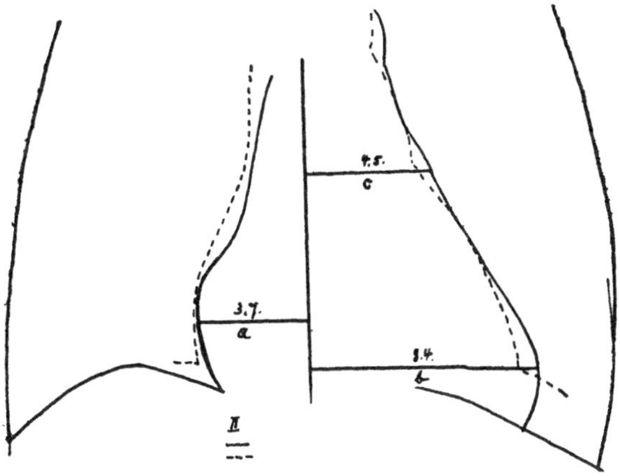

26. 7. 1913. Thomas. Verkleinerung nach dem Marsche.
—— Vor dem Marsche. - - - - Nach dem Marsche.

Fig. 2.

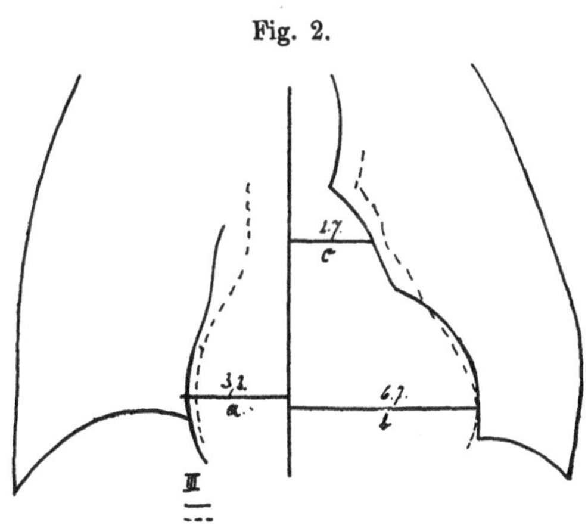

26. 7. 1913. Ringhardt. Verkleinerung nach dem Marsche.
—— Vor dem Marsche. - - - - Nach dem Marsche.

Wenden wir uns nunmehr zu den Fällen der Gruppe II, die wir als mittelschwer bezeichnet haben, dann finden wir danach 3 Fälle reiner Mitralinsuffizienz, nämlich Fall 1, Barmann, 2, Thomas, 8, Reichhardt, ferner einen Fall einer relativ leichten Mitralstenose, Fall 4, Schmidt. Sodann handelt es sich in dieser Gruppe um zwei gemischte Herzfehler, nämlich um einen Fall von Mitralinsuffizienz und Mitralstenose, Fall 5, Topel, und einen Fall von Mitralinsuffizienz und Aortenstenose, Fall 6, Helling. Wir betrachten zunächst die 3 Fälle von Mitralinsuffizienz.

Bei dem Fall 1, Barmann, finden wir nach der ersten Wanderung eine leichte Verkleinerung der Herzsilhouette und zwar besonders auf Kosten des rechten Ventrikels, nach den folgenden Wanderungen bleibt der Herzschatten so gut wie unverändert und speziell gilt das bei allen Wanderungen für den linken Ventrikel. Das Elektrokardiogramm zeigt nach der Wanderung am 27. Juli (zweiter Tag) sowohl eine leichte Verringerung der Höhen der a- und F-Zacke, bei einer Vergrösserung der Ip-Zacke. Dagegen sehen wir nach dem Marsch am 29. Juli die a-Zacke grösser werden, hingegen die F-Zacke durch die Marschleistung unbeeinflusst. Der Puls und Blutdruck halten sich beide Male nach diesen Tagen in durchaus gutem Zustand, und das Allgemeinbefinden des Knaben besserte sich zusehends und war an allen Tagen der Exkursion auch während der Spaziergänge ein sehr günstiges. Bei dem Fall 2, Thomas, hatte sich am 26. Juli der rechte Ventrikel um eine Spur verbreitert, der linke dagegen um fast ebensoviel verkleinert. Am 28. Juli war der rechte Ventrikel unverändert geblieben und der linke eine Spur vergrössert, und endlich am 31. Juli zeigte der rechte Ventrikel nach der Wanderung eine Verkleinerung, während der linke unverändert blieb. Das Resultat war, dass am Schluss der Exkursion der Gesamtdurchmesser des Herzschattens bei diesem Knaben abgenommen hatte und dass diese Abnahme speziell auf Kosten des linken Ventrikels sich vollzogen hatte. Die elektrokardiographische Untersuchung ergab ein Unbeeinflusstbleiben der a- und F-Zacke durch die Wanderungen; auch Herzphase und Herzpause zeigten keine nennenswerten Differenzen. Der Herzfehler dieses Knaben war überdies noch durch eine Bradykardie charakterisiert, die auch in Thüringen vor und nach dem Marsch bestehen blieb und unmittelbar nach den Steigungen während der Spaziergänge nur einer mässigen Erhöhung der Pulsfrequenz gewichen war. Der Puls war bei diesem Patienten im allgemeinen klein und inäqual. Ueberhaupt musste man bei diesem Knaben die ersten Anzeichen einer leichten Inkompensation annehmen, die sich schon vor der Exkursion in stärkeren subjektiven Beschwerden und in einer nur mässigen Verstärkung des zweiten Pulmonaltones ausdrückte. Nach den ersten Touren unserer Geländebehandlung zeigte der Knabe eine etwas stärkere Blutdrucksenkung. Er klagte am dritten Tage über subjektive Beschwerden. Nach späteren Wanderungen blieben diese letzteren weg und die Blutdrucksenkung war eine ganz minimale; z. B. am 30. Juli von 85 mm vor der Wanderung auf 80 mm nach derselben. Bei diesem Knaben besteht ein auffälliger Gegensatz zwischen dem Gleichbleiben der a- und F-Zackenhöhen vor und nach den Wanderungen, und zwar auch nach der ersten stärkeren Steigung am 27. Juli gegenüber dem anfänglichen Verhalten von Puls und Blutdruck und den in den ersten Tagen angegebenen subjektiven Beschwerden. Gerade dieser Fall ist geeignet zu zeigen, dass man bei der Beurteilung eines Herzkranken sich nicht auf den Ausfall einer einzelnen physikalischen Untersuchungsmethode, wie z. B. das Elektrokardiogramm, verlassen soll, sondern dass man die Ergebnisse sämtlicher Methoden in Betracht ziehen muss. Mit der klinischen Beobachtung stimmt hier eher überein das Verhalten der Orthodiagramme, in denen, wie wir sahen, zu Beginn der Wanderungen eine leichte Verkleinerung des linken Ventrikels allerdings auf Kosten des rechten bei Gleichbleiben des Gesamtdurchmessers des Herzens nachweisbar war. In den folgenden Tagen bleibt allerdings auch bei diesem Knaben die Verbreiterung aus und der endliche Effekt ist, wie gesagt, eine Verkleinerung des Gesamtdurchmessers und speziell des linken Ventrikels. Nach dieser Einwirkung des akuten Versuches stellte sich die Orthodiagrammgrösse in der Nachperiode auf das ursprüngliche Maass ein. Wenn auch die momentanen Anforderungen, die an den Körper und an das Herz gestellt wurden, manchmal bis an die Grenze des Zulässigen gingen, so war doch der Endeffekt des in der Geländebehandlung durchgeführten Trainings durchaus günstig. Besonders war in der Nachperiode auch der zweite Pulmonalton deutlich akzentuiert.

Bei dem dritten Fall dieser Gruppe, Fall 8, Reichardt (Mitralinsuffizienz), handelte es sich um einen Knaben, bei dem das Herzleiden durch häufige Ohnmachtsanfälle kompliziert war. Diese Ohnmachtsanfälle zeigten sich besonders häufig während des Schulunterrichts und machten eine längerdauernde Schonung und Beurlaubung notwendig. Es dürfte vielleicht riskiert erscheinen, dass wir diesen Knaben auf die Exkursion mitgenommen haben. Aber wir wurden dabei von dem Gesichtspunkt geleitet, dass vielleicht die mit einer stärkeren Muskelbewegung verbundene bessere Durchblutung aller Organe des Körpers eine bessere Blutspeisung der Gehirngefässe schaffen würde und dadurch die Ohnmachtsanfälle verhütet werden könnten. Das Experiment hat unsere Voraussetzungen insoweit bestätigt, dass der Knabe während der Exkursion und auf den einzelnen Touren in steigendem Gelände sich ausserordentlich wohl fühlte und dass keine Beschwerden, noch auch Ohnmachtsanfälle auftraten und diese auch in der nachfolgenden Zeit in Berlin fortblieben, bis erst später, nach 2 Monaten, am Schluss des Sommersemesters, ein Ohnmachtsanfall auftrat, während dieselben vorher alle 8 Tage sich wiederholt hatten. Während der späteren Herbstmonate sowie während des Winters 1913 bis Anfang Februar 1914 war laut nachträglicher Erkundigung bei den Angehörigen kein einziger Ohnmachtsanfall mehr aufgetreten. Die orthodiagraphische Untersuchung ergab, dass an den verschiedenen Tagen die Durchmesser des rechten und linken Ventrikels nur geringe Schwankungen erkennen liessen, besonders nach der Wanderung am 26. Juli eine Verkleinerung des linken Ventrikels zum Teil auf Kosten einer leichten Vergrösserung des rechten konstatiert wurde, dass dagegen am 31. Juli sich lediglich der linke Ventrikel verkleinerte, so dass schliesslich die gesamte Herzbreite am Ende der Exkursion denselben Wert hatte, wie am Anfang. Bei der elektrokardiographischen Untersuchung stellten wir fest, dass am 27. Juli die a- und F-Zacke unverändert blieb, während am 29. Juli sowohl eine Verkleinerung der a- wie der F-Zacke eingetreten war. Der Blutdruck zeigte, so oft er untersucht wurde, nur eine minimale Senkung, und auch die Pulsfrequenz wurde nur in geringem Maasse beeinflusst. Nur nach starken Steigungen wurde eine Vermehrung der Pulszahlen auf 120 gezählt und eine Arhythmie des Pulses, aber immer ging die nach der Anstrengung erhöhte Pulsfrequenz relativ rasch wieder zurück.

Bei den beiden ersten Fällen dieser Gruppe II, Fall 1 und 2, hätte man in den ersten Tagen der Exkursion mit geringeren Leistungen anfangen können, aber wir sehen auch bei diesen und auch bei dem dritten Fall der Gruppe, Fall 8, Reichardt, dass gegen Ende der Exkursion neben Ausbleiben subjektiver Beschwerden das Herz auch bei der objektiven Untersuchung den Anstrengungen gegenüber sich weit mehr gewachsen zeigt, als zu Beginn der Exkursion. Selbst bei dem dritten Fall dieser Gruppe, Reichardt, bei dem unter dem Einfluss der vermehrten Muskelarbeit und vermehrten Steigung am 29. Juli eine Verkleinerung der a- und F-Zacke erkennbar war, hatte, wie wir sahen, die lebhafte Bewegung durch eine bessere Blutspeisung der Hirngefässe die früheren vorangegangenen Ohnmachtsanfälle für längere Zeit zum Schwinden gebracht und die Anpassungsfähigkeit des Herzens gesteigert. Sodann wurde bei diesen drei zuletzt besprochenen Fällen reiner mittelschwerer Mitralinsuffizienz sowohl während der Geländebehandlung als auch in der Folgezeit eine fortschreitende Besserung des Ernährungszustandes, des Körpergewichts und dementsprechend eine Zunahme der Ascher-Schwiening'schen Umfänge konstatiert. Ganz besonders verdient hervorgehoben zu werden, dass bei allen drei Knaben dieser Gruppe eine Vermehrung des Brustumfanges eingetreten ist, was bei dem Fall 1, Bahrmann, dessen Gesamtkonstitution, wie oben erwähnt, weit unter dem physiologischen Durchschnittsmaasse sich bewegte, von besonderer Bedeutung war. Bereits nach der Rückkehr von der Geländebehandlung war der Brustumfang am 4. August 64 : 70 gegen 62 : 68,5 und später 64,5 : 70,5. Gerade bei diesem dürftig entwickelten Knaben war die im Vorversuch im Sommer 1912 durchgeführte Bewegungskur als eine Vorbereitung aufzufassen, die vielleicht erst die diesjährige Geländebehandlung in dem schwierigeren Terrain des Mittelgebirges für ihn ermöglichte. Die Zartheit seiner Konstitution werden wir uns am besten vergegenwärtigen, wenn wir sein Gewicht vergleichen mit dem Durchschnittsgewicht, das der tatsächlichen Körperlänge entspricht. Bei der Körpergrösse von 1,4 m müsste man nach v. Pirquet ein Körpergewicht von 35,5 kg erwarten. Mit seinem Gewicht von 29,9 kg steht der Knabe nach der v. Pirquet'schen Tabelle um 5,6 kg hinter dem Durchschnittsgewicht zurück. Legen wir aber bei der Beurteilung der Konstitution dieses Knaben die für sein Lebensalter von 13 Jahren 7 Monaten durchschnittliche Mindestgrösse von 1,50 m zugrunde, hinter der er um 7 cm zurücksteht und ferner die für diese Grösse zu erwartende Gewichtszahl von 40,4 kg, so stände das Körpergewicht von 29,9 kg bei dem fast 14 jährigen Knaben um 10,5 kg, d. h. um 21 Pfund, die Gesamtentwicklung um 4 bis 5 Jahre zurück. Es ist klar, dass die Besserung des Herzens und die Hebung des Ernährungszustandes bei einem so dürftig entwickelten Knaben unsere besondere Beachtung verdient.

Bei dem Fall 2, Thomas, sei noch besonders hingewiesen auf die bereits nach der Geländebehandlung am 4. August nachweisbare Vermehrung des Brustumfanges um 2 cm bei der Exspiration, um 3 cm bei der Inspiration. Diese Zunahme des Umfanges machte in der Folgezeit weitere Fortschritte und kam auch in einer Vermehrung des spirometrisch bestimmten Lungenluftvolumens von 2250 auf 2500 ccm zum Ausdruck. Ferner ist bei diesem Knaben, ähnlich wie auch bei Fall 8, Reichardt, bereits am 4. August eine erhebliche Vermehrung des Umfanges der Extremitäten vorhanden, nämlich des Oberschenkels um 3,5 cm, des Unterschenkels 1,25 cm, des Oberarms 1,5 cm, Unterarms 2,5 cm. Gerade die der Gewichtssteigerung parallel gehende Besserung der ganzen Konstitution lässt vermuten, dass bei der Reparation der Kreislaufstörungen in diesen Fällen auch die peripherischen Regulationseinrichtungen des Zirkulationsapparates mitgewirkt haben, zu denen nach den früheren physiologischen Darlegungen am Eingang unserer Schrift auch die mit der Bewegung gegebene Vermehrung der Atemgrösse sowie der Saugkraft von Lunge und Thorax sowie endlich die Hilfsarbeit des nach Hasse und Wenkebach einer doppelt wirkenden Saug- und Druckpumpe gleich zu achtenden Zwerchfells zu rechnen ist.

Wir kommen nunmehr zu den letzten drei Fällen dieser Gruppe, zu dem Fall 4, Schmidt (Mitralstenose) und zu den beiden kombinierten Herzfehlern, Fall 5 und 6, Topel und Helling (Mitralinsuffizienz und Mitralstenose bzw. Mitralinsuffizienz und Aortenstenose). Bei dem Knaben Schmidt mit reiner Mitralstenose beobachten wir klinisch vor allem eine Besserung der anfänglich stark ausgeprägten Arhythmie. Die Pulsfrequenz wurde durch die Wanderungen stark beeinflusst. Bei einer Zählung unmittelbar nach einer Steigung am 27. Juli sehen wir den Puls auf 108 Schläge in der Minute steigen, nachdem am Tage zuvor, vor dem Abmarsch, 80 und nach der Rückkehr von der ersten Wanderung 96 gezählt wurden. Der Blutdruck zeigte stets eine Senkung, so am 26. Juli von 104 auf 85 und am 28. Juli, nachdem der Blutdruck morgens wieder die Höhe von 104 erreicht, eine Senkung auf 75. Bei diesem Knaben ist ferner interessant das Ergebnis der Blutuntersuchung, indem nämlich das Kapillarblut der Fingerbeere vor Beginn der Exkursion im Kubikmillimeter 5572000 rote Blutkörperchen zählte, dagegen am Ende der Geländebehandlung auf 3600000 zurückgegangen war und etwa 4 Monate später sich auf 4760000 gehoben hatte. Der Hämoglobingehalt des Blutes hob sich während der Exkursion von 70 pCt. auf 82 pCt. Man kann nicht annehmen, dass die grosse Zahl von Erythrozyten vor und 4 Monate nach der Exkursion auf einer wirklichen Vermehrung beruhte und dass unter dem Einfluss der Bewegung die Erythrozytenzahl absolut zugenommen hatte, sondern, wie die Schwankungen des Hämoglobingehalts, auf andere Einflüsse zurückzuführen ist. Solange der Knabe sich in Berlin in relativer Ruhe befand, bestand eine ungleiche Blutverteilung im Körper, die zu einer Anschoppung der Kapillaren mit Erythrozyten geführt hatte, so dass unter dem Einfluss der regelmässigen Bewegung eine gleichmässigere Blutverteilung eingetreten war. Analoge Beobachtungen wurden bekanntlich schon früher von Oertel gemacht, wie er in seiner „Therapie der allgemeinen Kreislaufstörungen" berichtet, ferner von Penzoldt und Toennissen. Gerade diese Beobachtungen über die Veränderungen des Blutkörperchengehaltes des Kapillarblutes zeigten bei diesem Knaben in sehr sinnfälliger Weise den die Zirkulation befördernden Einfluss der vorgenommenen Geländebehandlung. Dass der Ablauf der Herzkontraktionen bei diesem Knaben nach den Wanderungen in unveränderter Intensität erfolgte, geht aus der elektrokardiographischen Untersuchung hervor. Die a- und F-Zacke blieb vor und nach den Wanderungen gleich gross, regelmässig stellte sich eine Verlängerung der Herzphase ein und ebensolche der Herzpause. Die orthodiagraphische Untersuchung lässt vor und nach den einzelnen Touren keine Schwankungen in dem Durchmesser der Ventrikel erkennen. Zu erwähnen ist die schon in dem Berliner Orthodiagramm (Grunmach) festgestellte Vergrösserung der Hilusdrüsen sowie die geringe Intensität des Lungenschattens. Auch in dem in Friedrichroda aufgenommenen Orthodiagramm war ein schwacher Lungenschatten sichtbar, indes war nach der Rückkehr von den Wanderungen am 28. und 30. Juli eine Vermehrung der Intensität des Lungenschattens erkennbar. Die fortschreitende Zunahme des Körpergewichts in der Nachperiode sowie die in dem Krankenbericht mitgeteilte Vermehrung der Umfänge sowie der Elastizitätsgrenze des Brustkorbs ist gerade bei diesem Knaben mit den Hilusdrüsen von besonderer Wichtigkeit. Es ist kein Zweifel, dass eine ausgiebigere Ventilation der Lungen und der Lungenspitzen die Entfaltung des Brustkorbes und die anatomischen

Verhältnisse der oberen Brustapertur günstig beeinflusst. Im Jahre 1906 bereits sowie erst jüngst unter besonderem Hinweis auf die Veröffentlichungen von M. Kirchner und J. Orth sowie auf die Arbeiten von Stiller, C. Hart, W. Freund und Mendelssohn hat H. Roeder in einer Arbeit über „Muskelarbeit und Körperkonstitution“ die Entfaltung des Thorax und der Lungen in diesem Entwicklungsalter in ihrer Bedeutung für die Verhütung und Bekämpfung der Tuberkulose hervorgehoben. Alles in allem zeigte sich, dass auch bei diesem Knaben der Einfluss und die Nachwirkung durchaus gut gewesen ist.

Bei dem Fall 5, Topel, wurde festgestellt, dass nach dem Marsch, mit Ausnahme des ersten Tages, sich regelmässig die Pulsfrequenz verringerte und der Blutdruck in der Regel um 10—20 mm sank. Aehnlich wie in dem zuletzt besprochenen Fall sehen wir, dass die Geländebehandlung eine Verminderung der roten Blutkörperchen zur Folge hatte, die nach der obigen Erklärung durch eine bessere Blutverteilung zustande gekommen war. Die Qualität des Pulses wurde bei diesem Knaben wesentlich beeinflusst, die Pulswelle war nach der Rückkehr klein, der Rhythmus unregelmässig, die Frequenz wenig vermehrt. In der Nachperiode war der Puls regelmässig und überhaupt besser als vor der Exkursion. Die elektrokardiographische Untersuchung ergab zunächst eine Unbeeinflussbarkeit der a- und F-Zacke, erst nach der Wanderung am 29. Juli sehen wir eine deutliche Erhöhung der F-Zacke auftreten. Die Herzphasen blieben gleich, die Herzpausen wurden nach der Wanderung am 29. Juli ein wenig verlängert. Was die röntgenologische Untersuchung des Herzens anlangt, so sehen wir nach dem ersten Marschtage eine kleine Verbreiterung der Herzsilhouette im Vergleich zu ihrer Grösse vor ihrer Abreise nach Thüringen auftreten. Aber während der folgenden Wandertage verkleinert sich die Silhouette sukzessive und hat am Ende des Thüringer Aufenthalts ihren ursprünglichen Wert, wie er in Berlin war, wieder erreicht, den sie dann auch in der Folgezeit weiter behauptet. Wenn die Herzsilhouette die wahre Grösse des Herzens in jedem Falle angibt, dann würde aus dieser Beobachtung hervorgehen, dass bei dem Knaben unter dem Eindruck der mit der Reise verbundenen körperlichen Anstrengung das Herz eine leichte Erschlaffung erfahren hat, dass aber unter dem Eindruck der folgenden Wanderungen der Herzmuskel sukzessive wieder mehr und mehr sich kontrahiert hat. Es bewiese dann diese Beobachtung, dass auch in einem solchen Falle, wie er bei dem Knaben vorliegt, die systematischen, sachgemäss dosierten Wanderungen das Herz schliesslich doch leistungsfähiger machen. Auch dieser Knabe zeigte in der Folgezeit eine erfreuliche Besserung der Entwicklung. Alles in allem kann man sagen, dass die Geländebehandlung, die wir mit ihm vornahmen, seiner allgemeinen Entwicklung und der Leistung seines Herzens erheblich genützt hat. Es verdient aber bei diesem Fall 5 auch hervorgehoben zu werden, dass das Wesen des vor der Exkursion andauernd niedergedrückten Knaben sich bereits nach den ersten Tagen unserer Geländetherapie wesentlich besserte, und dass der zuvor reizbar und mürrisch gewesene Knabe sich in den späteren Tagen wie in der Folgezeit in fast gleichmässig aufgeheiterter Stimmung befand. Wie die schlechte Blutverteilung, so weist auch das von Wienecke näher geschilderte ungünstige subjektive Befinden darauf hin, dass bei diesem Knaben, wie bei dem Fall 4, wohl die ersten Störungen des hydrostatischen Gleichgewichts im arteriellen und venösen System sich vor der Exkursion geltend gemacht hatten.

Fall 6, Helling, hatte neben einer leichten Adipositas eine Mitralinsuffizienz und Aortenstenose. Auch hier sehen wir im Anschluss an die Wanderungen eine Blutdrucksenkung auftreten. Der Puls zeigte am 26. Juli eine Erhöhung seiner Frequenz, hingegen an den anderen Tagen ein leichtes Herabgehen nach den Wanderungen. Aenderungen in dem Gesamtdurchmesser der Herzsilhouette wurden nicht konstatiert. Die a-Zacke zeigte am 27. Juli eine Vergrösserung und am 29. Juli eine eben solche Verkleinerung. Die Herzphase blieb so gut wie unverändert, während sich in jedem Falle nach der Wanderung die Herzpause vergrösserte. Die subjektiven Beschwerden, über die der Knabe anfänglich klagte, waren allmählich geschwunden. Vielleicht wäre bei diesem Knaben die Gewichtszunahme, die er erreichte (8 Pfund 300 g) nicht erwünscht gewesen, wenn sie auf Fettansatz beruht hätte. Aber wie wir aus den Untersuchungen von Zuntz, Loewy, Müller und Caspari, ferner aus den experimentellen Untersuchungen von Külbs und Gerhards über „Muskelarbeit und Gewichtsansatz“ und endlich aus den Stoffwechseluntersuchungen von Herbst, die er an Kindern unter dem Einfluss der Muskelarbeit angestellt, wissen, ist die dadurch eintretende Gewichtsvermehrung auf Eiweissansatz, auf einen Ansatz von Muskelsubstanz und Vermehrung des

Zellprotoplasmas in den inneren Organen zu beziehen. Auch bei diesem zu Adipositas neigenden Knaben wäre die Gewichtszunahme mit der Vermehrung des Hautturgors und Muskeltonus wohl in erster Linie auf den Ansatz von Muskelsubstanz zurückzuführen. Immerhin können wir auch bei diesem Knaben Helling eine Besserung des Allgemeinzustandes feststellen, wenngleich die anatomischen Veränderungen des Herzens wohl unbeeinflusst blieben.

In dem Krankenbericht dieses Knaben wie auch in denen der übrigen findet sich die Eintragung, dass die Knaben mit einem wahren Heisshunger von den Wanderungen zurückkehrten und die Hauptmahlzeit kaum abwarten konnten, trotzdem sie bei mehrfacher Rast sich mit reichlichem Proviant gestärkt hatten. Diese ausserordentliche Steigerung des Appetitreizes und Nahrungsbedarfes bei unseren herzkranken, in der Mehrzahl schwach konstituierten Knaben war gewiss auf die Einflüsse des neuen Milieus, der geänderten Lebensbedingungen in klimatisch günstiger Umgebung und vor allem auf die gleichmässige körperliche Bewegung zurückzuführen. Das Zusammenwirken dieser Faktoren war in Wahrheit dazu angetan, im Sinne der verdauungsphysiologischen Untersuchungen von Pawlow und A. Bickel dem für den normalen Ablauf der nervösen Regulation der Nahrungsaufnahme unentbehrlichen physischen Anreiz freie Bahn zu schaffen und die gesamten vegetativen Funktionen lebhaft zu beeinflussen. So waren wir in der Lage, mit diesen in der Geländetherapie gegebenen Heilwirkungen eine Hebung des Ernährungszustandes herbeizuführen und durch Erstarkung der Konstitution eine „vorzeitige und nutzlose Erschöpfung des Wachstumstriebes“ zu verhüten. Ja wir waren auf diese Weise sogar in der Lage, durch eine kräftige Förderung des Wachstumstriebes sowie durch die Entwicklung der peripherischen Regulationseinrichtungen und der auxiliären Organe des Kreislaufs auch die Kompensationsbedingungen des Herzens und damit die Chancen für eine schadlose Ueberwindung der Pubertätsentwicklung wesentlich zu verbessern.

Mit der Förderung des Massenwachstums und mit der Festigung der gesamten Konstitution werden wir aber nicht nur eine bessere Entfaltung der peripherischen Regulationseinrichtungen sowie des Brustraumes und eine Besserung der Kompensationsbedingungen des Herzens erreichen, sondern wir werden die schlummernden natürlichen Heilkräfte des wachsenden Organismus noch in einem anderen Sinne zu wecken vermögen. Es ist gar kein Zweifel, dass auf diesem Wege ein gewisser Bruchteil von kindlichen Herzfehlern in der Pubertätszeit, zumal bei einer Wiederholung der Geländebehandlung während des Entwicklungsalters, vielleicht auch anatomisch so gut wie zu einer Heilung gelangen kann.

Die Ergebnisse unserer gemeinsamen Untersuchungen haben also gezeigt, dass wir für herzkranke Kinder dieses Alters bei relativ guter Kompensation in einer maassvoll dosierten Geländetherapie das beste Tonicum zu erblicken haben. Sie ist in Wahrheit die souveräne Uebungstherapie für das kindliche Herz. Mit der Anwendung der Bewegungstherapie sollten wir daher nicht erst beim Erwachsenen, sondern im Kindesalter beginnen.

Résumé.

Fassen wir die Befunde, die wir an unseren 12 kleinen Patienten erheben konnten und die im Vorstehenden in Form einer Epikrise zu den einzelnen Krankenberichten zusammengestellt wurden, hier noch einmal zusammen, so können wir sagen, dass eigentlich bei allen Fällen durch die Geländebehandlung nicht nur in der einen oder anderen Weise das spezielle Herzleiden in günstiger Weise beeinflusst worden ist, sondern dass auch die allgemeine Entwicklung einen erfreulichen Anstoss erhalten hat.

Wir legen aber bei dieser definitiven Beurteilung nicht so sehr Gewicht auf das Ergebnis einer einzelnen Untersuchungsmethode, wie der Blutdruckmessung oder der elektrokardiographischen Untersuchung; denn wir sehen z. B. die Verkleinerungen und Vergrösserungen der Herzsilhouette, die beim Schluss der Exkursion noch erkennbar waren, in der Nachperiode auf Grund der Untersuchungen in Berlin sich wieder ausgleichen. Denn die Orthodiagramme, die wir in Berlin vor Beginn der Exkursion und dann wieder in den ersten Tagen nach der Rückkehr und endlich noch 3—4 Monate später vornahmen, zeigten fast alle eine innerhalb der Fehlergrenzen liegende Uebereinstimmung. Es sind also die bei der Geländebehandlung eingetretenen Schwankungen der Herzsilhouette, so interessant und wichtig sie für unsere Beurteilung auch gewesen sind, aufzufassen als passagere Erscheinungen, die sich unter dem unmittelbaren Einfluss der körperlichen Leistung ausbilden, die aber nachher wieder zurückgehen. Aber gerade die Erstarkung der gesamten Konstitution während der nachfolgenden Monate zeigt deutlich den Gewinn, den die Geländebehandlung den herzkranken Kindern gebracht hat.

Gerade in dem Verhalten in der Nachperiode erblicken wir das wichtigste Kriterium dafür, ob unsere kurzfristige Geländebehandlung den Kindern genützt hat, und bei der Beurteilung dürfen wir über dem physischen das psychische Verhalten nicht vernachlässigen, das ja, wie aus den obigen Schilderungen hervorgeht, bei unseren Kranken oft schon während der Tage der Exkursion eine merkliche Wandlung zum Besseren erfuhr.

H. Roeder.

Literatur.

B. Bendix und H. Neufert, Die Charlottenburger Waldschule im ersten Jahre ihres Bestehens. Verlag Urban und Schwarzenberg. 1906.

B. Bendix, Beobachtungen in der Charlottenburger Waldschule. Vierteljahrsschrift f. öffentl. Gesundheitspfl. Herausgegeb. von Geh. Ober-Med.-Rat Dr. M. Pistor und von Dr. Merkel.

Steinhaus, Die Einrichtungen der Waldschule in Dortmund. Zeitschr. f. Schulgesundheitspfl. Leopold Voss, Hamburg, 1912.

Pannwitz, Freiluftschule in Hohenlychen. 1911.

J. Trüper-Jena, Das Erziehungsheim auf der Sophienhöhe bei Jena. Langensalza 1910. Herrmann Beyer u. Söhne. — Die Schule und die sozialen Fragen neuerer Zeit. Gütersloh 1890.

Lorinser, Zum Schutze der Gesundheit in den Schulen. 1836.

M. Pistor, Geschichte der preussischen Medizinalverwaltung. Kapitel: Schulhygiene. Vierteljahrsschr. f. öffentl. Gesundheitspfl. Bd. 41, 42 u. 43. 1909 u. 1910.

A. Cramer, Pubertät und Schule. Vortrag auf der Vers. deutsch. Naturforsch. und Aerzte in Königsberg. 1911.

E. Dickhoff, Die Reformbestrebungen auf dem Gebiete der Schulhygiene und Erziehung. Leipzig u. Berlin 1911. B. G. Teubner.

Czerny, Die geistige Ueberbürdung der Kinder. Deutsche med. Wochenschr. 1906. — Der Arzt als Erzieher des Kindes. Leipzig. Deuticke. 3. Aufl. 1911. — Verhandlungen der Versammlung deutscher Naturforscher und Aerzte. Münster 1912.

Gerhardt, Handb. d. Kinderkrankh. 1885.

G. Nikolai, Sport und Herz. Vortrag im Reichsausschuss für wissenschaftliche Erforschung des Sportes und der Leibesübungen. Charlottenburger Rathaus. Januar 1913.

F. A. Schmidt, Turnen und Spiel im Sinne der Schulhygiene. B. G. Teubner, 1903. — Uebersicht der für die verschiedenen Altersstufen der Jugend zweckmässigsten Leibesübungen. 2 Uebersichtstabellen auf einer Wandtafel. B. G. Teubner, Leipzig u. Berlin, 1911.

A. Hartmann: Veröffentlichung zu dieser Frage steht bevor.

v. Schjerning, Sanitätsberichte der Medizinalabteilung des Königl. preuss. Kriegsministeriums. E. S. Mittler und Sohn, Berlin. — Sanitätsstatistische Betrachtungen über Volk und Heer. Verlag A. Hirschwald, Berlin 1910.

Schwiening, Lehrb. d. Militärhyg. (Bischoff, Hoffmann, Schwiening). Bd. 5. Militärsanitätsstatistik. Verlag von A. Hirschwald, Berlin, 1913. Bibliothek von v. Coler-Schjerning. Bd. 31—35.

Schwiening und Nikolai, Schule und Wehrfähigkeit. Referate in der deutschen Gesellsch. f. öffentl. Gesundheitspfl. Sitzung vom 10. Dezember 1912.

Bussenius, Die Beziehungen der Arteriosklerose zum Heeresersatz. Versammlung (84.) deutscher Naturforscher und Aerzte in Münster 1912. Festschrift.

Cassel, Ueber die Lebensweise herzkranker Kinder. Zeitschrift „Die Mutter“. Heft 12. Verlag E. Staude, Berlin, 1913.

Zuntz, Physiologie der Leibesübungen. Vortrag, gehalten auf dem 12. deutsch. Kongr. f. Volks- u. Jugendspiele in Dresden 1911.

Zuntz u. Schumburg, Physiologie des Marsches. A. Hirschwald, Berlin, 1906.

Schulthess, Die Herzerkrankungen bei den Aushebungen der schweizerischen Armee in den Jahren 1875—1904. Zeitschr. für schweizerische Statistik. Bern 1906.

Albu, Die Wirkung körperlicher Ueberanstrengung beim Radfahren. Berl. klin. Wochenschr. Nr. 10. 1897. — Beiträge zur pathologischen Physiologie des Sportes. Zeitschr. f. klin. Med. Bd. 78. Heft 1 u. 2.

Albu und Caspari, Beobachtungen an Dauergehern. Deutsche med. Wochenschrift. Nr. 29. 1903.

Spitzy, Die körperliche Erziehung des Kindes. Verlag Urban u. Schwarzenberg. 1914.

A. Bickel, Ueber Pathologie und Therapie der reflektorischen Herzstörungen bei Verdauungskrankheiten. Zeitschr. f. ärztl. Praxis. 1908.

H. Vierordt, Anatomische, physiologische und physikalische Daten und Tabellen. Verlag Gustav Fischer, Jena, 1906.

Camerer sen., Untersuchungen über Massen- und Längenwachstum der Kinder. Jahrb. f. Kinderheilk. Bd. 36.

Camerer jun., Ueber Gewichts- und Längenwachstum. Handb. d. Kinderheilkunde von Pfaundler-Schlossmann. Bd. 1. 1. Hälfte. Verlag J. C. Vogel, Leipzig, 1906.

A. Rietz, Beobachtungen über das Wachstum Berliner Schulkinder an höheren Schulen und Volksschulen. Archiv f. Anthropologie. N. F. 1903.

Frh. v. Pirquet, Tafel zur Bestimmung von Wachstum und Ernährungszustand von Kindern. Zeitschr. f. Kinderheilk. 1913.

Hasse, l. c. vgl. Kap. II.

Wenkebach, l. c. vgl. Kap. II.

Oertel, Veränderungen in der Zusammensetzung des Blutes bei Kreislaufstörungen. Kapitel des Handbuches: Allgemeine Therapie der Kreislaufstörungen. 4. Aufl. C. W. Vogel, Leipzig, 1890.

Penzoldt, zitiert nach Oertel, Allgemeine Therapie der Kreislaufstörungen. S. 47—49.

Toenissen, zitiert nach Oertel.

Grunmach, Deutsche med. Wochenschr. Nr. 13. 1904.

H. Roeder, Der Einfluss der Bewegung (Muskelarbeit) auf den Gewichtsansatz unterernährter Kinder. Zur Kinderfürsorge in den Erholungsstätten. Intern. Arch. f. Schulhygiene. Verlag Otto Gmelin, München, 1913. — Lungentuberkulose und Schule. Vortrag, Versamml. deutsch. Naturforsch. u. Aerzte. Meran, 1905 und Berl. klin. Wochenschr. Nr. 13. 1906. — Muskelarbeit und Körperkonstitution. Ein Beitrag zur Verhütung der Tuberkulose. Arch. f. Kinderheilk. Bd. 60 u. 61. 1913.

M. Kirchner, Die Tuberkulose und die Schule. Verlag R. Schoetz, Berlin, 1906. — Die Tuberkulose in der Schule, ihre Verhütung und Bekämpfung. 1909. — Tuberkulose und Schule. Vortr. auf der 12. Jahresversamml. des deutschen Vereins f. Schulgesundheitspfl. Berlin. Mai 1912.

J. Orth, Rudolf Virchow und die Bakteriologie. Berl. klin. Wochenschr. Nr. 42. 1910. — Ueber die Bedeutung der Rinderbazillen für den Menschen. Vortrag. Med. Gesellsch. 19. Febr. 1913 und Berl. klin. Wochenschr. Nr. 10. 1913. — Drei Vorträge über Tuberkulose. Verlag A. Hirschwald, Berlin, 1913.

Stiller, Die asthenischen Konstitutionskrankheiten. Verlag F. Enke, Stuttgart 1907.

C. Hart, Die mechanische Disposition der Lungenspitzen zur tuberkulösen Phthise. Verlag F. Enke, Stuttgart, 1906. — Konstitution und Lungenphthise. Berl. klin. Wochenschr. Nr. 13. 1911.

W. A. Freund, Der Zusammenhang gewisser Lungenkrankheiten mit primären Rippenknorpelkrankheiten. F. Enke, Erlangen, 1859. — Ueber primäre Thoraxanomalien. S. Karger, Berlin, 1905.

F. Külbs, Ueber den Einfluss der Bewegung auf die Entwicklung der inneren Organe. 8. Flugschrift der Deutschen Gesellschaft für Züchtungskunde. Hannover. Verlag M. H. Schaper. 1910. — Ueber den Einfluss der Bewegung auf den wachsenden und erwachsenen Organismus. Deutsche med. Wochenschr. 1912. Heft 41.

C. Gerhards, Untersuchungen über den Einfluss der Muskelarbeit auf die Organe des tierischen Organismus. Pflüger's Arch. 1910. Bd. 133.

O. Herbst, Beiträge zur Physiologie des Stoffwechsels im Knabenalter. Jahrbuch f. Kinderheilk. 1912. Bd. 76. Ergänzungsheft.

Pawlow, Die Arbeit der Verdauungsdrüsen. Verlag A. Bergmann, Wiesbaden 1906.

A. Bickel, Experimentelle Untersuchungen über den Einfluss von Affekten auf die Magensaftsekretion. Deutsche med. Wochenschr. 1905; und Verhandlungen der Med. Gesellsch. Berlin 1906.

Mendelsohn, Untersuchungen an Kindern über die Ursache der Stenose der oberen Brustapertur. F. Enke. 1906.

IX.

Praktische Durchführung der Geländebehandlung in den Luftkurorten des Thüringer Waldes unter Berücksichtigung von Friedrichroda.

1. Ueber Terrainkurorte im allgemeinen.

Die günstigen Erfahrungen, die wir mit dem achttägigen Aufenthalt jener 12 herzkranken Knaben in unserem Kurorte gemacht haben, vor allem der Nutzen, den ihnen das systematische Bewegungstraining in Form einer sorgfältig überwachten Terrainkur gebracht hat, veranlasst mich nunmehr, die Forderung zu erheben, der Geländebehandlung bei Herzkrankheiten erneut wieder die Aufmerksamkeit zuzuwenden, die sie verdient. Ich werde mich bemühen, zu zeigen, wie und wo sie durchgeführt werden kann und neue Vorschläge daran zu knüpfen bzw. einige neue Gesichtspunkte zu geben, die die Folgen der Entwicklung sind, die unsere Medizin in bezug auf Diagnose und Therapie seit Oertel genommen hat.

Es lässt sich dabei nicht umgehen, dass ich auf Grund der eigenen Erfahrungen an einem beträchtlichen Material von Kranken, teils organischer, teils funktioneller Natur, die Verhältnisse des Thüringer Waldes und speziell diejenigen Friedrichrodas in erster Linie berücksichtige.

Diese werden sich alsdann leicht auf andere Stationen, teils direkt, teils aber mit gewissen Abänderungen, übertragen lassen und Anregungen zu weiteren Studien in der angedeuteten Richtung hoffentlich geben.

Es ist zu diesem Zwecke nötig, zunächst einmal auf die von Oertel aufgestellten Forderungen zurückzugehen, wobei aber bezüglich aller seiner theoretischen Grundlagen auf frühere Kapitel des Buches verwiesen werden kann.

In seinem Handbuch der Allgemeinen Therapie der Kreislaufstörungen stellt Oertel folgende Sätze bzw. Forderungen auf:

Die vorzüglichste mechanisch-gymnastische Einwirkung auf das Herz und den Zirkulationsapparat erreichen wir durch die Geh- und Steigbewegungen.

Die Ausübung dieser Gymnastik des Herzmuskels (ich lasse unberücksichtigt, dass wir diese nicht mehr als die Hauptwirkung der Terrainkur anzusehen haben) verlangt eine bestimmte Bodenbeschaffenheit des Ortes, um als Kurort für Kranke mit Zirkulationsstörungen ausgesucht und nach meinen Vorschlägen als Terrainkurort eingerichtet zu werden. Am geeignetsten zu Terrainkurorten sind nicht zu breite Gebirgstäler inmitten von verschieden hohen und weithin sich ziehenden Anhöhen und Bergen, um eine genügende und in gleichmässiger Steigung sich erhaltende Wegelänge zu bekommen . . .

Oertel unterscheidet alsdann an diesen Kurorten vier Kategorien von Wegen, und zwar:

A. Horizontal verlaufende Wege mit dazwischenliegender mittlerer Steigung von 5° = ca. 9 pCt.
B. Wege mit geringer Steigung von 10° = ca. 18 pCt.
C. Wege mit stärkerer Steigung von ca. 15° = ca. 27 pCt.
D. Steile Wege von ca. 20° = ca. 36 pCt.

Als einheitliches Maass für die zu leistende Arbeit wählt Oertel die Zeit, die bei mittlerem gewöhnlichem Gehen verbraucht wird, bei der der zurückgelegte Weg also naturgemäss für das Einheitsmaass von $^1/_4$ Stunde mit der grösseren Steilheit kürzer sind, während das geleistete Arbeitsmaass einheitlich bliebe, so dass, wenn wir dem Kranken eine gewisse Leistung vorschreiben, wir gleichzeitig das Maass der Arbeit als gegeben annehmen können.

Oertel verwirft es dabei dringend, den Kranken einfach nach der Uhr gehen zu lassen, weil das, wie er mit Recht sagt, jeder Sicherheit entbehrt. Ebenso spricht er sich dagegen aus, die Dosierung der Arbeit gewissermaassen in die Hand des Kranken zu legen, indem wir ihn einfach gehen oder steigen lassen, wo und soweit er eben kann oder glaubt, dass es seine Kräfte gestatten. Er sieht darin einen prinzipiellen Fehler, der nicht nur von grosser sachlicher Unkenntnis zeugt, sondern geradezu Gefahren in sich birgt, die er vor allem durch die Einrichtung von Terrainkurorten zu vermeiden gesucht habe. Ausserdem würden träge und bequeme Kranke dabei zu wenig oder übereifrige zu viel tun. Gerade die Gefahr einer Ueberanstrengung liege in diesem Verfahren.

Die Markierung geeigneter Wege und deren Teilung in obengedachtem Sinne lässt er teils mit einer sehr einfachen Farbmarkierung durch eine grosse rote römische I an den entsprechenden Stellen vornehmen, teils die Wege mit charakteristischer Farbe in seine „Terrainkarte“ eintragen, die der Kranke bei sich führen kann.

In seiner Broschüre über „Terrainkurorte“, die 1904 von Mazegger neu herausgegeben wurde, betont Oertel besonders, dass nicht die absolute Höhenlage eines Ortes maassgebend zu seiner Benutzung als Terrainkurort sei, sondern nur die Möglichkeit des An- und Absteigens von Höhen und Bergen. Die Höhen und Berge dürften dabei nicht zu weit von demselben entlegen sein, damit die Kraft der Kranken nicht aufgebraucht würde, bis er an den Punkt angelangt, von dem aus er ansteigen soll. Entscheidend für die Auswahl solcher Orte sei ferner die Anzahl der Höhen und Berge, die Verschiedenheit ihrer Erhebung, das mehr oder weniger steile Ansteigen derselben und ihre Lage nach den verschiedenen Himmelsgegenden, wodurch sie vor Wind oder Wetter mehr oder weniger geschützt sind.

Die Wege auf diesen Höhen und Bergen müssten gut gehalten, leicht begehbar, hinreichend breit sein, dürften auch nicht etwa an steilen Abgründen vorüberführen und so die Möglichkeit, Schwindel zu erregen, geben.

Die Frage, ob bei der Answahl kurentsprechender Wege schattige, durch Wald sich hinziehende schattenlosen vorzuziehen seien, löst Oertel von der Anschauung, dass eine Erhöhung der Wasserausscheidung durch die Haut ebenfalls durch das Steigen hervorgerufen werden soll, dahin, dass es für kurze Gänge vorteilhafter sei, nur schattenlose Wege auszuwählen, die eine beträchtliche Schweissproduktion hervorrufen können, bei grösseren Wanderungen aber sonnige Stellen mit schattigen abwechseln zu lassen.

Ich möchte vorwegnehmend mich dahin aussprechen, dass es nach unseren Erfahrungen für den Organismus doch eine gewaltige Mehrarbeit bedeutet, wenn er neben der reinen Fortbewegung auch noch die Mehrarbeit eines Temperaturausgleichs durch die regulatorischen Vorgänge der Haut übernehmen soll. Wir sahen an heissen, sonnigen Tagen eine viel stärkere Ermüdung und Beeinflussung des Gesamtbefindens eintreten als an kühlen Tagen. Ich muss also entschieden, zumal wir ja den Hauptwert auf die rein mechanische Einwirkung auf Herzmuskel und Gefässapparat bzw. Atmung legen, dem das Wort reden, dass schattige Wege — wenigstens an sonnigen Tagen — vorzuziehen sind.

Betonen möchte ich ferner noch, welche kolossale Mehrarbeit das Vorhandensein von Gegenwind, die Glätte eines vereisten, der tiefe Schnee eines verschneiten Weges bedeutet. Das erste Moment, der Gegenwind, verlangt die Ueberwindung einer gewaltigen Widerstandskraft, ein fortwährendes Hin- und Herbalanzieren, Verlegung des Schwerpunktes, Kampf mit den Kleidern. Das zweite Moment wirkt einmal rein psychisch durch das Moment der Angst ungünstig auf das Herz, dann aber erfordert es mehr Arbeit, um Ausgleiten zu vermeiden. Das dritte Moment erschwert das Gehen, weil es die Füsse mit Schnee beschwert und eine ganz andere Bewegung beim Gehen, Hochheben der Füsse usw. verlangt.

Somit muss einerseits von einem Terrainkurort ein möglichster Windschutz, dann aber auch — da es eine absolute Windfreiheit nicht gibt — zum wenigsten das Vorhandensein zahlreicher ähnlicher, aber verschieden zum Winde liegender Wege verlangt werden, um damit relativ Windfreiheit zu gewähren.

Andererseits verlangt das Vorhandensein einer Schnee- und Eisdecke im Winter eine besonders gute Pflege der in Frage kommenden Wege, die den Gemeinden und Kurverwaltungen obliegt.

Wir werden die Frage der winterlichen Terrainkuren nachher noch besonders zu behandeln haben. Oertel selbst stand zunächst noch auf dem Standpunkt, dass für Winterkuren zu Terrainzwecken die jenseits der Alpen gelegenen Kurorte in Frage kämen, „deren klimatische Verhältnisse im Spätherbst oder Winter keine Aenderungen erfahren, die eine mechanisch-gymnastische Einwirkung auf das Herz, das Steigen und Bergsteigen unausführbar machen." (Terrainkurorte, S. 14.)

In seinem Buche über Terrainkurorte nehmen daher auch die Schilderungen jener Orte einen breiten Raum ein, während die im nördlichen Klima gelegenen nur recht kurz behandelt werden. Auf Grund der seitdem in reichem Maasse gemachten Erfahrungen können wir demgegenüber betonen, dass speziell unser deutsches Mittelgebirge keineswegs etwa nur für die „warme" Jahreszeit in Frage kommt, dass vielmehr die klimatischen Verhältnisse zum mindesten während des eigentlichen Winters hervorragend günstige Resultate zeitigen und selbst auch für Spätherbst und Vorfrühling jedenfalls keineswegs Terrainkuren unmöglich machen.

Und damit kommen wir einer wichtigen Tatsache nahe, die wir festzustellen haben, dass nämlich die Terrainkur vor allem eine Domäne unserer deutschen Mittelgebirgskurorte sein muss und werden soll.

Wir kommen damit zum Kapitel der Klimatologie des Mittelgebirges. Die grösste Zahl der Kurorte gerade unseres deutschen Mittelgebirges sind im allgemeinen sogenannte „Luftkurorte", ein Begriff, der oft mit einer verächtlichen Geste abgetan wird. Man betrachtet sie als etwas Indifferentes, gerade gut genug, um den weniger Bemittelten als Sommerfrische zu dienen, eigentlich keine therapeutische Sonderstellung einnehmend.

Damit ist unser so wertvolles, für viele Krankheitszustände kaum zu ersetzendes Mittelgebirge hinter den eigentlichen Quellkurorten, dem Hochgebirge und dem Meer in der letzten Zeit etwas ins Hintertreffen geraten. Und das sehr mit Unrecht. Seine klimatischen Eigenheiten (wobei ich unter dem Klima nicht etwa nur die atmosphärischen Eigentümlichkeiten, sondern auch seine geographischen und geologischen verstehe) sind für viele Krankheitszustände mehr geeignet als jene und machen das Mittelgebirge gerade auch für die Anlegung von Terrainkurorten geeignet, weil es alle die von Oertel verlangten und vorgenannten Vorbedingungen enthält und weil es in den klimato-therapeutischen Faktoren Heilpotenzen birgt, die durchaus gleichbedeutend gegenüber denen einer Heilquelle sind, die sie in den Wirkungen sogar vielfach noch übertreffen. Und gerade für die zunächst in Frage kommenden Erkrankungen spielen sie eine ungeheure Rolle.

Und wenn auch in dem letzten Jahrzehnt die Bäderbehandlung der Herzkranken in den Vordergrund getreten war, so darf man nie vergessen, dass auch bei der Wirkung einer Badekur gewiss noch eine grosse Reihe von Faktoren ganz anderer Art eine Rolle spielt, als die in einer Quelle gelösten Salze oder absorbierten Gase. Und da sind es vor allem die klimatischen Einwirkungen, die hervorzuheben sind, denen der Kranke unausgesetzt unterliegt, so lange er an dem Kurorte anwesend ist, bewusst und unbewusst, Tag und Nacht. Und diese Einflüsse sind nicht minder kompliziert als die der Ionen und Gasmoleküle, wenn sie auch noch nicht so sehr zum Gegenstand klinischer Forschung gemacht worden sind. Besonders hat man die Klimatologie des Mittelgebirges lange vernachlässigt, während das Hochgebirge in den letzten Jahren schon wesentlich mehr durchforscht worden ist.

Die klimatischen Eigenheiten des Mittelgebirges in ihrer Gesamtheit sind aber von grosser Bedeutung für die Durchführung unserer Therapie, weil sie einmal die geologischen Bedingungen erfüllen, die Oertel verlangt, zweitens meteorologisch die Voraussetzungen abgeben, die wir für einen Kuraufenthalt geschwächter, herz- und gefässkranker Personen haben müssen, drittens aber nicht nur gewissermaassen rein passiv in dieser Weise wirken, sondern weil wir auch in ihnen Heilfaktoren besitzen, die wir als aktiv unterstützend und fördernd ansprechen müssen.

Ich für meinen Teil möchte denselben noch eine weit grössere Wichtigkeit beimessen, als dies wohl von seiten Oertel's geschehen ist.

2. Klima und Witterung.

Die klimatischen und klimatotherapeutischen Eigenheiten des Thüringer Waldes, denen natürlich mit gewissen Kautelen auch die anderen Mittelgebirge als gleich oder ähnlich anzusehen sind, die ich hier gewissermaassen als Paradigma kurz schildern möchte, sind nach der geschilderten langen Vernachlässigung nun endlich im letzten Jahre der Gegenstand einer umfangreicheren Forschung und Darstellung geworden, in dem ausgezeichneten Buche, das im Auftrage des Gothaischen Staatsministeriums unter dem Titel „Der Thüringer Wald und seine Heilfaktoren" herausgegeben worden ist. Ich kann mich daher, auf jene Monographie verweisend, kurz fassen.

Die in Frage kommenden — teils, wie Friedrichroda, schon jetzt als Terrainkurorte ausgenutzten, teils dafür in Zukunft in Frage kommenden — Orte fallen in die Kategorie des Binnenlandklimas im grossen und ganzen, des Wald- und Mittelgebirgsklimas im speziellen und sondern sich in Orte mit „einfachem Bergklima" bis ca. 700 m Höhe (Repräsentant Friedrichroda) und solche mit Höhenklima oder subalpinem über 700 m (Repräsentant Oberhof). (Eulenburg).

Eine Wirkung des Wald- und Höhenklimas ist die Herabsetzung der Temperatur gegenüber den Orten in der Ebene. Der Jahresdurchschnitt betrug nach F. Regel (zit. nach Moeller, Die klimatische Bedeutung des Thüringer Waldes):

Ort	Meterhöhe	Jahresmittel
1. Ziegenrück	250	7,0
2. Katzhütte	434	6,6
3. Grossbreitenbach . .	630	5,9
4. Neuhaus	806	5,5
5. Inselsberg	906	3,8

Durch diese Herabsetzung der Temperatur erhält die Luft eine grössere Frische und ihre tonisierende Wirkung auf Nervensystem und Blutgefässapparat wird verstärkt.

Gleichzeitig werden aber die starken Differenzen zwischen Maximum und Minimum gemildert, die Temperatur wird ausgeglichener und zwar sowohl in bezug auf die Differenz der Durchschnittstemperatur der Monate untereinander ebenso sehr wie auch in bezug auf die Tagesamplitude, d. h. den Unterschied zwischen Maximum und Minimum des Tages.

Das Jahresmittel der Temperatur in Friedrichroda nach den Beobachtungen und Angaben der dortigen meteorologischen Station beträgt 7,5°; das Mittel der Januartemperatur — 2,7°; das Mittel der Julitemperatur 16,9°.

Die Amplitude nach oben und unten beträgt also nur ca. 10 bzw. 9°.

Die mittlere Tagesschwankung im Sommer beträgt im Durchschnitt nur 3,5—5,5°.

Auch im Winter tritt dieses Verhältnis hervor.

Die Monatsmittel betragen nach Moeller:

Ort	Höhe	Dez.	Jan.	Febr.
1. Ziegenrück . . .	250	— 0,9	— 2,0	— 0,1
2. Katzhütte . . .	434	— 0,8	— 2,2	0,1
3. Grossbreitenbach .	630	— 2,1	— 2,6	— 0,7
4. Neuhaus	806	— 2,2	— 2,8	— 1,2
5. Inselsberg . . .	906	— 3,6	— 4,3	— 4,2

Die relative Ausgeglichenheit der Temperatur ist, wenn auch besonders von lokalen Verhältnissen, Wind usw. abhängig, doch in zunehmender Höhe und im Winter grösser als in der Tiefe und im Sommer, sie zeigt sich beispielsweise in der Monatsamplitude, d. h. der Differenz zwischen Monatsmaximum und Minimum. Ich gebe als Beweis einige Zahlen von Moeller wieder:

Mittlere Monatsamplitude
(nach fünfjähriger Beobachtung 1882—1886).

Ort	Höhe	Dez.	Jan.	Febr.	Juni	Juli	August
1. Rudolstadt . .	203	5,9	7,4	8,6	13,6	13,2	14,7
2. Stadtilm . . .	254	5,1	7,1	7,0	12,2	11,3	11,2
3. Meura . . .	528	5,3	6,3	6,8	12,2	10,8	10,0
4. Neuhaus a. R. .	806	2,7	3,7	4,6	8,3	8,4	7,9

Gerade die Temperaturkonstanz ist für Kranke mit labilem Gefässsystem, die infolgedessen sich nicht so leicht akkommodieren können, die ferner vielfach zu Katarrhen neigen, eine wertvolle Eigenschaft, die speziell auch die Wintermonate als geeignet für eine Kur erscheinen lässt.

Dasselbe erhellt aus den vergleichsweise aufgestellten Temperaturamplituden.

Temperaturamplitude

Ort	Höhe	Dez.	Jan.	Febr.
Berlin	—	4,4	4,8	4,5
Jena	158	6,4	7,4	8,5
Friedrichroda .	450	2,6	3,0	3,7

Dass die Erniedrigung der Temperatur in der Höhe dabei aber keineswegs sibirische Verhältnisse schafft, die etwa für Kranke unserer Art zu fürchten wären, erhellt schon aus der Tatsache, dass die Temperaturherabsetzung mit steigender Höhe im Winter geringer ist, als im Sommer:

Nach Dove und Frankenhäuser ist das

Monatsmittel

Ort	Julimittel	Januarmittel	Höhe
Breslau	18,9	— 2,3	147
Schreiberhau . . .	14,6	— 4,0	637
Differenz	4,3	1,7	—
Erfurt	16,9	— 2,0	219
Inselsberg	12,4	— 4,9	806
Differenz	4,5	2,9	—

Demgegenüber sind die Temperaturdifferenzen der von Oertel vorzugsweise berücksichtigten und empfohlenen Südseiten-Kurorte sowohl Sommer wie Winter viel höhere, ebenso wie die gleichzeitig herrschenden Sonnen- und Schattentemperaturen, Eigenschaften, die bei der Beurteilung des Winters jener Stationen für unsere Kranken von Fall zu Fall wohl abzuwägen und mit in Rechnung zu ziehen sind.

Beispielsweise sei folgendes angeführt:

Mittlere Monatsamplitude für Bozen-Gries
(nach Oertel-Terrainkuren).

Dezember	16,4
Januar	14,6
Februar	15,7
Juni	17,3
Juli	17,3
August	17,6
Jahr	40,7

Moeller hebt die Bedeutung dieses Faktors der „Aequabilität", d. h. der Gleichmässigkeit im Gange der Meteorationserscheinungen im Thüringer Walde (damit auch natürlich denselben Faktor in allen Mittelgebirgen gleicher oder ähnlicher meteorologischer Verhältnisse treffend), rühmend als besonders wichtig hervor zunächst für Kranke der Respirationsorgane, namentlich gegenüber dem Hochgebirge und zwar mit der Motivierung, dass bei plötzlichem Herabfallen der Temperatur der Organismus sich den schnell wechselnden Einflüssen nicht schnell genug anpassen kann, weil die Hautgefässe sich nicht so rasch kontrahieren können. Dieser Faktor spielt aber nicht nur bei Erkrankungen der Respirationsorgane eine grosse Rolle, sondern ebenso sehr bei Herzkranken mit ihrem sensiblen Gefässapparat und der auch bei ihnen vorhandenen Neigung zu Katarrhen. Auch bei ihnen reagieren die Blutgefässe nicht schnell genug, passen sich den Schwankungen der Atmosphäre nicht genügend und nicht schnell genug an und es entstehen dadurch leicht objektive Schädigungen und subjektive Beschwerden.

Die Gleichmässigkeit der meteorologischen Verhältnisse wird gefördert durch das Vorhandensein meilenweit ausgedehnter Waldungen, die manchem Gebirge seinen Charakter geben. Sie wirken regulierend auf die Temperatur, indem sie in der warmen Zeit des Tages Wärme aufspeichern, und in der kalten Zeit ausstrahlen, die Sonnenstrahlung mindern, den Feuchtigkeitsgehalt der Luft regulieren, damit den Gang der „relativen Feuchtigkeitsziffer" gleichmässiger gestalten. Sie schützen vor rauhen Winden, ein Faktor, der für unsere Herzkranken, wie schon oben erwähnt, gerade von besonderem Wert ist und auch, wie oben dargetan wurde, die Gleichmässigkeit der Temperatur günstig beeinflusst.

Die relative Feuchtigkeit beträgt nach Regel für

Ort	Jahresmittel
Meiningen	77
Grossbreitenbach	84
Inselsberg	85

nimmt also mit steigender Höhe etwas zu.

Die mittlere Zahl der Tage mit Niederschlägen beträgt nach Moeller an verschiedenen Orten in den Jahren 1906—1911 180,4. Nach Oertel in Meran-Mais 72,3 nach 10 jähriger Beobachtung. Hierbei muss in Betracht gezogen werden, dass bei uns etwa ein Viertel bis ein Drittel dieser Niederschlagstage Schnee- oder Graupeltage sind, die zumeist mit besonderer Freude begrüsst werden. Aber auch die Regentage haben den grossen Vorteil, dass sie einen Schutz gegen den oft sehr lästigen Staub bilden, der in den südlichen Kurorten oft geradezu unangenehm auffällt, und somit eine von Schmutz und Bakterien freie Luft schaffen. Man denke nur an den alles durchdringenden Kalkstaub der automobilgeplagten Rivierastrassen.

Von Bedeutung erscheint ferner die Herabsetzung des barometrischen Druckes gegenüber der Ebene, die beispielsweise für Friedrichroda mit 720 mm Hg gegenüber der Nordsee mit 762 mm Hg schon 42 mm Hg beträgt und damit eine verminderte Sauerstoffspannung schafft, die eine für unsere Herzkranken bedeutsame Beeinflussung der Atmungsgrösse und -Häufigkeit, eine Kräftigung der Herzmuskulatur und indirekt auch eine günstige Beeinflussung der Herztätigkeit wohl herbeiführen kann.

Dass in vielen Fällen auch eine Steigerung der Fettverbrennung, die Beseitigung von Stoffwechselschlacken, die Erzielung einer Eiweissmast als Folge der Stoffwechselanregung durch das Höhenklima eintritt, mag nebenbei als oft genug sehr bedeutungsvoll erwähnt bleiben.

Eines Moments muss ich alsdann noch besondere gedenken als besonders wertvoll, das ist der Stimmungscharakter unserer Landschaft. Die Stimmung unserer Kranken ist ja ein Faktor, der einen besonders tiefgehenden Einfluss auf ihr Befinden ausübt und der gewiss ebensowohl augenblickliche Beschwerden zu lindern oder zu verstärken imstande ist, wie er in gewissem Sinne auch eine dauernde Einwirkung in gleichem Sinne auszuüben vermag.

Und wie das Milieu des Thüringer Waldes seinen Bewohnern einen heiteren sorglosen Charakter geprägt hat, seine Täler und Höhen ein sangeslustiges, frohes Völklein bewohnt, so empfinden auch unsere Kranken zumeist eine beruhigende, aufheiternde Wirkung von dem sie umgebenden Landschaftsbild. Mögen sie nun das lachende, lenzfrohe Grün des Frühlings, die ruhige Schönheit des Sommers, den in Rot und Gold gekleideten Herbst, den strahlenden Winter auf sich wirken lassen, nie hat das Bild etwas Beunruhigendes, Bedrückendes. Und nicht zeigen die hohen Bergriesen dem armen Kranken, der sie Wochen um Wochen sieht, ohne sich ihnen nähern zu können, seine Schwäche und Erbärmlichkeit. Das was um ihn ist an Schönheit, kann er leichter geniessen, auch wenn er weniger leistungsfähig ist. Und so stimmt auch ihn die Natur nur froher und diese Hebung der Stimmung wirkt auf sein Gesamtbefinden hebend und damit heilend auf sein Kranksein.

Ich übergehe hier als für uns weniger wichtig oder für uns nicht genügend durch Beobachtung und Registrierung geklärt noch eine ganze Reihe von Eigenheiten des Mittelgebirgsklimas, bezüglich derer auf die oben erwähnte Monographie verwiesen wird.

Meine Ausführungen über das Klima des Mittelgebirges würden aber unvollständig sein, wenn ich nicht der Möglichkeit gedächte, auch Wintersport zu treiben, der ja eine besonders intensive und wirkungsvolle Form der Geländekur darstellt. Wenn ich mich einer ausführlichen Darstellung hier enthalte, so geschieht es auch nur, weil ich auf meinen Aufsatz „Ueber Winterkuren und Wintersport im Thüringer Walde" in der eben genannten klimatologischen Monographie über Thüringen verweisen kann. Ferner wird naturgemäss die intensivere Form der Geländekur, wie sie der Wintersport darstellt, naturgemäss nur von einer relativ kleinen Zahl von speziell Herzleidenden ausgeübt werden können. Ich habe dabei besonders gewisse Formen der Myasthenia cordis (bei Chlorotischen, bei Asthenischen, Atonikern, Juvenilen) und der Herzneurosen im Auge, die unter sorgfältigster Ueberwachung entschieden besonderen Nutzen davon haben, wie ich in vielfacher Erfahrung festzustellen Gelegenheit hatte.

Und dazu bietet das Mittelgebirge die beste Gelegenheit mit allen seinen Wintersportplätzen. Wohlgemerkt aber: eine strenge Terrainkur im Oertel'schen Sinne ist das schon nicht mehr, weil die Dosierungsmöglichkeit, die das regelrechte Training ermöglicht, dabei fehlt. Es ist eben ein Mittelding für Uebergangsfälle, als solches aber wertvoll und darum doch auch hier mit zu erwähnen.

Endlich sei noch darauf hingewiesen, dass die geologischen Verhältnisse unseres Thüringer Waldes mit seinen charakteristischen Quertälern, den diese umgebenden langgestreckten Bergkuppen, gerade die Anlage von Oertel'schen Terrainkurwegen auf das Beste erlauben und eine solche Fülle von Variationen ermöglichen, wie sie nur überhaupt gewünscht werden kann.

Als Beispiel möchte ich auf Friedrichroda hinweisen, das ja noch zu Oertel's Zeiten bereits Einrichtungen geschaffen hatte, die die Vornahme von Terrainkuren ermöglichen sollten. Der Gang der Dinge hat ja dann allerdings dazu geführt, dass, wie überall, so auch hier die Terrainkur zumeist nur noch im Prospekte und auf der noch heute verbreiteten Karte ihr Leben führte, da man der Terrainkur vielfach ihren Wert abgesprochen hatte.

3. Einrichtungen für die Geländebehandlung im Mittelgebirge.

Das Vorhandensein dieser nach Oertel'schen Grundsätzen bearbeiteten Wegedispositionen im Zusammenhang mit der hierfür sehr günstigen Terrainformation Friedrichrodas veranlasst mich gewissermaassen paradigmatisch an Hand der beigegebenen Karte eine Aufstellung der Wegedispositionen zu geben, wie solche von der dortigen Kurverwaltung bearbeitet worden ist, wobei auf der im Buchhandel erhältlichen Karte die Steigungen und Entfernungen markiert sind.

I. Mehr ebene Wege. (Blau markiert.)

Ausgangspunkt: Evangelische Kirche.

Entfernung: 1—3 km. 1 km = $13^1/_2$ Minute normale Gehzeit.

1. Kirchgasse, Haupt- und Gellertstrasse, Bachstrasse, Sportplatz = 0,8 km.
2. Reinhardsbrunn- und Hauptstrasse, Bahnhof Friedrichroda = 1 km.
3. Dasselbe bis Dammühle = 2 km.
4. Kirchgasse, Haupt- und Schmalkalderstrasse, Grund bis Hessenmühle = 1 km.
5. Tabarzerstrasse, Herzogsweg, Oberbüchig bis Ungeheuer Grund = 2,2 km.
6. Tabarzerstrasse oder Perthesweg, Unterbüchig bis Langewiese = 2 km.
7. Tabarzerstrasse oder Perthesweg, Oberbüchig, Promenade = 2 km.
8. Reinhardsbrunnerstrasse, Perthesweg, Kurhaus, Bahnhof und Schloss Reinhardsbrunn = 1 km.
9. Reinhardsbrunnerstrasse, Schloss Reinhardsbrunn, Parkhotel und Klostermühle = 2 km.
10. Lindenstrasse, Bahnhof Friedrichroda, Dammühle und Schweizerhof = 2,5 km.

II. Wege mit mässiger Steigung.

Entfernung: 1—3 km. 1 km = 15 Minuten Gehzeit.

1. Reinhardsbrunnerstrasse, Kurhaus, Burchardsweg, Luftbad, Kanzlerweg, Schutzhütte = 2 km.
2. Tabarzerstrasse oder Perthesweg und Herzogsweg, Schauenburgmühle, Waldschlösschen = 2 km.
3. Tabarzerstrasse oder Perthes- und Herzogsweg, Ober- und Unterbüchig, nach der Marienhöhle und Langewiese = 2 km.
4. Reinhardsbrunnerstrasse, Schloss Reinhardsbrunn, Parkhotel, Klostermühle, Schnepfenthal und Rödichen = 3 km.
5. Kurhaus, Burchardsweg, Creutzburgs Andenken, Melketal, Schutzhütte = 2 km.
6. Reinhardsbrunnerstrasse, Kirchgasse, Schillerstrasse, Finsterbergerweg, Bergtheater = 1 km.
7. Reinhardsbrunnerstrasse, Kirchgasse, Schillerstrasse, Gottlobspromenade, Ritterstieg, Herzogsweg = 1 km.
8. Reinhardsbrunnerstrasse, Kirchstrasse, Hauptstrasse, Mühlgasse, Bergtheater, Philosophenweg, Engelsbach = 3 km.
9. Reinhardsbrunner-, Haupt- und Engelsbacherstrasse bis zum Schwimmbad = 2 km, bis zum Dachsberg = 2,5 km.

III. Wege mit stärkerer Steigung.

Entfernung: 1—5 km. 1 km = 18 Minuten normale Gehzeit.

1. Reinhardsbrunner-, Schillerstrasse, Finsterbergerweg, Philosophenweg = 3 km.
2. Tabarzerstrasse oder Perthesweg, Herzogsweg, Burgweg, Hörselstieg bis Chausseehaus, Waldschlösschen = 2 km.
3. Tabarzerstrasse, Herzogsweg, Burgweg bis Beslers-Andenken = 1 km.
4. Reinhardsbrunnerstrasse oder Perthesweg, Parkhotel, Schloss Tenneberg = 4 km.
5. Ebenso und vom Parkhotel zum Triniusweg und Finstere Tanne = 5 km.
6. Tabarzerstrasse oder Perthesweg, Herzogsweg, Oberbüchig, Tabarz, Lauchagrund = 4 km.
7. Kirchgasse, Hauptstrasse, Mühlgasse, Gottlob, Reitpromenade, Klingensteintempel, Winterpromenade, Gottlobstempel = 3,5 km.

IV. Steile Wege.

Entfernung: 1—10 km. 1 km = 20 Minuten Gehzeit.

1. Kirchgasse, Mühlgasse, Knappenweg, Gottlobstempel = 2 km.
2. Reinhardsbrunnerstrasse, Kirch- und Mühlgasse, Bergtheater, Gottlobs- und Kämpfpromenade, Spiessberg = 5 km.
3. Ebenso und von der Kämpfpromenade nach Finsterbergen und Neues Haus = 6,5 km.
4. Kirchgasse, Haupt- und Schmalkaldenstrasse, Grund, Rohweg, Rodelbahn, Spiessberg = 5 km.
5. Tabarzerstrasse, Herzogsweg, Rühlertal, Heuberg = 5 km.
6. Ebenso bis Kühlestal, dann Seebachweg und Spiessberghotel = 6 km.
7. Tabarzerstrasse oder Perthesweg, Herzog- und Burgweg, Hörrelbrunnen, Ruine Schaumburg, Bismarckpromenade = 4,5 km.
8. Tabarzerstrasse oder Perthesweg, Herzogsweg, Dodels- und Regenbergpromenade, Heuberg = 5,5 km.
9. Ebenso bis Burgweg, dann Tanzbuche, Heuberg = 5,5 km.
10. Ebenso bis Burgweg, dann Tanzbuche, Grosser und kleiner Inselsberg = 10 km.
11. Ebenso bis Burgweg, dann Tanzbuche, Gickelhahnsprung, Ungeheuer-Grund = 7 km.
12. Tabarzerstrasse oder Perthesweg, Oberbüchig, Abtsberg, Tanzbuche = 4 km.
13. Tabarzerstrasse, Herzogsweg, Burgweg, Landgrafenweg, Alexandrinenruhe, Abtsberg, Schorn bis Dodels Andenken = 4 km.
14. Ebenso bis Tanzbuche = $5^1/_2$ km.

Die Markierung in $^1/_4$ stündliche Wegteile ist bei einem grossen Teile der Wege auf der Karte genau erfolgt. Auch wurde das Profil mittels Isohypsen, d. h. Linien, die die Orte gleicher Höhe verbinden, mit je 20 m Abstand angegeben. Die Niveaudifferenz zwischen dem höchsten und tiefsten Punkte beträgt etwa 600 m.

Auf diese Weise sind eine grosse Zahl abwechslungsreicher Wege geschaffen und markiert, die eine Dosierung entsprechend der Anpassungsfähigkeit der Kranken ermöglichen, wobei allerdings die reichlich extremen Forderungen Oertel's bezüglich der Steigungsprozente mit Recht als für viele zu weitgehend nicht eingehalten wurden.

Im Vorangegangenen habe ich zu schildern versucht, welche Anforderungen nach Oertel'schen Grundsätzen und nach unseren besonderen Erfahrungen an einen „Terrainkurort" gestellt werden müssen und in welcher Weise die meteorologischen und sonstigen klimatischen, speziell die Terrainverhältnisse des Mittelgebirges dargestellt an dem Beispiel des Thüringer Waldes und Friedrichrodas in ihrer Gesamtheit wirken und geeignet sind, für Terrainkurzwecke benutzt zu werden. Nun kommt ein grosses „Aber". Die schönsten klimatischen Verhältnisse, die vollendetsten Einrichtungen allein genügen noch nicht, um Erfolge herbeizuführen. Sie sind es ebensowenig, die den Kranken heilen oder ihm helfen, wie das eine Heilquelle allein vermag. Sie sind nur die Instrumente in der Hand des Arztes, und dieser allein ist es, der dem Kranken mit jenem Instrumente hilft.

Die Anwendung verlangt also einen Arzt, der mit der Behandlung vertraut ist, der das Instrument zu brauchen versteht, und der ausserdem über die nötigen diagnostischen und technischen Einrichtungen verfügt, um einerseits eine Sonderung der für eine Terrainkur geeigneten Fälle an Hand der aufgestellten Gesichtspunkte vornehmen zu können, und der andererseits die Wirkung derselben genau beobachten und beurteilen kann.

Die Diagnostik der Herzkrankheiten nennt Hoffmann (Funktionelle Diagnostik und Therapie) mit Recht „eine der best ausgebauten der inneren Medizin." Sie setzt aber eine Fülle von besonderen Einrichtungen voraus, deren Vorhandensein und sachgemässe Handhabung notwendig ist, wenn es gilt, in grösserem Umfange Herztherapie und damit Herzdiagnostik zu treiben.

Und wenn nun auch Krehl mit Recht auf die einfachen Methoden, auf die Beobachtung des ganzen Menschen, speziell auch bei der für uns wesentlichen funktionellen Herzdiagnostik den Hauptwert legt, so spricht er sich auf der anderen Seite dahin aus, dass für gewisse Aufgaben „Niemand die Röntgenuntersuchung auch nur in einem Falle entbehren" solle, dass jeder komplizierte Fall durch sie kontrolliert werden müsse, und erklärt die Elektrokardiographie für eine Methode, die man überhaupt nicht mehr entbehren könne, indem sie andere Untersuchungsarten auf der einen Seite erweitere, ergänze, auf der anderen uns völlig neue Einsichten verschaffe.

Auch Hoffmann redet zwar dem „Arzt-Künstler“ gegenüber dem „Arzt-Techniker“ mit seiner Ueberschätzung der „Maschine“ das Wort, erkennt doch aber an, dass eben nur beide vereint die subtile Untersuchung und Beobachtung mit klinischen Hilfsmitteln nebst der in gegebenem Falle richtigen Anwendung und Deutung der instrumentellen Methoden das grösste Können verbürgt. „Es muss“, seiner Meinung nach, „deshalb die Aufgabe des Arztes sein, alle gangbaren Methoden, wenn möglich, in den Bereich der Betrachtung zu ziehen und dieselben in ihrer Bedeutung für das Ziel der Diagnostik, die Feststellung des Zustandes und der Leistungsfähigkeit des Kreislauforgans, kritisch würdigen zu können“.

Es braucht kaum noch hinzugefügt zu werden, wie wichtig gerade für uns eine genaue Diagnostik vor und subtile Kontrolle während der Behandlung ist, angesichts der eventuellen Wahl eines Heilverfahrens, das gewissermaassen ein aktives Mitarbeiten von dem erkrankten Organ erfordert. Somit ist die Geländebehandlung nach meiner Ansicht von dem Vorhandensein eines gut eingerichteten modernen Herzlaboratoriums in der Hand eines die Methoden beherrschenden Arztes abhängig zu machen.

Das Arsenal desselben wird sich im wesentlichen aus den vorstehend geschilderten und bei unseren Untersuchungen in Anwendung gebrachten Instrumenten und Methoden rekrutieren. Ob im einzelnen Falle die eine oder andere Untersuchungsmethode entbehrlich ist, muss sich aus seinen Besonderheiten ergeben, ebenso wie oft event. jede einzelne Methodik heranzuziehen ist. Während häufigere und subtilere Untersuchungen den einen in der Genesung fördern, sein Selbstvertrauen und das Vertrauen in das Können des Arztes steigern, erreichen sie beim andern das Gegenteil. Da heisst es vor allem mit psychologischem Takt und Verständnis die unserer Kunst sich entgegenstellenden Klippen richtig zu umfahren und nicht zu vergessen, dass wir nicht das Herz des Kranken, sondern den Herzkranken zu behandeln haben.

Was wir hier von der Diagnostik gesagt haben, gilt auch von der Therapie. Die Geländebehandlung ist selbstverständlich nur als ein Mittel von vielen anzusehen. Von Fall zu Fall ist unter Vermeidung jedes Schematisierens auf Grund der Diagnose und Beobachtung ein Heilplan aufzustellen, für den, wie Hoffmann mit Recht sagt, nicht etwa nur der organische Befund bestimmend sein darf, der sich vielmehr nach dem Grade der Funktionsstörung richtet, auf die funktionelle Diagnostik stützen muss.

Somit muss dem Herztherapeuten auch am Terrainkurort das ganze Arsenal der Mittel der modernen Herztherapie, das ja gerade ein sehr umfangreiches ist, zu Gebote stehen, dem die Aufgabe zufällt, dafür zu sorgen, dass die in manchen Aerzte- und Patientenkreisen geradezu zwangsmässig gewordene Ideenassoziation: Herzleiden — CO_2 — Digitalis — durchbrochen wird.

Es ist unnötig, an dieser Stelle die Methodik der anderweitigen Herztherapie zu besprechen. Nur einige Worte seien noch der Diätetik gewidmet, die ja gerade für den Herzkranken eine ganz besondere Bedeutung hat und mit der Geländetherapie allemal Hand in Hand gehen soll. In meiner Eigenschaft als Leiter eines Sanatoriums habe ich gerade hierüber reiche Erfahrungen sammeln können.

Den Wert eines bestimmten diätetischen Regimes als Ergänzung der Terrainkur hat schon Oertel betont und auch wir müssen dasselbe als einen integrierenden Bestandteil desselben heute ansehen, wenn auch die theoretischen Grundsätze, die daraus sich ergebenden Forderungen Oertel's nicht mehr in vollem Umfange aufrecht erhalten werden können.

Als Ziel desselben hat Oertel selbst angegeben (Handbuch der Kreislaufstörungen, S. 47):

1. Die Einwirkung auf die Wasseransammlung im Blut und den Geweben.
2. Verminderung der übermässig im Körper angehäuften Fette und Erhöhung des Eiweissbestandes oder Erhöhung des verminderten Eiweiss- und Fettbestandes.

Die erstgenannte Forderung basierte auf der Anschauung, dass eine verminderte Herzkraft Störungen der Wasserausscheidung und in der Konzentration des Blutes, wie der Säfte in den Geweben verursache, der durch Einschränkung der Flüssigkeitszufuhr wirksam begegnet werden könne. Er fand ein Missverhältnis zwischen vermehrten wasserreichen Blutmengen und verminderter Herzkraft und zwar namentlich dann, wenn grössere Mengen fetter Speisen mit Flüssigkeit zusammen aufgenommen werden. Er fand ferner, dass in vielen Fällen von Kompensation bei einer mässigen Reduktion der

Flüssigkeit die Urinmenge relativ höher wurde, in anderen sogar bei noch stärkerer Reduktion absolut grösser war, als die Einnahme.

Den Grund hierfür sieht er in einer Entlastung des venösen Apparates und der Erleichterung der Herzarbeit bei noch genügender Herzkraft; in der gleichen Zeit werde eine weitaus geringere Flüssigkeitsmenge vom Magen und Darm aus in den Gefässapparat aufgenommen, ein kleinerer Stauungsdruck laste auf dem Nierenapparat das Herz könne bei der geringen ihm zukommenden Flüssigkeitsmenge sich kräftiger kontrahieren, der arterielle Druck werde erhöht, damit die Blutlaufsgeschwindigkeit in den Nierengefässen und demzufolge die Urinmenge gesteigert. Auch die bei verminderter Flüssigkeitsaufnahme steigende Konzentration der Blutsalze wirkt nach ihm diuretisch.

Insbesondere spricht sich Oertel für eine Einschränkung der Flüssigkeitszufuhr bei vielen Fällen von Fettsucht und den damit einhergehenden Zirkulationsstörungen aus und zwar weil er die Beobachtung gemacht habe, dass der Bestand an Körperfett mit der Reduktion der Flüssigkeitsmenge in bestimmtem Verhältnis stehe.

Ueber die Frage des Wasserhaushaltes im Körper ist viel diskutiert worden und die Oertel'schen Vorschriften, speziell der Wassereinschränkung bei Entfettungsversuchen, sind im allgemeinen abgelehnt worden. Krehl sagt darüber, dass keine entscheidenden Beobachtungen vorliegen, wobei er wohl die Möglichkeit einer Steigerung des Fettbestandes bei Wasserzufuhr zugleich mit der Zufuhr von fester Nahrung im Auge hat.

Sehen wir von den, wie bemerkt, mehr oder weniger abgelehnten Anschauungen Oertel's bezüglich der Notwendigkeit einer weitgehenden Einschränkung der Wasserzufuhr bei Entfettungskuren ab, so ergibt sich andererseits, dass Oertel selbst dieselbe Maassnahme bei Zirkulationsstörungen nicht schematisch angewendet wissen wollte. Er empfiehlt sie besonders für Fälle, bei denen infolge mehr oder weniger vorgeschrittener Stauungen und verminderter Harnsekretion, neben zu grosser Aufnahme von Flüssigkeit eine Ansammlung von Wasser im Blute und den Geweben stattgefunden hat, Hydrämie und seröse Plethora vorhanden ist, ferner dann, wenn eine beträchtliche Beschädigung des Zirkulationsapparates vorliegt, Klappenfehler und ungenügende Kompensation, aber die Nieren noch relativ gut funktionieren und eine übermässige Aufnahme von Flüssigkeit nicht statthat (v. Oertel, Kreislaufstörungen), abgesehen von den Fällen, wo Kreislaufstörungen aller Art mit bereits allgemein gewordenem Hydrops vorliegen, die Oertel nicht mehr als in den Bereich seiner diätetisch-mechanischen Behandlung fallend ansieht, die auch uns hier nicht mehr interessieren.

Den Oertel'schen theoretischen Deduktionen ist viel widersprochen worden (Romberg, Sittmann). Mir erscheint es theoretisch und praktisch wertvoll, gerade den Herzkranken die Ueberzeugung beizubringen, dass das beste Regulierungsmittel für die Wasserzufuhr der Durst ist, wohlgemerkt der natürliche Durst, nicht der künstliche, den die Zufuhr von Alkohol und Gewürz und Salz hervorruft, wenn diese in beträchtlichen Mengen genossen werden. Ich habe bei meinen Kranken gefunden, dass dieselben, wohl aus Gewohnheit beträchtliche Wassermengen zu sich genommen haben, bei der salzarmen Sanatoriumskost, die ein Uebermaass von Fleisch meidet, die auch auf Pfeffer, Mostrich u. dgl. fast vollkommen verzichtet, in kurzer Zeit den sonst eintretenden Durst verlieren.

In ihren Grundzügen finden wir die Oertel'schen Ideen von der Wichtigkeit der Regulierung des Wasserhaushaltes auch sonst vielfach wieder. So erkennt Krehl (S. 239) an, dass die Beförderung grosser, unnötig aufgenommener Wassermengen an Herz, Gefässe und Nieren grosse Anforderungen stellt und empfiehlt für Herzkranke mit Wassergleichgewicht mittlere Flüssigkeitsmengen, das heisst $1^1/_2$—2 Liter pro Tag, bei mangelhafter Wasserausscheidung weniger, 1—$1^1/_2$ Liter pro Tag. Bei Kindern wird man entsprechend weniger geben müssen. Er warnt dabei ebenfalls vor brüskem Vorgehen und Uebertreibungen.

Auch Sittmann spricht sich für eine Einschränkung der Wasserzufuhr bei den meisten Herzkranken aus und empfiehlt nur bei Durst zu trinken; bei Vermeidung von Alkohol und den Extraktivstoffen des Fleisches könne man mit weniger Flüssigkeit auskommen, als zumeist aufgenommen würde.

Ich persönlich halte es auch für durchaus möglich, wenn man darauf hält, dass der Genuss von Alkohol, Kochsalz und scharfen Gewürzen möglichst vermieden wird, den natürlichen, instinktiven Durst, der sich alsdann erfahrungsgemäss wieder gegenüber dem gesteigerten Wasserbedürfnis der Alkoholtrinker, Salz- und Fleischesser einzustellen pflegt, als bestes Kriterium für die Notwendigkeit einer Wasserzufuhr zu benutzen. Ich habe, wie viele andere, die Beobachtung gemacht, dass bei salz- und gewürzarmer, ein Uebermaass von Fleisch meidender, den Alkohol zumeist ausschliessender Sanatoriumsküche das anfänglich oft recht grosse Wasserbedürfnis meiner Kranken sehr schnell fiel.

Die Einschränkung des Salzgenusses (einschliesslich gesalzener und gewürzter Speisen, wie Schinken, Wurst, Sardellen, Casseler Rippespeer) hat ausserdem deswegen noch grosse Bedeutung, weil durch Kochsalzanhäufung die Diurese oft gesteigert wird (Strauss). Für eine Beschränkung des Alkohols auf kleine Mengen Bier und leichten Wein, bei Vermeidung der starken Alkoholika, treten wohl alle Autoren ein. Je nach der Sachlage des einzelnen Falles wird man in dieser Beschränkung mehr oder weniger weit gehen müssen.

Erwähnt sei noch, dass Oertel bei den Fällen von Kreislaufstörungen, die mit Fettsucht einhergehen, eine Einschränkung der Flüssigkeit auch deswegen empfiehlt, weil bei einem bereits degenerierten Herzen eine Entfettung infolge des dabei leicht eintretenden Eiweisszerfalles und daraus resultierender Entkräftung des Herzens eine Gefährdung eintreten könne, wenn nicht eine Entlastung des Herzens durch Flüssigkeitsverminderung (abgesehen von der mchanisch-gymnastischen Kräftigung des Herzmuskels selbst) herbeigeführt würde.

Im übrigen lässt sich generell nicht allzuviel über die Ernährung sagen, wenn man nicht dabei ausführlich werden will. Es muss eben von Fall zu Fall variiert werden; der Rat Krehl's, „vernünftig" zu sein, hat für unsere Kategorie von Kranken, die ja schliesslich nicht an zu schweren Krankheitserscheinungen leiden, das Bestechende der Einfachheit, wenngleich Krehl selbst schon sagt, dass die Ansichten über den Begriff des Vernünftigen sehr weit auseinandergehen.

Jedenfalls soll jedes „Zuviel" unterlassen werden, sowohl seitens des Kranken an Nahrungsaufnahme, wie seitens des Arztes an Beschränkungen, die verstimmen und das Krankheitsgefühl vergrössern.

Die Table d'hôte, wenn sie auch heute schon besser ist als früher, möchte ich für Herzleidende wie Oertel als wenig geeignet erklären. Kleinere, weniger umfangreiche Mahlzeiten, die aber häufiger sind, den Magen und Darm weniger belasten, gemischte Kost unter Vermeidung erfahrungsgemäss blähender Speisen, Betonung der Vegetabilien im Speisezettel unter Einschränkung des Fleischgenusses, Vermeidung von Tabak und stark kohlensäurehaltigen Getränken, von Trinken grösserer Flüssigkeitsmengen beim Essen, namentlich kohlensäurereicher, möglichste Vermeidung von Kaffee und Tee, jedenfalls in starkem Aufguss, Ersatz des gewöhnlichen Bohnenkaffees durch koffeinfreien oder Malzkaffee, das sind im wesentlichen die allgemeinen Gesichtspunkte, die wir bei Krehl, Hoffmann, Romberg, Sittmann finden und die sich auch mit meinen speziellen Erfahrungen decken.

Wo besondere Indikationen vorliegen, wie Fettsucht oder Abmagerung, wo stark eingewurzelte Gewohnheiten bestehen, deren Bekämpfung, namentlich längere Bekämpfung, psychische Alterationen hervorruft, muss auf Grund der besonderen Verhältnisse variiert werden.

Dass die Regelung der Verdauungstätigkeit von grösster Wichtigkeit ist, weil eine Störung derselben vielfache Beschwerden objektiver und subjektiver Art hervorruft, mag noch besonders erwähnt werden. Diese brauchen nicht immer sich zu zu dem bekannten gastro-intestinalen Symptomenkomplex zu steigern, erfordern aber eine sorgfältige Berücksichtigung. Jedenfalls kann man mancherlei kardiale Beschwerden vom Darm aus zum Verschwinden bringen, mögen dieselben nun rein mechanisch erklärbar sein oder ihren Ursprung in einer autotoxischen Wirkung des sich zersetzenden Darminhalts haben.

Die Durchführung jener genannten diätetischen Grundsätze als unerlässliche Bedingung eines Erfolges bei einer Terrainkur setzt, wenn man nicht ein Sanatorium aufsuchen will oder kann, für Erwachsene und für Kinder das Vorhandensein von Speisehäusern oder Hotels voraus, die gewillt und imstande sind, sich ärztlichen Vorschriften unterzuordnen und nach hygienischem Regime zu kochen.

Dass dabei der Patient auch in seiner übrigen Lebensführung „vernünftig“ sein muss, versteht sich von selbst.

Das Wichtigste aber ist, wie schon Oertel betont, eine genaue Beobachtung durch den Arzt nach oben geschilderten Grundsätzen, die allein einen Erfolg verbürgen können.

C. Bieling.

Literatur.

1. Brugsch, Herzdiagnostik. Eulenburg's Realenzyklopädie. Bd. 6.
2. Dove und Frankenhäuser, Deutsche Klimatik. Berlin 1910.
3. Grödel, Röntgendiagnostik der Herz- und Gefässkrankheiten. Berlin 1912.

4. **Krehl**, Erkrankungen des Herzmuskels und die nervösen Herzkrankheiten. Wien-Leipzig 1913.
5. **Oertel**, Handbuch der allgemeinen Therapie der Kreislaufstörungen. Leipzig 1891.
6. **Romberg**, Lehrbuch der Krankheiten des Herzens und der Blutgefässe. Stuttgart 1909.
7. **Rosenbach**, Grundriss der Herzkrankheiten. Wien 1899.
8. **Sittmann**, Erkrankungen des Herzens und der Gefässe. Stuttgart 1907.
9. **Strubell**, Wechselstrombad. Dresden 1913.
10. Der Thüringer Wald und seine Heilfaktoren. Herausgegeben vom Herzogl. Sächs. Staatsministerium. Gotha 1913.
11. **Wassermann**, Funktionelle Diagnostik und Therapie der Erkrankungen des Herzens und der Gefässe. Wiesbaden 1911.

X.

Schlusswort.

Unsere wissenschaftliche Exkursion mit den 12 herzkranken Kindern nach dem Mittelgebirge hat sich also, wie wir gesehen, als eine dankbare Aufgabe erwiesen. Denn sie hat einmal unter glücklicher Ueberwindung aller vorliegenden Schwierigkeiten und Bedenken sowie unter vortrefflichen therapeutischen Erfolgen das Problem der Geländetherapie herzkranker Kinder im Mittelgebirge einer praktischen Lösung zugeführt. Andererseits war die Veranstaltung der Exkursion infolge der warmherzigen Unterstützung bewährter Wohltäter und Freunde der Jugend eine schöne soziale Tat. Denn diese fürsorgebedürftigen herzkranken Kinder verdanken denselben einen köstlichen Sommeraufenhalt. Sahen sie sich doch für die Zeit der Terrainkur aus den engen Mauern der Grossstadt und aus den zum Teil kärglichen häuslichen Verhältnissen plötzlich in das erquickende Milieu einer idyllischen Villegiatur des Thüringer Waldes versetzt, in der sie die Freuden des Lebens in der Mitte der Natur von einer neuen Seite kennen lernten.

Wenn wir nun daran gehen, auf Grund unserer Erfahrungen die Geländebehandlung herzkranker Kinder in grösserem Maassstab durchzuführen und zu empfehlen, dann glauben wir, für diesen Zweck folgende Indikationen aufstellen zu müssen:

Wir haben gesehen, dass bei einigen wenigen Kindern unserer Exkursion die anfänglichen Marschleistungen gerade die Grenze dessen erreichten oder vielleicht sogar hier und da ein wenig überschritten, die man von solchen Kindern erwarten darf. Daraus geht hervor, dass man in der Dosierung der verlangten körperlichen Leistung im Beginn noch behutsamer vorgehen muss, als wir es bei unseren Versuchen unter der Kontrolle der modernen Methoden der physikalischen Diagnostik getan haben. Andererseits aber zeigt uns die Tatsache, dass so gut wie alle Kinder am Schluss der Exkursion die von ihnen verlangten Anforderungen spielend überwanden, dass man daher bei einer allmählichen Steigerung der Leistung gut bis zu der Grenze, die wir als Endziel uns gesteckt hatten, gehen darf und wohl auch gehen muss, wenn man etwas erreichen will. Es wird also von einer künftigen Geländebehandlung herzkranker Kinder im Mittelgebirge verlangt werden müssen, dass die Steigerung der täglichen Leistung noch langsamer geschieht als bei unseren Untersuchungen. Das bedingt eventuell die Einschaltung einzelner Ruhetage, deren Zahl durch das Befinden der Kinder, vielleicht auch durch die Wetterlage bestimmt werden dürfte, und eine Verlängerung der Geländebehandlung. Wir glauben, dass man im Durchschnitt eine Zeitdauer von 2—3 Wochen wird ansetzen müssen. Was nun die Art der Herzkranken angeht, so kämen für eine Geländebehandlung in Betracht: Alle Fälle von Herzneurose, ferner die Fälle von kompensierten Herzklappenfehlern und abgelaufenen Herzmuskelentzündungen leichten und mittleren Grades. Dagegen wird man bei den kombinierten Herzfehlern wie Fall 5 und 6 sich wohl auf die leichteren und mittelschweren Fälle beschränken müssen, bei denen noch keine Kompensationsstörungen zu Tage traten, bei den schweren Fällen aber ganz individuell verfahren und die allergrösste Vorsicht üben müssen. Natürlich wird mindestens die Frist eines Jahres nach Eintritt der Herzerkrankung bzw. nach dem letzten Rezidiv vor der Ausführung einer solchen Kur einzuhalten sein.

So wird eine individuell dosierte Geländebehandlung im Mittelgebirge auch die Prognose der verschiedenen Kreislaufstörungen des Kindesalters günstig gestalten. Unter strenger Beobachtung der aufgestellten Indikationen werden alsdann die Kreislauforgane in ihrer Totalität dazu erzogen werden, den Blutumlauf ungefähr normal oder unter möglichster Annäherung an die Norm wiederherzustellen sowie die Reservekräfte des Herzens entbehrlich zu machen und für die Stürme des Lebens zu erhalten.

Mögen nun auch die klimatischen Kurorte der deutschen Mittelgebirge, insbesondere des im Herzen Deutschlands gelegenen

Thüringerwaldes, die Ergebnisse unseres Studiums einer sorgfältigen Beachtung unterziehen, damit nach den von uns gewonnenen Erfahrungen für eine praktische Durchführung des Heilverfahrens für die Herzerkrankungen des Kindesalters die notwendigen Vorkehrungen geschaffen und die Geländebehandlung von herzkranken Kindern und Erwachsenen, wie schon Professor A. Bickel im ersten Kapitel hervorhebt, in den dazu geeigneten Fällen in den Kurorten unserer deutschen Mittelgebirge zu einer ständigen therapeutischen Einrichtung durch die Aerzte erhoben werden können.

H. Roeder.

Orthodiagramm A.

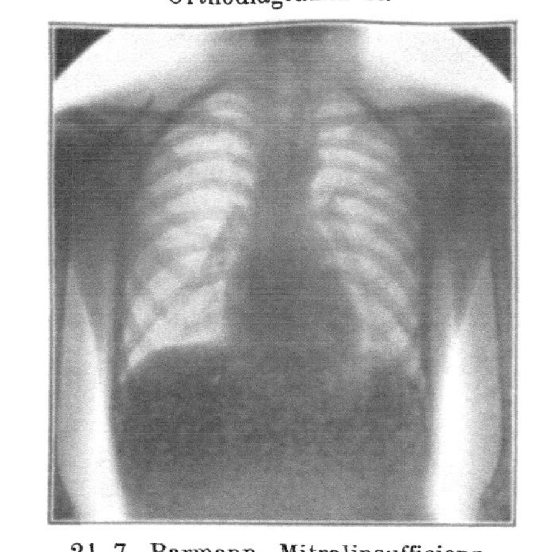

21. 7. Barmann, Mitralinsufficienz.

Orthodiagramm C.

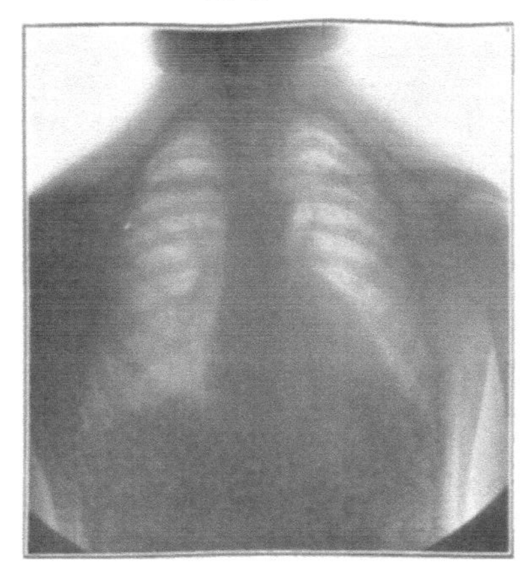

21. 7. Thomas, Mitralinsufficienz.

Orthodiagramm E.

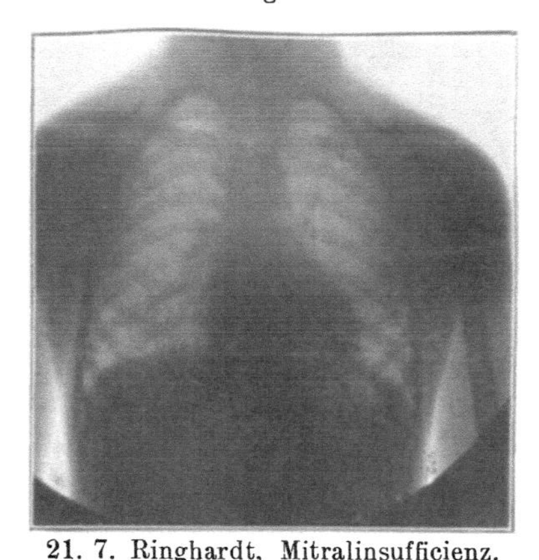

21. 7. Ringhardt, Mitralinsufficienz.

Orthodiagramm H.

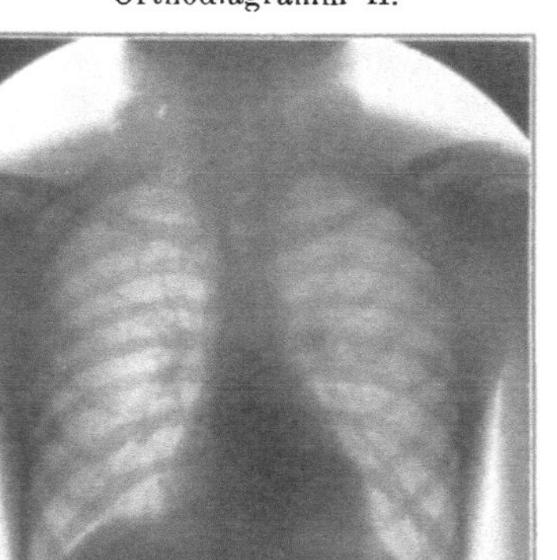

22. 7. **Schmidt**, Mitralstenose.

Orthodiagramm K.

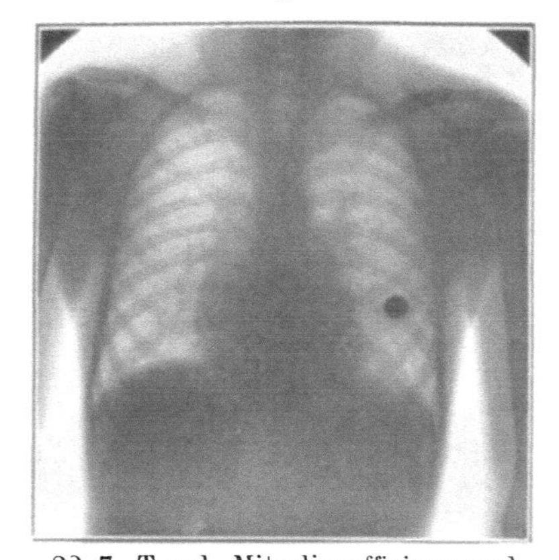

22. 7. Topel, Mitralinsufficienz und Mitralstenose.

Orthodiagramm M.

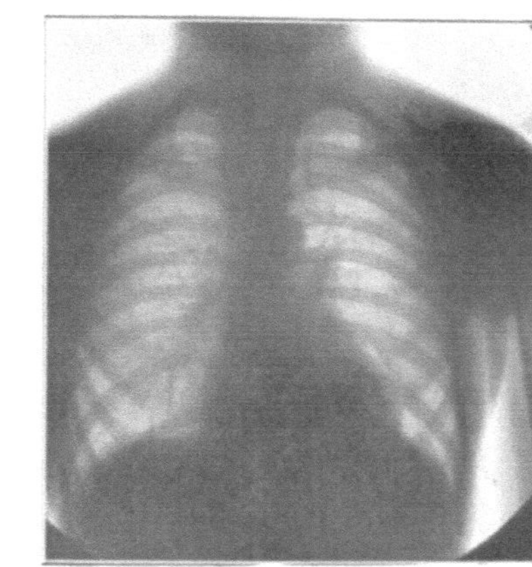

22. 7. Helling, Mitralinsufficienz und Aortenstenose.

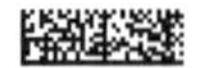